愛的百種名字

——一趟關於婚姻與療癒的愛之旅

One Hundred Names for Love

A Stroke, a Marriage, and the Language of Healing

Diane Ackerman 黛安・艾克曼｜著

莊安祺｜譯

各界推薦

這是艾克曼迄今最佳的著作：一則愛情故事，一個陷入神經疾病異常的大腦，和復原的故事。唯有鐵石心腸才可能在闔上本書時體會不到痛苦、歡喜、希望，和大量的讚美。

——神經學者安東尼奧．達馬西歐（Antonio Damasio）醫師

這是艾克曼迄今最精彩、私密而感人肺腑的作品，她生動而勇敢地描繪衰退和修復的解剖圖——不只是在她的小說家丈夫身上，也在她自己，和他們突然轉變的關係上。

——《一位外科醫師的修煉》作者阿圖．葛文德（Atul Gawande）

艾克曼的敘述是對大腦可塑性和愛的力量發人深省的證言。本書會深受照護病人者、文字愛好者和任何著迷於大腦和語言之間錯綜複雜關係的人喜愛。

——喬治城大學語言學教授黛伯拉．泰南（Deborah Tannen）

融合了詩人和散文家的纖細感性和步步為營的智慧，以及深濃的情感，讓你體驗在嚴重腦

部傷害中，愛啟發治療的強力旅程。這樣的珍貴作品會打動有親屬或朋友受中風所苦的我們——對醫護人員和科學家及病人家屬都能醫獻實質的助益。本書提醒我們治療是可能的，生命可以由內向外重建。

——《第七感：自我蛻變的新科學》作者，美國心理醫師丹尼爾・席格（Daniel J. Siegel）

令人振奮又鼓舞人心，是個講述堅忍與調適的故事，也是對童心與大腦彈性的謳歌。本書排列組合了成千上萬的文字，見證了創意在語言、人生與愛情中的力量。

——書評家海勒・麥愛萍（Heller McAlpin），《華盛頓郵報》（*Washington Post*）

文筆優美的自傳。艾克曼的書迷已經知道她是如何神奇地編織故事，這本最新回憶錄也沒有讓人失望。撥些時間看看保羅和黛安如何合力「改寫」他的大腦，沿路發現愛情真的有一百種名字吧。

——詹・強斯頓（Jan Johnston），華盛頓州《哥倫比亞報》（*The Columbian*）

艾克曼結合了優美文筆與深刻洞察，這次進入語言與想像領域……我會承認我深受感動。是個非凡的愛情故事，其中令人傷心的打擊只是讓它更加感人。我近年來從未如此欣賞一本書：此書讓我重新堅信愛情的救贖力量，並且勇於付出與接受——因為當肉體、生命逝去時，愛依舊持續不會消逝。本書就是證明。

——亞伯拉罕・佛吉斯（Abraham Verghese），
《紐約時報書評》（*New York Times Book Review*）

動人、充滿情感的故事，敘事巧妙，描述找回語言令人興奮的親密感，而這可能具有超越醫學的療癒力。

——泰莉・艾普特（Terri Apter），
《泰晤士報文學副刊》（*Times Literary Sup[plememt*）

CONTENTS

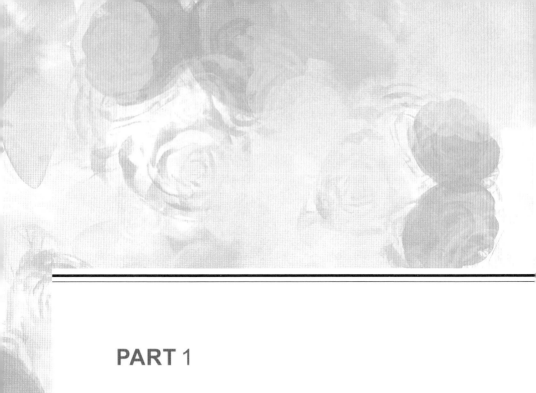

PART 1

損失的繪圖

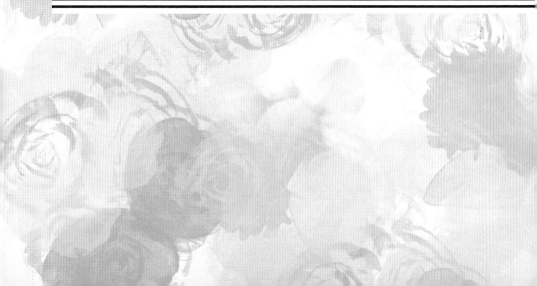

1

保羅拖著塑膠管，橫行越過病房，矗立在薄暮之中，我不禁感到驚訝：人體有時候怎麼和海洋生物這麼類似？就像伸著長觸手的水母，並非真正的魚，而是凝膠狀的動物，體內充滿了隱藏的對稱，以及瀉湖與水溝，還有許多像海綿一樣輕軟而黏稠的小塊，但主要還是鹽水。他使勁拖著管子和線繩，加入醫院那一大群深海生物之中。不過這一切馬上就要改變，因為他已經獲准明天早上出院，雖然還是得服用強效抗生素。

「我們破曉就逃！」他以英國士官長的腔調，故意用讓別人聽得到的音量自言自語。這個期望讓我們倆都開心得有點暈頭脹腦。

三週以來，他死氣沉沉地待在這高科技的洞窟裡，因為腎臟感染而全身不適，那是一種比鯊魚或銀杏都古老的葡萄球菌。而我則和他一起在外紮營，以免他絆到那些讓液體滴進或流出他體內的管線。

我正在為《氣味、記憶與愛欲》這本新作在各地巡迴簽書，卻傳來保羅得住院的消息，因此我匆匆縮短行程，直接飛回家，不過新書裡所談大腦的奧妙與壯觀還留在我心中，因此我倚在訪客的陪伴椅上，用枕頭墊高身體，瀏覽過期的《大腦》（*Cerebrum*）和《腦部新聞》（*Brain in the News*）雜誌打發時間。我由家裡帶來的熱水瓶中，倒了兩杯天然大麥麥芽熱飲Roma，那氣味就像是菊苣加上全麥餅乾。

其實我們也曾有過同樣的這些經歷，太多次了。二十年前，保羅才五十五歲時，就曾因心律不整差點送了命。有好幾個月，我一直感覺不對勁，當我們蜷曲在床上時，我聽到他胸膛裡敲奏著爵士樂；有時他變得蒼白而濕冷——尤其在飯後，最後我終於拖著他去看醫生，堅持說這是我唯一想要的耶誕禮物，能讓我安心的禮物。

當時朋友推薦了附近城裡仁心仁術的心臟科醫師，他的判決是保羅需要心律調節器，在他心臟兩跳之間停頓太久時插一下嘴，否則他很可能會突然昏倒，說不定永遠醒不過來，就像他父親在七十多歲時所犯的毛病一樣。那一次保羅在雪城（Syracuse）住了一週的醫院，是他後來多次與醫院打交道的先聲。保羅情緒低落地嘆息說：「以前的我可是生龍活虎。」

經過四小時手術——期間他的心臟兩度排出巧妙地與血管隔離而埋藏在心臟肌肉中的心律調節器電線，等到他醒來時，我抱著一隻獅子玩偶，報以熱力最高的百瓦微笑。

那天開始，我們就經常頂著風雪，在燈光昏暗的路上開一個半小時的車去做體檢、心律調節器測試，以及心臟超音波。我們總是滿懷焦慮，接著鬆一口氣，有時候還是會再度擔心，過著早就料到的不確定生活，就像他不規律的心跳那般「規則的不規則」。

接下來是他身體其他的惡作劇，比如例行的檢測發現他的血糖高達八百（正常值約一百），表示他患有糖尿病，因此展開新的治療方案，血糖測驗、特別飲食，再多三顆藥丸。

或者在保羅的血壓不斷升高之時，我們得一而再、再而三地駛過那因冰雪而如鏡般光滑的道路赴雪城，去監測並重新調製他的藥物雞尾酒。或者他在綺色佳（Ithaca）的醫院裡煩躁不安，因為蜂窩性組織炎而吊著抗生素點滴，這次原本只是他的腳趾有點小擦傷，但這樣簡單的傷勢卻很快地往上發展，成為威脅他腳和腿的戰役。

這回，全身感染雖然夠駭人，但還不像我們以前所經歷的那般折磨人。由於我們有幾週時間必須以醫院為家，因此我們盡量讓自己舒服一點。我在角落的茶几上準備了一大堆的罐頭食品和零食，在浴室準備了香皂和他最喜歡的梳子、軟綿綿的拖鞋、我的編織用品，還在窗台上放了一堆書。保羅以無人能出其右的方式適應自己：他無聊到極點，結果寫出關於歐西里斯❶的全組十四行組詩❷。

過去三週在災難和消沉之中不斷地交替，保羅和葡萄球菌感染以及得用雷射波震碎的腎結石搏鬥，我則感覺自己陷入陣陣焦慮。醫護人員交班時的喧鬧、推車來來去去的聲音、川流不息的訪客和機器砰砰作響，都教我的心靈無法平靜，但至少我還可以自由離開，而保羅卻得躺在床上，關到幾乎瘋狂的地步。

每天傍晚，我們注視著密封窗戶外落日的哈利路亞❸，一心只想回家。我期待我們能再次悠遊自在地獨處，在日常的瑣事之間，有一小時又一小時無窮盡的安寧。

☆ ☆

接著閃電轟然一擊。保羅沉著地走出浴室，站在床腳，雙眼呆滯，臉孔好像一灘爛泥。他的嘴垂向右邊，看起來好像睜著眼睛睡覺，張口結舌驚訝地望著我。

「怎麼回事？」

他移動了一下嘴唇，發出介於嗡嗡和沙沙之間的聲音，有一剎那我竟產生了他滿嘴都是蜜蜂的古怪念頭，接著我的背脊發涼，好像填滿了冰，彷彿地面下墜了二十呎。十年前，保羅曾發生「短暫性腦缺血」（ＴＩＡ）❹，流往大腦的血流暫時停止，引發如中風的症狀，雖然症狀一下就消失，但往往會帶來真正的中風。我認得它那顫動小舌的言語和僵硬的臉孔。千萬不要是那個！我一邊想，一邊拚命要瞭解究竟發生了什麼事。**現在不要！不能再一次！**

「你是不是中風？」我終於摸索到言詞發問，但他用不著回答。我可以感到自己的腦袋縮得更緊，連忙一躍而起，驚慌地引他坐到我的椅子上。接著我突然全身發麻想道：**這不可能！冷靜！想想該怎麼做！也許只是另一次ＴＩＡ，就像上次一樣——夢魘，但並不是末**

---

❶ 歐西里斯（Osiris），埃及神話中的冥王，古埃及最重要的神祇之一。
❷ 十四行組詩（sonnet cycle），聯篇，指圍繞某個特定主題或針對某位具體人物寫的一組十四行詩。
❸ 哈利路亞，對上帝的讚美，或指對意料的好事表示驚訝與高興。
❹ ＴＩＡ（Transient Ischemic Attack），俗稱小中風。

日！

我跑去求助，一眼看到一名護士，立刻衝口而出：「我先生似乎中風了！」

我和護士一起奔跑，沿著上下震動的走廊衝回病房，發現保羅就像石雕的法老一樣坐在那裡——雙手放在膝蓋內側，毫無表情，直視前方。

「請找個醫生，找個醫生！」我懇求道。「如果是中風要施打血栓溶解劑（ｔＰＡ），就沒有多少時間！」我知道ｔＰＡ，這種消除血栓的藥物有時可以解除中風，只要能在發生中風的頭三個小時施打。ＴＰＡ——這幾個字母聽來簡直就像是天靈靈地靈靈咒語 abracadabra 唯妙唯肖的分身。

護士呼叫醫生，接著問保羅一些我沒聽見的問題、實事求是地測量他的血壓、體溫和脈搏，好像並沒有什麼大不了的事發生，他這位名家巨匠的大腦並沒有爆裂，我們的整個世界並沒有崩潰。他的血壓很高，而且右手沒辦法握拳。「太慢，太慢了！」我想道。

還有時間，**還有時間**，我不斷地告訴自己，一隻眼睛盯著時鐘。我彷彿可以止住創口似地緊緊抱著保羅，想要安慰他，但我一張口，卻覺得自己的話聽來假惺惺。在他加快速度與自己相撞之時，我怎能安慰他？我能做的只有扶住他，即使他毫無反應。

他軟綿綿地坐著，兩眼空洞無神，好像在另一個太陽系。突然他看著我，充滿了無言的恐懼，我知道他曉得該來的終究來了。

值班醫師衝了進來，動作俐落，有條不紊。他檢視了筆記夾板上的數字，比起我來，他鎮定得教人吃驚，簡直是另一個物種。

「你可以微笑嗎？」他問保羅。

他不能。

「你可以和我說話，告訴我你在哪裡嗎？」

他不能。

「你可以舉起手臂來嗎？」

他不能。

「看這隻筆，」醫生說，他緩緩地把筆由保羅視線左方移到右方。「你能不能用眼睛盯住它？」

他不能。

我心中的警報大響。我知道這四個中風跡象的測驗，保羅不及格。

不要留下我，我默默地懇求。不過時間和空間卻離開了我，在我們兩人周遭轉動，我感到天旋地轉，彷彿在狂風暴雨侵襲的船上。病床的不鏽鋼冒出了火星，牆面彎曲成了碗狀，護士的聲音就像老式留聲機的唱針一般發出刮擦的聲響。

至於保羅，他後來告訴我，當時他覺得自己好像遭到明亮的金屬物攻擊，全身上下每一根纖維都在痙攣，脈搏悸動，耳朵裡聽到奇怪的鈴響。此外還有更奇特的現象，由他腦袋裡震動的聲響，到由他腰椎某處傳來細碎茶葉末的噪音，另外，在他腦海中還有鐘樓傳來靜靜的玎鈴聲。他的世界努力要在地轉天旋之間擺回常態，讓他感覺到一小圈暈眩，疑惑自己是不是已經上了天堂。每當鐘樓的聲響降低片刻，他就欣喜若狂。「旋轉木馬的暗夜」在他的心頭閃現。他的嘴裡則浮現了香脂和粗食的味道，他以晚上犯牙痛病人的癡迷，全心全意地品嘗那滋味。

他的手指失去了部分感覺，感覺如蠟一般，遲鈍、不透明、如野獸般，而且沒有反應。他的全身都在反抗觸覺，肉體更加僵硬，這不是愉快的感受，與以往不同。他不知道自己身在哪裡，腦海裡不假思索地浮現了這些字詞：**怎麼了？我還活著，大概**。一個英國警察嚴厲的男中音在問：**這裡是怎麼回事？**

這時這位陌生的醫師問了我一連串問題，就彷彿剛由遙遠的地方趕回來一樣，我用顫抖的聲音描述了整個情況，同時盡快把保羅的病史告訴他。他在圖上潦潦畫了數筆，寫下神祕的筆記，筆尖擦在紙上，就像鵝毛筆一樣劃過我過敏的神經。但他絕不可能理解發生在這獨特靈魂上的一切——他從未見過的心臟病人，一個傑出的陌生心靈，更不用說他是我的戀人，是我終生的伴侶。

保羅的眼睛漠然凝視的焦點是什麼？我有一種感覺，他根本什麼也沒看，至少不是在看外在的世界，而是由望遠鏡的另一端，望向他眼睛後面那紅紅黃黃的混亂。

我的世界依舊淚水盈眶、脆弱不穩，我讓醫生照顧保羅，自己衝進走廊，對著手機小小的通話孔把這消息告訴安醫師，她是我們所喜愛的醫師，也是我的好友。安醫師是碩果僅存的老派家庭醫師，每天都到醫院探視她的病人，而且常常成為病人大家庭的一員。她的聲音非常專注，但卻流露出親密的難過之情，她解釋由於保羅正在服用抗凝血劑 Coumadin（可邁丁），因此不能用 tPA。我還聽說臨床實驗在中風之後使用吸血蝙蝠的唾液，保羅一定會喜歡用吸血蝙蝠來救命的想法，但因為他服用可邁丁，同樣排除了採用這個方法的可能。

「對他，沒有什麼妙方。」她安慰我說，現在還很難說這些會不會是永久的症狀，而同時她也承諾會召集專家，展開一連串的測驗。

一小時後，在保羅聽不見的地方，一名神經科醫師拿著一張電腦斷層掃描片告訴我一個悲劇，我聆聽它可能產生的後果，但盡量不去想像，彷彿不去想就能防止它發生。

他手上的片子呈現的是受損腦部：保羅左中額葉腦回❺有一小塊荒原；右和左頂葉有死亡禁區；其他地方也有長條衰弱的大腦細胞。

雖然我的眼睛盯著那些圖像，但我的心卻飛到大廳的一隅，想要溜到油漆面的背後，因為極度震驚而竭力抵抗這個消息。我默默地喊道：「不，不，不，不，不，不，不！」希望能設法避開理性，但沒有用。這些片子上的影像並不是診斷書，但我已經清楚瞭解它們的意涵，因此喪失了一半的希望。我最擔心的是保羅大腦左半球的損害，那是主司語言的區域和聯結這些區域的神經：這是個正在凋萎的夢魘。

❺腦回（frontal gyrus），gyrus 就是一塊突起或山脊。

對我所愛戀的語言大師保羅，造成這些損壞最可能的禍首是一大塊血塊，因為他的腎臟感染而灌滿了細菌，因為他那不規則的心跳而脫離了血液，來到他的大腦，停駐在中大腦動脈，阻擋了供應龐大山坡高脊養分的血流。

我發現自己依舊想像著這場浩劫，雖然我得在心中描繪它，假裝它是遠方鄉間的風景，不是人，不是我的親人。而在同一時刻，我卻膽戰心驚地明白真相。在無法回復的那一刻，整個神經細胞網已經死亡，畢生的語言技巧、本領和記憶，全都消逝。

消逝的是什麼？是他當年在曼島（Isle of Man）上擔任皇家空軍的日子？他和同袍飛到倫敦午餐，對菲利浦親王夜間飛行去看女友的風流韻事隻字不提？我們在佛羅里達的時光？他童年時期的模型飛機？他在想像中靠著這些飛機赤手空拳地打了勝仗。他會記得自己的書嗎？他的妹妹？我們在一起的歷史？

2

我們是在賓州州大墜入愛河，在一九七〇年代初，我是花派嬉皮❶大學生；而他則是教授，擁有無盡的知識、一頭波捲棕髮和一口漂亮的英國腔。不知怎麼鬼使神差，雖然我才大二，卻選了他在研究所開的「當代英國文學」課程。我總棲在教室後方一隅，被最後一排座位熟悉的氣息環抱——冒著汗味的大衣、帶著粉筆味的板擦、氣味嗆人的淡褐色精裝書、霉臭味的平裝書，和生了霉及書蟲的布面書籍、辛辣的新油墨氣味、印在歐洲紙張上酸味重的版本。有些學生用的是毛邊紙的小說，它們的處女書頁尚未切開，讀者必須以世故的自信割開紙張，強行占有它們。

我雖然對課上的討論十分著迷，但卻很少發言，因為覺得這超過了我自己的程度，但保羅和我卻在他課後的辦公時間暢談文學和人生，對我的詩也有好評。接下來幾個學期，我總是在校園或市區碰到他。我們頭一次真正的約會是在他家把酒暢談徹夜，直到黎明——而我在他家這麼一待，就待了四十年。

❶花派嬉皮（flower children），因常佩花或手持鮮花宣揚「和平與愛」，故名。

有人說我們倆沒有絲毫共同之處。保羅和我來自截然不同的文化、世代和族裔背景。我們夢想要去的是不同的國度——我的是急切的美國式，他的卻是寓言家式的英國鄉村。我成長的背景是美國文化，但保羅接觸它時已經是成人，因此他從來就無法把美國文化的奇特之處（比如直接啃一整根玉米）視為理所當然。比我大十八歲的他於二次大戰時在英國村莊裡長大，聽的是爵士搖擺樂，也有遭到轟炸的記憶。而我是戰後嬰兒潮一代，沉浸在披頭四時代的搖滾樂，我父親開了一家麥當勞。說到文學，我們都喜歡豐富而非稀薄的風格，我們喜歡充滿詩意描述、反傳統角色和生動奇特的想法，但我們在其他方面的品味卻不相同，他欣賞大膽而炫麗的設計，我則偏愛複雜、含糊、細膩的作風。

保羅愛在深幽的夜巡邏——在半恍惚中寫作，或者欣賞板球賽的錄影帶，直到清晨五、六點才撤退入眠。鳴禽夜間移徙，而在我的想像中，把他的不安與牠們月夜的飛行聯結在一起。而另一方面，我則為日光所魅惑，總是在黎明起身，像玩紅綠燈一樣，輕輕地拍他的手：「抓到了，你當鬼，」才讓他上床睡覺。他總是等我醒來才上床，這樣才能吻我並道早安和晚安。他說我們的接力就像「換衛兵」，然後模仿英國女王麾下戴著黑色高帽、穿著紅外套在白金漢宮前行進、兩腿硬梆梆的士兵，真是神似（只除了光溜溜的搖擺不一樣）。

我睡眼惺忪地走進廚房泡茶，知道自己一定會找到一小張手寫的愛的紙條，在離開一晚之後再度回到世界的熱情歡迎，他會視心情用磁鐵製的蝙蝠、鱷魚、鯨、獅、狼、花，或飛機，把紙條別在冰箱上。幾十年來，幾乎天天都有新紙條出現，他會把自己畫成鬈髮的苗條人形、兩腳尖尖的，眼睛像句點，還掛著興奮的微笑，這是他自己版本的渦卷裝飾或皇家玉璽，意思是在他中午醒來之前由它陪伴我。有時我說他喜歡狂想，而不愛與人為伍，故意在凌晨活動，以避免社交生活。但其實我想他的生理節奏之所以離奇古怪，是因為他從小就是夜貓子之故。

在家工作意味著我們可以改變點心和咖啡時間、變換我們的書桌或景觀、吊兒郎當、一邊工作一邊喝酒、甚至整天穿著睡衣，而且常常聚在一起閒聊或者交換意見。另一方面，我們又會支使自己，訂定不可能達到的目標，要求比一般辦公室工作更長的工時，這是最終極的「彈性時間」，端視我們每天覺得有多少彈性、該交工作的期限、引我們分心的事物，和是否發狂工作而定。

我們的書房就說明我們倆的本性。保羅的書房是收破爛的避風港：輕木製的飛機、八副蓋滿灰塵的廉價太陽眼鏡（全都是飛行員的款式）、發條玩具骷髏頭、六發子彈的塑膠手槍、他父親在一次大戰所得的勳章，裝上了鏡框、自己動手做的埃及木乃伊組合玩具、考克尼（Cockney，指倫敦音）押韻字典、他用漆和壓扁的綠色口香糖所做的拼貼、用過的火柴棒、拉卓比可（La Tropical）雪茄、一盒盒的蠟筆和彩色鉛筆、從沒有用過的肥皂獅子、藍白亞馬遜人的面具、古典音樂的CD歪七扭八地堆在一起，就像地層一樣堆在任何有空的壁架上、灰色的檔案櫃塞滿了他捨不得丟的舊衣服、皺成一團的紙製文件夾，因為塞滿了信件而鼓鼓的、堆得高高的書籍、報告、研究資料——全都是忙碌小說家生活中的奇特累積。大概需要導盲犬和地圖才能安然在房內行駛，說不定還讓他聯想到怪石嶙峋的英國沼澤。

在他打字那間墊著軟木的凹室，沒有窗戶導引外在的世界入內，沒有日光。「我不需要大自然，」他說，「我自己可以創造它。」他從不碰電腦。只使用一台藍灰色的史密斯—克羅納（Smith Corona）——經典的鉛製打字機，有長長的打字臂、噪音很大的機架和已經磨損而骯髒的打字鍵。他創作了一個又一個豐富的小說世界，用一群引人入勝的瘋狂人物占據其間，在我們共度的時光之中創作了數十本書。他獲法國政府頒發藝術及文學勳章的騎士勳位時，我稱他「騎士」，而這也成了他的綽號之一。

另一方面，我的書房則布滿了窗戶，綮上鮮豔的花朵窗簾。凸窗上裝上了木蘭花的鑲嵌玻璃，在玻璃之外則是一株真正的老木蘭大樹迎空挺立。一個高高的珍寶櫃架上放了普魏布勒印第安人（pueblos）的「說故事」人偶，用本地化石做的「地球上最古老的鳥屋」、親人和朋友的裝框照片、建築師萊特（Frank Lloyd Wright）的迷你窗戶、母親留給我的玉製雕猴和花朵、還有一個我經常調整改變其姿勢的假手。附有光滑大螢幕的電腦放在桌上，膝上型電腦則等在凸窗前。褪色撕下的破報紙和雜誌剪報裝滿了一組木製檔案櫃。以及已經滿溢出來的三孔活頁夾，我充滿情感地把這活頁夾稱為我的「可攜式宇宙」，是存放我覺得奇特事物的寶庫。牆壁漆成春天森林裡的嫩黃，小塊的地毯則使燕麥色的木製地板顯得柔和得多。僧海豹、蝙蝠和其他我曾寫過的瀕臨絕種動物都為牆上增添了光彩。我崇拜大自然，在非小說的世界中徜徉，大半的日子都騎車，常和朋友閒聊。保羅可以輕易地就把暴力和邪惡納入他的想像、作品和感性之中，而我不能，我甚至連結局不快樂的電影都不喜歡。

保羅的記憶和我不同，幾乎是完美無缺的回想——他幽暗的過去（戰爭、貧窮、年輕時的婚姻、騷動混亂的歲月）。我偏愛禪的想法，活在當下。我比他更關懷社會議題，也更受社區的義務工作吸引。他的社區感不是地方性的，而是跨越海洋、時空。

在我們的寫作生活中，保羅天生就擅長辭藻，而我雖也愛辭句，但我們建構辭藻的方式卻不相同。他的辭藻更炫麗而愛引經據典，比如稱牛津的教師為「理智的法老」，或者不新鮮的麵包為「冒出鬍子」。他經常搜羅動人的意象，就像用魚鉤把各式各樣的記憶猛力拉出來一樣。我則較常用意象來描繪經驗。的確，這是我們創造過程主要的差異。

他無疑是我畢生所遇最古怪且可愛的人，一個經典的英國神話和傳說怪人，活脫脫是伍德豪斯❷小說裡的人物。他不肯碰也不肯接近新鮮的水果、甜菜、黃瓜，或番茄，不常出門；倒是很樂於和朋友以信件或電話交談溝通。他恨風、雨、雪——老實說，任何不是陽光和煦的天氣他都討厭。他不喜歡穿衣服，老是像杜布菲❸所畫赤裸粉紅色的人那樣，高高興興地在屋裡和院子走來走去。由於社會規範要求人要穿衣，因此他的確有所妥協：我們夏天外出時，他穿著游泳褲和藍色短袖襯衫，冬天則穿著千篇一律黑、灰，和藍色的絨質慢跑

---

❷伍德豪斯（P.G.Wodehouse，1881-1975），英國幽默作家。

❸杜布菲（Jean Dubuffet，1901-1985），法國藝術大師。

服，但絕不肯穿襪子。有一次他拖著一令打字紙飛回英國的家，坐在紙上「好讓它柔軟」。

一天，我們駕車出去，他非常急切地要我關上天窗。

「為什麼？」我問道。

「我不喜歡頭上有空間。」他說。我笑了，這是新花樣。

「你要知道，親愛的，」我盡量正經地回答，「如果你夠幸運，在這個星球上就會有很長的時間，頭上都會有空間。」不過我還是把天窗關了起來。

我覺得他古怪得新奇有趣，部分是因為它們不是虛偽做作，而是自自然然生長出來，就像水晶一樣，在他個性的洞窟中成形。它們是由英國一個煤礦城的童年無意識地跳了出來，因為他幼時吸收它的風俗習慣和價值觀；也因為他來自一個稀奇古怪的家族，他們家人去探望親戚，結果發現姑姑、叔叔和堂兄弟姊妹全都在客廳光溜溜地午睡，只把書打開遮住私處。他腦細胞獨特的社會和我自己的心靈棲地不只是一點不同而已，不過我們相互給予最惠待遇。

別人問我們這數十年來長久和諧二重唱的祕訣，有時我會開玩笑說，我們是為了孩子而待在一起——我們各自是對方的孩子。而且我們也都是舞文弄墨的文人，熱愛擁抱，而且極愛開玩笑。但誰能說出為什麼兩個人會變成一對，構成相互保護和關懷的小小公國？夫妻是拼圖，由於剛好足夠的契合而同在一起，永遠不會完全相合或完全不合。日久天長，這一對就會發展出它自己的聯邦，並備有自己的國歌、儀式和語言——兩個人的教派，崇拜的是容易犯錯的神明。所有的夫妻都會玩他們不想讓別人知道的親吻遊戲，而且也都會不時地退化為嬰兒，因為我們雖然是以成年人的身分結婚，但我們卻並不是和成年人結褵。我們嫁娶的是已經長大的兒童，但依舊因為身為兒童而歡喜，尤其在我們發揮創造力之時。想像力豐富的人玩弄各種觀念，也包括關係的觀念，要是他們像我們一樣也舞文弄墨，那麼他們必然會玩弄大量的文字。

因此我們的家滿是文字遊戲。我們組合幾組拼字遊戲來玩，不受紙板之限，接受同音字、片語和外國術語，而且我們玩，不是為了求勝，而是為了求和，因為這樣玩起來更教人興奮。「RareJaponesquedstool」（稀罕的日本風凳子）就變成了「RareJaponesquedstoolpigeon」（稀罕的日本風誘鴿）。每天我們都玩報紙上的字謎，我們的談話中經常一語雙關，保羅從不叫我的名字，而為我取了許多暱稱，而這些暱稱也會變化發展。「pi」變成了「pilot」然後變成「pilotpoet」。我們喜愛的動物包括了黑豹和獅子、駱駝和bewilderbeast（水生網巨獸，《馴龍高手2》中的）、粉紅琵鷺和灌木叢小貓、兔子和天鵝，還有其他許多熱情的生物。

終生都是古典樂迷的保羅習慣一整天都以我為題，即席唱出小小的歌劇，用他渾厚的男中音唱出小曲，比如：「她有個可愛的小小微笑，／像巧克力的深棕色眼睛，／我縱──身一跳，而她的牙如多佛懸崖般雪白，／上上下下。」在我洗碗之時，保羅往車庫走去，就會一邊悠哉地開始唱──音量剛剛好讓我聽到──「她洗碗盤，／洗擦擦，／肥皂泡泡，／啦啦啦……」接著即席唱出冒著泡沫日常家事的榮耀光輝。一個春日，我們正要出門，我決定不帶毛衣，他顫聲唱道：

請把毛衣留在家，
如果你一心要閒逛。
你可穿上比基尼，
而且吃些扁麵泥，
但請把毛衣留在家。

我只需要這樣的邀請，就和他在往農莊小店的柏油路上，以瘋狂的韻文互相唱和。我們倆寫作的文體不同，因此認為最好選擇不同的經紀人和出版商，而且我們的書也很少同時出版。在家裡，我們不容許對方讀誹謗的文評或是人身攻擊的惡毒文章。我們相互接納，也明白很容易就會誤觸對方的地雷，而被炸得體無完膚。

在極稀罕的愉快時刻，我們都能體諒對方，並且徹底瞭解對方所受折磨的安慰和希望書評。我們相互都是頭一個也是最後一個讀對方手稿的人，扮演盟友、編輯、批評和顧問等關鍵的角色。我總是仁慈到過分的地步，而保羅則有善變的脾氣，而且絕不容忍愚蠢。

一次在寫作的討論課上，一名學生一直為自己寫得極糟的故事辯護，而且自吹自擂，終於耗盡了全班的耐心，保羅發了脾氣，嚴厲地批評：「聽著，我寧可脫光，躺在田裡尿失禁的馬身下一個禮拜，也不願再聽到那一段文字！」

三十年來他一直都在賓州州大教研究所的小說寫作課程，以及現代歐洲和拉丁美洲文學，因為嚴格要求學生學習如何把複雜的想法理出頭緒，讓學生大傷腦筋，而惡名昭彰。一天我在走廊上，看到保羅的一名學生把頭放在飲水機的水柱下，想要把在他課堂上和山繆．貝克特❹難解到離譜地步的小說搏鬥而冒煙的腦袋浸涼。

保羅的年輕時代，除了上大學，擔任郡棰球選手，扮演該如何作出好演講的皇家空軍飛官之外，他還拿了好幾個學位，包括一個眾人豔羨的牛津頭等成績學位，當年總共只有四個人拿到這樣成績的學位。二戰後牛津的評分制度是否有變？不得而知，但當時要拿到頭等成績學位——大約相當於美制的 A+，也代表保證能獲得極好的工作——只有兩種辦法，在學術上要有優異的成績，或者亮眼的表現。身為勞工階級靠獎學金進牛津的孩子，他兩者都辦到了。他亮眼的表現在於：對文句編織的布料，他有如布店老闆一般的巧手擺弄，而他收集文字，就像搜羅稀世奇珍般的釦子。

❹貝克特（Samuel Beckett，1906-1989），愛爾蘭／法國荒謬劇大師，著有《等待果陀》。

3

測驗結果證明保羅嚴重中風，這是為他量身打造的地獄。對於一生都在文字中打滾的人，對於擁有舉世最多現用英文字彙的人，這是最殘酷的諷刺：他大腦的主要語言區受到大規模傷害，無法再處理任何形式的語言。雖然在電腦斷層掃描的明暗對比上看不出來，但他大腦中其他重要的語言區也同樣萎縮，使得脆弱聯結的迷宮沉寂下來。這叫做「全球性失語症」❶，保羅的失語症的確是全球性，如他的頭一般圓，是籠罩我們整個世界的憂傷。我從沒有聽過這樣的形容，也不想要思索我們所損失的地域，但我別無選擇，非得思索不可，因為總有人得為如何照顧他做決定——資訊正確、頭腦清楚的決定。

該在這樣的時刻下凡來讓一切恢復正常的守護天使在哪裡？我感到自己極度地不符資格，我並沒有志願做這個工作，而且永遠也不會志願做這個工作，因為這要冒多大的險，而我不想為我所愛者的性命負責。坐在他病房內，等著在幾層樓下的他忍受更多的測驗，我可以在心中想像他坐在輪椅上，因燥熱而泛紅，被推著走過涼颼颼的醫院走廊，我可以像蝮蛇一樣追蹤他的旅程，由地面下的穴道感受他的體熱。我覺得十分孤單，因為自己的愚笨而焦灼不安，想道：「**別去想天使的事，在我們真正需要成人之時，他們都到哪裡去了？**」

我知道他的困境並不獨特。我翻閱在候診室裡拿到的小手冊，發現中風是美國成人慢性殘疾最常見的原因。保羅現在是全美國五百至六百萬中風患者之一，而在這些人當中，他又是逾一百萬罹患失語症的美國人之一——這是一種語言的真空，話到嘴邊卻想不起要說的字，一種教人洩氣的永久失憶，是文字無聲的虐待者，是使生命混亂的罪魁禍首。失語症並不只是讓人無法使用文字而已，而是根本無法運用任何象徵，包括最明顯的象徵：數字、箭頭、信號燈、手語、摩斯密碼，也包括代表電力危險的閃電符號，警告輻射的三個三角，宣告生化危機三個相互交叉的圓弧，在地圖上代表醫院的十字符號，甚至在洗手間門上的男女娃娃圖形。

一八六一年，法國神經外科醫師保羅・布洛卡（Paul Broca，1824-1880）檢視了病患「談」（Tan）的大腦。這名病患生前有一種不尋常的病情，雖然他能瞭解語言，但卻既不能說，也不能寫，只能發出一個音節的聲音「談」。布洛卡後來發現他的大腦左下前方有大規模傷害，而當他解剖其他症狀類似病人的大腦時，也找到了相符的傷痕，因此他宣稱大腦這塊如花生大小的部位主司語言，這也是頭一次有人為大腦區塊訂出特定的功能，迄今這部位依舊採用布洛卡之名。十年後，德國神經學家卡爾・韋尼克（Carl Wernicke）則發現大腦左後方受到傷害的病人常常會有說話雜亂無章的情況，於是他指出此區為理解語言的關鍵區域。

---

❶ 全球性失語症（Global aphasia），也稱完全性失語症。

有很長一段時間，大家都認為語言的神經通路沿著一條絲路迂迴，由韋尼克區往布洛卡區，而在保羅中風當時，這也是教科書所教而我也接受的說法，但最近腦部影像技術的大幅進步，醫界有了不同看法，認為文字訊號是廣泛地傳播，繞行穿過顳葉如迷宮般的市集，對韋尼克區和布洛卡區造成幾乎平行的傷害。這兩個經典的文字工廠並非各自專精，而是分工合作，一起編織語言，而其他的師傅工匠則對神經的組合有所貢獻。

我們的耳朵一聽到噪音，大腦就開始分析這輸入的刺激，問自己：**那奇怪的哭喊聲是人發出的嗎？它是一個音節，是一個真正的字，還是無意義的聲音？**如果它和語言相似，大腦就喚起和文字聲音相關的記憶，把它們和意義連結在一起，並提供指示，運用舌、喉、唇和嘴發送回答。

在所謂的「聚合區」（convergence zone），來自五官的貨品和情感、類似的事物、糾結的記憶和其他心理的香料結合在一起，就像神經商人的交談一樣（一起串連，一起發射），它們在這樣的過程中形成愈來愈強的連結，建立起未來交易的快速路徑。大腦仰賴這樣的神經元協會同時發射而運作，但這些神經元的組合未必非得是鄰居不可，甚至也不必在同一腦半球，不過它們依舊能建立龐大的細胞集合。其中一個聚合區就在頂葉，這正是保羅中風時受損嚴重的區域。這一區主要的作用在於由語言找出意義和情感，提供音樂的韻律魅力、數字的影響力、寫作的星座，讓人得以分辨左右、把內心的思想形諸於外，在閃閃發亮的外在世界發表，或者反轉朝內，以判斷一種感受，或者構思一個計畫。經過中風的屠殺之後，驅動動作的相鄰細胞恐怕也會遭到傷害，這就等於一整個州的電力網遭襲之後，靜靜引爆一連串的失能。

我的大腦加快運轉。在剎那之間，保羅已經步入異域，他不會說這個國家的語言，而這個國家的人也不明白他在說什麼。他已經成了聽不懂話語，本身也不能言語的人。在我們最滔滔不絕能言善道的世界裡，戀人悄悄說情話告白，朋友和家人聊天，長官雇主下令，商店廣播推銷，所有為久坐不動和病人而生的現成娛樂（電視、書籍、醫師診間的雜誌、報紙、電影）全都喋喋不休，言語不斷。但突然之間，他再也不能下評論、分享他的想法、傳達他的感受、描述他受的傷害或欲望，也再也不能求助。

第二天整天，保羅一直在睡覺，感謝上蒼。我拖著麻木的身體回家洗澡小憩，並且取消接下來的新書宣傳活動，我得先通知會場，幸運的話，人們也許能看到最後一分鐘才豎起來的「因家人生病而取消」告示。但我依舊覺得歉疚，想像他們抵達活動場地，結果只看到一塊內容含糊的牌子等在那裡。我寄電郵通知等著我交稿的編輯，也取消了所有工作。我的計畫如今是在湖對岸窄窄的病床前。

☆　☆

第二天，我沿著卡育加湖❷畔的公路盤旋而上。這個大湖的水太混濁，不適合潛水，傳說湖底有通道連接塞尼加湖❸，也傳言有長頸水怪。小小的白帆在鋼藍色的水面上你爭我鬥。我曾讚美這湖至少千次，另外還曾千次駕車經過，瀏覽美景。它的面貌時時不同，隨著它的和我的情緒而千變萬化。我驅車駛過，它的邊緣映著我的眼角，發出朦朧的光，一點也不像冰川，倒像某種不純淨的金屬，帶著礦渣般的棕色小灣，偶爾則如鋁的表面一般耀眼而平滑。我所經過的每一個地標，都帶著如彈簧承載的記憶。

醫院位於俯視湖面的山坡上，就在手指湖按摩學校、古生物研究學會（Paleontological Research Institute）和收藏兩百萬餘件化石樣本的地球博物館（Museum of the Earth）後面。保羅總愛取笑這條路不是松林大道，而是骨骼大道，由多骨帶刺的三葉蟲，到脊椎穿刺。他也很欣賞下面這個有關化石的詞起伏的韻律：「Cenozoic Benthic Foraminifera（新生代底棲性有孔蟲）」。每當我們駕車經過，他總要非常緩慢而徹底地念一遍：「mollusk（軟體動物）」，純為這個字的口感之故。

接近醫院的十字路口，豎起了一個修路標誌：隨時準備停車，霎時喚醒了我，教我心驚。這話聽來像警告，也是提醒，告訴我有很大的可能，我會有一段時間聽不到保羅念「Cenozoic Benthic Foraminifera」，也聽不到他半開玩笑地發出mollusk一詞了。我們還可能一起歡笑嗎？我向下一望，看見自己的手握拳放在駕駛盤上，教我不禁疑惑，**這個手勢已經保持多久了？**但我還繼續擺出這個手勢。我停好車，宛若太空漫步一般走進醫院。

等最後我振作自己，走進保羅的房間，一越過門檻，就進了一個不熟悉的世界，躺在裡面的是個不熟悉的人，雖然看來像保羅，但他一臉愁容，全身扭動想要說話，然而卻徒勞無功。他搖搖晃地挺起上身，肩膀放鬆成奇特的角度，雙臂朝床上揮打。然後他轉為怒容——雙頰、睫毛、下頷和鼻子全都扭曲，像是想要表達些什麼。他的嘴朝右下垂，雙唇扭曲，有一下子我只看到他嘴角垂下的一抹口涎，細細的一道閃亮紋路，恰如蛞蝓留下的符號。

「嗨，親愛的。」我說，一邊努力地想由我腹中的煤坑擠出一點微笑。

他凝視著我，眼睛在說：「**妳到底是什麼意思？**」

接著他坐立不安，要把全身所有的零件集合在一起，但原本動作一致的四肢軀體，如今卻是一團混亂，他發出了模糊的聲音：「呣。」見我沒有回答，於是他把握起的拳敲在床旁欄杆上，像用黑體字強調一般大聲地重複：「**呣，呣，呣！**」

「放鬆，放鬆，安靜一下，沒問題的。」我以我希望是撫慰的語調說，就像我學生時代哄著騎術學校裡任性的馬匹，生怕牠會一頭撞上樹木一樣。但他爆發的怒氣卻教我無比心驚，使我無法穩住自己的聲音。

保羅後來告訴我，他覺得自己與以往不同，好像置身在雕像內，嵌在他自己體內一樣。他的病房裡似乎擠滿了霍皮族（Hopi，印地安人之一族）的舞者，就像嘉年華會一樣教人頭暈

---

❷ 卡育加湖（Cayuga Lake），在美國紐約州中部，是冰川消退形成手指湖群（Finger Lakes）中的一個湖。

❸ 塞尼加湖（Seneca Lake），在紐約州中西部。

目眩，充滿節慶般的洋洋喜氣。他覺得自己的牙齒閃閃發光，彷彿異教的儀式正在進行，鈴聲瘋狂地響，就像壞掉的顫音琴。人人都在用外國語言交談，也許是塞內加爾語或玻利維亞的克丘亞語（Quechua），而似乎沒有人知道他正在忍受喧鬧的燈光秀和噪音。

我想環抱住他的肩，但他把它甩開。

「你還好嗎？」我堅持。

他掙扎著要回答，然後吐出一點聲音——嗶個個個個個個個個，好像在吹蠟燭一樣，接著發出一連串的嘶嘶聲。他繼續奮鬥，愈說不出話來，愈覺得挫折，最後脾氣發作，臉色發紅，下巴張開又閉合，沉默地詛咒，雙眼射過房間對面。最後他瞪視著我，瞳孔宛如ＢＢ彈般又小又硬。突然他握緊了拳，雙臂捶打，邊喊：「嗯—嗯—嗯—嗯—嗯！」

我退後一步，他發現自己嚇到了我，安靜了下來。

「我希望能理解你的意思。」我說，與其說是對保羅，不如說是對自己。

我伸手想握住他顫抖的手，但他使勁將手抽走。到目前為止，他的怒意還未侵襲他的腿和腳，它們似乎對這一切混亂免疫。多麼奇怪！他的脾氣只蔓延到他的臉和軀幹，而他的下肢則保持平靜，不受他發怒的影響。我曾聽說伊努伊特（Inuit，生長在北極附近的原住民）的舞者為了保持身體的熱度，因而坐在毛皮地毯上，只用上半身跳舞。他的大腦是否偏心，也用類似的方法來保存能量？

這是教人筋疲力竭的單方面對話。我重複說：「你好嗎？」這個問句沒有任何意思，只是表示「**我在這裡，我在分擔你的折磨，我希望能幫助你。**」

保羅壓抑他的惱怒看著我，他的回應只有兩次打呵欠的聲音、三次安靜的咳嗽、還有七次喊出的「啁」，最後他幾乎無聲地呢喃，彷彿垂死者最後的遺言，彷彿光是這個音節，就會奠定來世的基礎。後來他告訴我，他已經開始痛恨任意竄出喉頭的那個字，一次又一次，無論他想說什麼，這個字都會塞住他的嘴。他在心頭看見那個音節無法克制，急急向前跑，就像老鼠追逐三明治一樣。他的眼睛在說：「**要是正確的字眼能冒出來，那麼我還有救。**」

「啁，啁，啁。」我靜靜地重複。

「啁，啁，啁。」他回應，聲音淒涼，教我心碎。

保羅安靜下來，但我們新居所的其他部分卻開始喧鬧。遙遠的聲音聽來就像貓抓木頭，或者修道院的祈禱，隨著他們逐漸接近我們的房間，而愈來愈大聲。時而在他們經過時，發出一、兩個清楚的句子——「**你不覺得嗎？**」「**我不知道**」——然後再一次降低為片段的聲音，只能聽出像是由人類所構成的笛子由遠方傳來悠悠的曲調。低跟鞋在油氈地毯上來回穿梭。沒有特色的裙子和外套發出小鯨的呼吸般唏唏作響，看不見的托盤和手推車叮叮噹噹嘩啦嘩啦穿過走廊。在房間裡，則是**狂野的音調**，那我們認為是靜寂，幾乎聽不見的背景擾動，包括呼嚕呼嚕的機器，切分音節奏的砰砰響聲，風吹過緊緊扣起窗戶的噓噓聲，和微微發出嗡嗡聲的牆壁。

「**鷹！鷹！鷹！鷹！鷹！鷹！**」幾隻烏鴉互相警告，聲音之大，讓保羅和我都把眼睛轉向窗戶，本能地搜尋由他們警報中「**來自上方的危險**」，這是我們經常在自家後院聽到的刺耳喧鬧。我半期待想要看到棲在窗台上的紅尾斑點鳥兒。

「附近一定有隻鷹。」我努力擠出一些話來填補我們之間的沉寂，希望提振士氣。

保羅硬梆梆地躺回床上，看來彷彿憂傷的過氣老偶像。「就連烏鴉也能溝通。」他的眼睛似乎這麼說著。

☆　☆

我是否習慣了他不說話？或許如此，因為次日我開始注意到其他變化，比如他如鉗般彎曲虛弱的手，想要拉住醫院的毯子，擺好舒服的姿勢，想要把它拉緊一點。中風時，他失靈的大腦告訴兩根手指有事情不對勁，必須緊縮，以保護自己。但彎曲關節的肌肉卻比伸展關節的肌肉強大，因此它們總會獲勝。「**啊，那些混亂的神經信號，**」我心想，「**它們教他的小指和無名指收縮，像這樣緊握。可憐的人。**」

在毫無警告的情況下，我的心智極易在注意力和感覺之間轉換：這是為人父母在照顧生病的孩子時所採用的自動駕駛，是殘酷的漩渦。在家裡，我以為自己聽到了夏夜鄉間獨有的聲響：臭鼬和浣熊偶爾發出的小小噴嚏，因為牠們在土中抽動鼻子嗅聞，搜尋垃圾。我們曾如此喜愛那悶熱的七月黃昏，臭鼬媽媽領著四個小傢伙伙穿過紗門，越過露台。這些小臭鼬天生黑白條紋，初生時又瞎又聾，渾身毛茸茸，因此我們揣想牠們必然是頭幾次出遊，而牠們的媽媽必然在花園某處挖了個地洞。

「牠們不像真的，不是嗎？」保羅歡喜地驚嘆。

我拉拉他的衣袖，表達「**看哪，看哪！**」的興奮之情。「每一隻都戴了一頂小白帽——**完美**，鼻子上有個驚嘆號！**真可愛**。」

「我可以把牠們的尾巴拿來當畫筆……要不要養一隻來當寵物？」他半真半假地問。

我輕拍他的手，「不，不，野生動物應該待在牠們原來的地。」

「難道人類就該住在**室內**嗎？」

「有道理。」

他會伸出手臂摟著我的肩，「我只要和你在一起就好，我的小羊。」

我會靜靜地咩咩叫。接著夜幕低垂，人還是屬於室內。

但不該在醫院中駐足，不論時間的長短。我抬起他的一隻手，彷彿那是個細緻的大海螺一般，細細撬開他的手指，把它們繞在床上專為此用途而設的保麗龍錐上。這就好像我在家整理及膝短襪的手法，剛洗完的襪子太緊，我把它們包在可伸縮的塑膠圈外，讓它們的纖維能夠伸展。這個手法也能用在血肉的織物上嗎？至少它能防止他的指甲摳進手掌，只是錐體一直滑下來，因為保麗龍滑溜溜的，而他的手因為不用而腫了起來，已經僵硬而不能伸縮。我再一次舉起一隻強壯厚實的掌，但它已經不像保羅的手，而是腫脹而冰涼，更像溺水的水手，被沖上冰冷湖邊的圓石沙灘。這念頭教我不寒而慄。

「護士說要抬起手來，才能消腫。」我一邊低語，一邊把他的手靠在枕頭上，保羅面無表情地望著我，表示他根本不明白我在說什麼，但他還是乖乖地任我擺弄即使掙扎也無益的身體部位。

一名年輕的醫護助理現身，帶他去洗手間，但教我驚駭的是在保羅要梳理自己時，卻上演了奇特的一幕。

「這裡，魏斯特先生，」她說，一邊給他一把黑色塑膠梳。「你要不要梳梳頭？」

曾有一陣子，很久以前，用這樣小的叉齒梳耙他濃密的頭髮，只會讓梳齒缺口。現在他雙手並用，舉著梳子好一會兒，彷彿它是來自外太空的異物。接著他努力地用浮腫的手指包住梳子，把它沿著頭側拖，讓頭髮平順，但這動作並不是梳，彷彿他已經忘了該怎麼操作梳子，但卻記得它該往哪裡去，以及它大概的動作。梳頭髮困不困難？我努力回想自己頭一次拿梳子的時光，以及哪種動作會引導哪種鏡中影像，哪種動作會導致哪些結果。但我沒辦法回到那麼遙遠之前童年的電光石火。

助理調整梳子的位子，用她的小手握著保羅結實的大手，輕輕地引導它。我努力保持希望，不讓它急速墜落。他的困難有多少是出於純然的迷惑，我疑惑著，又有多少是來自欠缺協調？不論如何，結果都一樣，而且不只是梳頭髮如此，在他努力要打開水槽上的水龍頭時，同樣也笨拙地摸索，要是沒有人協助，他自己辦不到。他不知道該如何安全地降低自己的高度，落座在低矮的馬桶上，而在這之後他又流露出謙卑而絕望的神情，一手握著一疊衛生紙，不知道該如何使用，雙眼默默地懇求我的協助。

「就這樣，慢慢來，沒有關係。」我只能這麼安慰他，雖然我懷疑他聽不聽得懂，也不知道他將來會是什麼模樣，沒人知道。「你那出了毛病的可憐腦袋。」我心想，想要透過骨頭看透他頭部左側，要探看大腦貯存事情該怎麼做、該怎麼簡單任務的地方。他在大腦這塊區域的中風顯然讓他喪失了許多技巧，如今他的歲月已經脫膠分離了。

他走回床邊，換了方向，身體搖搖欲墜，雙手由兩側伸出，然後轉向前方，彷彿駕駛穿過燈光黯淡的房子。其實在這段短短的路程中，他可以看得很清楚，但他所有的感官都已經因中風而驚慌失措，彷彿（他後來說）有人把手伸入他的頭，把刻度盤調高——一切都太大聲、太明亮、太快，而他不再能信任自己的眼睛。他走路不像成人，一次只有一腳踏在地上，雙腿如鐘擺般搖晃，反而更像踩過懸崖底部的石塊：舉起一腳，然後放下，並不向前，然後再舉起另一腳，走一步。他的雙手擺出夢遊者的姿態，我從沒見過這樣的情況。他並不像一歲娃兒那般學步，而是好像他頭一次發明該如何走路，不是教授穿過陽光錯落校園中庭的輕快大步，不是在草地上玩槌球遊戲的活潑少年，也不是沿著車道行進去拿信的行軍。

而這張床不如說是颶風吹襲之下在船塢裡擺動的小舟。助理按了一個鈕，讓它降到最低，然後把保羅轉向側面，把他虛弱的右手栽在床欄上。但保羅似乎並不瞭解他得抬起一條腿，並且朝前傾身，擺出控制好的下落姿態，同時身體轉向側方。那根本不是一個動作，而是三個相反的步驟。我從沒想過爬進床的複雜程度。**身體怎麼可能會忘記這個？**我匆匆上前輕輕地幫忙，看著他和在這七十五年歲月中至少做過三千次的動作掙扎。在保羅半跳、助理的用力拉，以及我的一拖之下，他終於降落在床上，背部朝下，上氣不接下氣，而助理把床再次調高。

我所做的只是站在一旁，在需要時用力拖，不走不動，沒有說多少話，也沒有幫忙舉或抬，但我卻覺得喘不過氣來，疲憊不堪。

早餐時，一個活潑的年輕人送來了地方報紙，在保羅中風前的住院時光，他總會懶洋洋地瀏覽，因為他由家裡和經常駐留之處遭流放到醫院來，亟需使他分心的事物。他欣賞這報紙的小城風味——流動攤販因衛生因素而遭禁、醫院計畫再添新建築、殺人案審判時發現血鞋、斑紋貽貝入侵水灣、史蹟建築保護、一名持獵槍射傷岳母的男子獲判無罪，因為他的理由是他把岳母誤看成浣熊、居民共同分享路面坑洞警告資訊。

但如今，這份報紙卻放著沒人理會，過了一會兒我把報紙遞給他，心想就算他不能說話，但或許，只是或許而已，他能讀一、兩個標題，或至少能翻翻照片。

保羅順從地接過報紙，嘩啦一聲把它打開，像捧著超大故事書或菜單一般捧著它。他茫然地盯著版面，一頁又一頁，直到他的眉毛皺了起來，而他也不知所措。他知道他該拿報紙做什麼用，只是不論這個用處是什麼，結果並沒有發生。這聞起來如苔蘚，新鮮油墨印成的字母只不過是平面的亂畫，排列得整整齊齊，但完全沒有意義。

保羅歪著頭，瞇起眼，彷彿要解讀奧祕的象徵符號。他有點狼狽，也有點難為情。最後他把報紙放下，狠狠地看著我，彷彿我方才埋伏攻擊他似的，然後他又把眼睛轉開。

天哪，他真的看不懂！我明白了，他所承受鋪天蓋地的折磨更深入我的知覺。**他看不懂掛在大廳上的標示——入口、洗手間、危險，也看不懂路標，更看不懂我們家裡圖書室多年來費心而歡喜搜羅來的數千本書，看不懂莎士比亞、里爾克，也看不懂貝克特，甚至他自己的作品都看不懂。**

牆上一個特大號的時鐘滴滴答答標記時間的移動，雖然他說不出數字，看不懂週期。他的大腦頂葉受了損傷，在那裡某處，所有的會計師都死絕了。

「你知道現在幾點嗎？」我問道，依舊期望奇蹟出現，他能給我正確的答案，或是任何有一點改進的跡象都好。

他的視線隨著轉向時鐘，他知道「幾點」和牆上那個刻畫有密碼符號，宛如月亮般的白色物體相關。我後來才知道，它們讓他想到據說是幽浮留在五十一區❹殘骸上的標記。

鐘下，像卡夫卡筆下的邪惡事物般盯著他的，是掛在牆上的一塊白板，助理以正體大字在上面寫上每天的進度日程。他整天得面對值班護士的點名，以及物理和語言治療師的約會，然而即使是最微小的日程，他也無法理解，因此他只能焦慮地漂浮在模糊的時間之中，神經緊張而混亂，不知道接下來出現的是誰，或者是什麼。

---

❹五十一區，美國內華達州的美國空軍基地。

「不過這樣的知覺和聲響大概也不會屬於其他任何人，」他後來告訴我，「而雖然我渴望我曾認識的安靜平和，但我也為當時的自己感到驕傲。向來都有點遲鈍的我，現在總是感覺激動不安。是的，那全是為了接下來會發生什麼。生命似乎在兩種命運之間拉鋸，一邊是不知道接下來會發生什麼，另一邊則是堅持一切都會安好無恙的明朗訊息。我完全不知道是什麼，或誰，或什麼時候。只知道在哪裡，只知道這裡，而就連這一點，也模糊不清。

我的病情，就是由精神錯亂恢復到發現自己的世界有一連串微小變化的人，但我不能忽視這些變化，因為如今日常生活的喧囂忙碌掌控了一切。我知覺到在自己複雜的構造中，我已經歷了莫大的轉變，無法挽回，而且無從改變。我接受這些早該發生的打擊，把它們當成人必然會奉派去取代其他人的奧祕。」

我自己的心思則回到那冷冰冰的路標：隨時準備停車。接著我想到的既非一片空虛，也不是路障，反而憶起我在家裡圖書室看到保羅一邊翻閱自己的寶藏，一邊輕快地哼著歌。他收集了世界飛機識別指南、插圖豐富的天文與海洋奇觀、飛機雜誌、英國學童探險書、二次大戰紀錄、電影指南，還有作曲家、拳擊手、板球選手、西部槍手和遭幽浮綁架者的傳記。這回他正在翻閱他從未去過國家的老火車時刻表（只因為他喜歡想像火車軋軋作響穿過當地風光），要找十九世紀錫蘭運茶火車的時刻表，並不是為了做研究，只是想在陽光下瀏覽一下，想像趕上其中一班車的景象。

「我看到你又在玩你的老把戲。」我只消這樣說。

「是往這裡，還是收拾行李袋去印度……啊——哈！」他由書架抽出被蟲蛀了的口袋小書。「這比較便宜。」

現在他會瀏覽什麼呢？也許攝影書……

一名穿著綠色裝束的餐廳工作人員舉著托盤匆忙地進來，重重地把它往茶几上一放，我幫忙把它換了位置，放到保羅的床上。我靠過去，用多餘的枕頭撐住他的背，讓他能坐直，由於保羅吞嚥有困難，如果坐直比較不會哽到，因此醫護人員非常嚴格地指示我們要這樣做。接著我哄他身體朝前進食，並敦促他非常小口吃。餐盤上提供的是軟的食物，與硬的試煉。

「這是你的湯匙，親愛的。」我把一般小餐廳常用的湯匙拿給他，但它卻由他的手指間滑落，掉在地上發出聲響。接下來他試了個把手粗的湯匙——比較像保麗龍錐，比較好握。我把它慢慢放進他手裡，把周遭的手指頭緊緊鎖住，他像用雪鏟一樣鏟它，費力地犁過炒蛋，直到終於有些蛋附在匙中，接著大部分都撒在他的睡袍上，最後有些落進他嘴裡。他厭惡地閉上眼等著，而我把一條毛巾圍在他胸前，以防食物再掉下來。

這回他沒有再說「唔，唔，唔」，而試著發出奇怪而深沉的聲音，只是最後發出來的聲音，依舊是「唔，唔，唔」。他的意思是「**我怎麼了，連花生—果醬都弄不好？**」花生—果醬：這是他童年最愛的草莓果醬和花生醬麵包。他要果醬吞入嘴裡，不要掉在他的胸前。

「沒關係，你的協調有點失靈。再試試。」

我把他的手指包在宛如木頭的把手上，幫他舀起蛋，瞄準嘴巴，他把嘴張得比需要的更大，提供一個大張的目標，我覺得蛋掉進去時，他彷彿笑了一下。但他的下巴彷彿橡皮一樣，無法協調，因此嘴巴捕捉不到食物，有一些由嘴角掉了出來，落在毛巾上，創造出高低起伏的黃色領帶。他很快地用毛巾擦自己的下巴，其實根本是塗抹。保羅看來因為自己亂七八糟而嚇壞了，但他堅持要嘗試再餵食自己。他又舀起另一匙，但再舉起來，他的湯匙就向側面歪斜，把黃色的如凝乳般的蛋灑在盤子上。他依舊高舉著湯匙，左右擺動，好像正在蓋房子的怪手。他在托盤上搜索那掉下來的蛋，卻沒辦法找到它。

「就在這裡。」我用餐廳的湯匙把那一小塊蛋鏟起來，以手餵他，像餵小嬰兒一樣，自己則因為這個新的生活規律而吃驚：前一分鐘我還在家哭泣，後一分鐘我卻用湯匙餵我的丈夫。

事實愈來愈清楚，而教人心痛的是，如果他要回家，顯然需要許多復健——如果他還能住在家裡。如果不能，我就得考慮那不該想、不可說、教人心驚肉跳，我連出口都不敢，以免它們召來噩運，一個感覺太老舊、太錯誤的事物：療養院。怎麼會到這步田地？難道人生真的和才不過幾天之前不同了嗎？

我滿懷渴望地回想起才不過幾週之前我們通電話時的對話。我在西岸，已經和他聊了半小時左右，什麼都沒有談，但也無所不談，包括我發現自己和好友所處的痛苦窘境。

「有點亂糟糟，是吧？」我對著電話聽筒細語，「怎麼會有人不愛生命？只要有足夠的時間，它就能夠讓人心所有的肌肉都運動起來。」

「妳是個對大地著迷的人。」我聽到保羅嘆息。

「這不好嗎？」

「只是不要對尋覓答案太執著，」他半認真地建議，「孔子說，及時行樂。不要逆水行舟，盡量順勢而為。或許妳終究能發現芝麻開門的祕訣。」

我笑著迴避：「要是我是正在濫殺無辜的希律王（Herod），我也會停下來欣賞那混亂的景象！」

「聽著，布丁臉……」

「**布丁臉**？」我挑起雙眉。

「這是我的英國用語。我得在祕書對我吹哨子之前，回去工作了。」

「吹什麼？你當然不會想和我一起走進暗房，看看會洗出什麼照片吧？」我這是盡力演出梅．惠絲❺的聲音了。

「哈哈……我突然想起一件事。」

「什麼事？」

「我們可以繼續這樣約會，」他溫情地說，「一而再，再而三。」

「感謝上蒼。」

---

❺梅．惠絲（Mae West，1893-1980），美國演員、劇作家、性感偶像。

接著半開玩笑地：「……妳知道，妳的不可知論太天馬行空，不能當真。」

「喂，我以為我們已經談完這一部分了，這是我們該雙贏而掛上電話的時候。」

我想拋開這段回憶，但它卻像冰山一樣漂浮著，像玻璃一般，閃著藍色條紋，充滿著前一個時代的氣泡。我人生那美好的部分是否真的完結了？

時間再度切割碎裂，保羅經歷了另一輪的測驗，而每一個測驗都讓我的希望又消逝一點。他的腦因中風而混亂，更糟的是，他像孩子一般發脾氣。

「我們該怎麼辦？」我問安醫師。我的聲音因絕望而洩氣。「或許我該帶他到哪裡的復健中心？我查過網路，密西根大學有一間，聽起來不錯……我真不相信我得去想這個問題，我束手無措。那些選擇實在教人心驚肉跳。」

「我會幫妳。」安說，她伸出一手環抱我肩頭，這是一隻游泳健將的手臂。「我們一起想辦法。」

我們站在護士站前，在保羅的聽力範圍之外，在如洗的亮光之下圍在櫃台，就像愛德華・霍普❻寂寥的畫一樣。我沒有多少親人在世，保羅幾乎已經是我全部的家人，但安醫師就像我的親人一樣，知道我們的歡喜與悲哀。我們一起考慮了幾家提供嚴重中風復健計畫的大型都市醫院。

「我可以聯絡一位在巴爾的摩霍普金斯醫院的朋友。」她很嚴肅地說。

「但，他已經七十四歲，」我邊想邊說，「又有心臟病和糖尿病，他能吃得消旅途的顛籤，忍受住在旅館裡的生活嗎？更不用說到一個陌生的城市，看到所有的新面孔——**他覺得如此困惑**！還有完全不認識的醫生和治療師？他的心臟能禁得起這些嗎？」

「我不知道，」她坦白地說。「還有，他可能得等一、兩週，才會有床位……接著我們可以安排他轉院……或者他可以留在這裡，或許到樓下的復健單位——說不定明天就可以去，只要他們有空床。」

「樓下有復健中心？」

那是我不知道，也從未去過的天地。在我的想像中，它就像電影《失落之地：重回侏儸紀》一樣，是留給恐龍一樣的病人，讓他們在油麻地氈布上沉重緩慢移動的保護區。**或許它會比較活潑明朗**，我希望，**比較像修理破損賽艇的小工廠**？

這些年來，為了保羅的糖尿病和心律調節器，醫院已經成了他頻繁停泊的港口，現在則成了救難場，時間多長，我不曉得——當然至少要幾週。但這個做法最合理，至少目前如此。我回到保羅的病房。

「**呣，呣，呣，呣**?!」他粗聲問，我想他的意思是，「**妳去哪裡了！不要離開我！**」

「我就在附近，在護士站，和安醫師談話。」他無法下床，對他來說，我簡直就像在中國一般遙遠。

❻愛德華．霍普（Edward Hopper，1882-1967），美國畫家，擅長描繪現代美國生活孤寂的風貌。

在迷霧中，沒有睡眠，我試著向保羅說明整個情況，並且討論他要去哪裡——而不是回家。他只聽得懂一部分。「哞。」他起先懇求，接著發怒，一次又一次。

4

我醒來時，陽光已經透過臥室窗戶曬了進來，越過花被，發出閃光，射進了我的眼睛。我沒精打采地用肘撐起身體。遠方有什麼東西堵塞和撕裂的聲音稀稀落落地灌進窗裡，但那只是烏鴉的啼叫和卡車下坡打檔的琶音，是夏日散落的聲響。我呻吟一聲，倒回床上。原本我醒來時總會感受到感官的喜悅，有時在床上四處伸展片刻，就為了享受四肢朝不同方向滑出的歡喜，並且欣賞我肩膀下方柔軟溫暖床單的觸覺，然後才赤足輕步走過隆起的地毯，來到有天窗的浴室，迎接我的是藍綠和淡紫的瓷磚，和以孔雀和生命之樹為圖案的壁紙。

現在我卻在急切的憂慮中醒來，衝去盥洗穿衣，一邊掛心保羅這一夜不知道過得怎樣，他的大腦有沒有獲得什麼動力。早餐的念頭根本不曾浮現，駕車上醫院時，我的嘴裡冒出乾燥的金屬味，彷彿骨頭溶出了礦物質似的。我希望用什麼方法，神奇地矯正保羅大腦中的問題，但同時我卻一點也不想到醫院去面對等待我的無助和情感的混亂風暴。路程就在這兩種命運中蒸發消散，而我也發現自己轉入林間的停車場，忘記鎖車門，沉重地進入醫院，而完全沒有步行的感覺。

一開始，我很容易就會迷失在醫院的迷宮裡，亮晶晶的走廊連接著整片病房，蜿蜒經過稱作急診、造影、加護病房等各部門，它們就像燈光明亮的紐約上州城市，浮現在日光燈的薄暮之中。我是否剛經過餐廳和廚房？復健中心在哪裡？我繼續前行，進入變窄又變寬又變窄的走廊，它們四散分岔，就像照明良好的循環系統。

靜悄悄地，有時不知不覺地，我就陷入自然學者的探索之道，抽離自己，好欣賞我所穿越這醫學世界的生態，而非被它排山倒海地淹沒。不，我需要的不是迷失，而是沉緬。大腦是如何冷靜地強制、隔離、畫分、改變它的焦點，由一個運動的中心移到另一個中心，在必要之時，以不同的氣氛譜寫音詩，或者在旗竿上升起全新的臉。

放下、靜觀、超脫——不論是用哪一種說法，指的都是我們接觸現實時的一種漏洞，一種自救的形式。連接在一起的神經元就像火花一般發射，讓突然的改變顯得天衣無縫，彷彿不存在。一個網路昏暗下來，另一個卻如日正當中般清醒，兩者都接妥線路，隨時準備發揮功能，就像古老的維多利亞豪宅中沒有暖氣的空房間一樣。為什麼讓它們全都接受檢查監督？以理性來考量宗教？太駭人了；把宗教藏起來，不要去思索。把人類的倫理法則應用在我們對待動物的方式上？這是個滑溜溜的斜坡，不要去那裡漫步。為保羅中風而不停地焦慮？那會煎炙神經元的連線；盡量超脫。讓你自己沉緬在大自然的洞穴和隙縫之中，轉動鑰匙把頭痛鎖起來。如果辦不到，那麼就用罩單把一切都覆蓋起來，調低暖氣以節省能源，讓平靜的監督人去負責。以自動駕駛向前漂流，只要裝裝樣子，敷衍了事。

在我繼續走過不熟悉的走廊時，穿著白袍的人、戴著綠色菇形帽的綠人，以及推著病床上病人的人，都以慢動作經過。但在頭頂日光燈的穹蒼下，活躍的原子正在把電子射進遠離它們家的更高軌道，讓它們停頓快到難以想像的剎那，幾乎立刻又被拖了下來。這些電子朝它們的中心落下，如光線中的光子般釋出多餘的能量。我沿著無止境的走廊向前走，悶悶不樂地微笑，覺得遠離了我自己的中心。

這個綠野仙蹤奧茲王國的一切，雖然起先陌生而擾人，但我也漸漸習慣：它的制服、方言、氣候、食物、地理、器械、禮儀、階級，還有周遭低沉呼呼作響、長聲尖叫、磨咬和持續不斷的嗶叫聲。病人的家人有義務學習它的文化，才能和其原住民溝通，協助親愛的家人存活。因此在來醫院的路上，我得經過一座橋，這意象也就頗為適切。接著我還要跨過另一座橋，才能由停車場來到看到我來自動彈開的太空時代大門，讓我在暖烘烘的前廳駐留片刻，然後內門才會滑開，引導我進入另一個世界，一個有冷颼颼的走廊和過度活躍原子的世界。

☆　☆

中風之後幾天的保羅如今似乎可以認出幾個字，但很遺憾的是他還是很困惑。我一直在等他恢復，但我在心中思索時，卻覺得一切跡象似乎並不吉利。他沒辦法看報，也不能由牆上的大鐘看時間。他一喝水就嗆到，也不會做基本的加法。在他想起身時，往往會因自己搖晃得厲害而感到吃驚。我們得重新教他怎麼坐在椅子裡，怎麼上廁所，怎麼用浴室的水龍頭，怎麼刮鬍子，怎麼走路而不歪歪扭扭或摔倒。他右手的第四和五根手指頭彎曲成鉗狀。但最嚴重的是他的失語症。雖然他可以藉著臉部的表情和手勢讓人知道他的感覺，但他卻因為沒人聽得懂他所發出的聲音，而感到憤怒挫折。顯然他自己覺得意思很清楚，但在別人耳裡，卻只是無意義的聲音。他不知道他自己或我的名字，而且不斷拚命打手勢，表示他想回家。

在我的注視之下，凱莉這位嬌小而開朗的金髮語言治療師站在他床邊，安靜地測驗他的口部和喉部的肌肉，示範她要他怎麼移動他的下顎、舌頭和嘴唇。他臉部的右側依舊下垂，但他可以伸出舌頭，在口腔裡移動，就像一尾捉摸不定的鰻魚。如果她壓他的嘴唇，他就會嘟起嘴，但他無法自行嘟起嘴來。

凱莉在她的圖表上記下保羅能回答簡單的是／否問題——「你在床上嗎？這裡是醫院嗎？」他是用點頭的方法，正確率為八成。但如果是她要他做的事，他的正確率就不到百分之二十五。如果給他看兩樣東西，要他指出其中一樣，他總是指靠他左邊的那一樣。如果她要他說：「啊」，他只能做到三成。她草草記下：

無法重複單音節語詞。
不能說出常見物品。
沒有實際的語言溝通。

要求與我一起唱時／數數時，把嘴張到很大，斷斷續續發出濁音，但除了嘴唇的動作之外，並沒有出聲。

他的無力回應似乎很不真實，雖然我想哭，但卻強迫自己在旁觀察。她交給他一塊長二十五公分、寬二十公分的溝通板，上面有常見物品或動作的圖案，然後要他指出她所說的物品：鑰匙、鐘、小孩——但他做不到。她拿了一張字母板給他，要他拼出自己的名字。

我默默地觀察他掙扎，只覺得自己的希望逐漸消蝕，好像澆了強酸一樣。他牛津第一的成績和這輩子所出版的五十一本書，現在什麼意義也沒有了，他連自己的名字都拼不出來。她寫下「舉起你的手」，他卻大張著嘴，發出奇怪的低語，彷彿想要大聲念出什麼似的。最教人心酸的，是在她拿筆給他，這個他一生如此巧妙掌握的工具，就像海馬與海洋連結在一起一般息息相關的工具，結果他努力用無力的右手拿住它，但它卻由他的手中滑落。凱莉建議他用左手，但他並沒有嘗試。她給他一枝粗蠟筆和一張白紙。

「你可以寫下你的名字嗎？」

保羅十分困難地舉起筆，開始又停頓數次，終於寫出潦草的**P-O-O-P**。

不知何故，凱莉表現出既不知所措又大感驚奇的表情，她問：「你要上洗手間嗎？」

他面無表情地歪著頭，就像有時動物迷惑時的姿態那樣。因此我指著浴室，慢慢地問他：「洗手間？」

他吃了一驚，搖頭表示「不」。

她的評估如下：

> 口部失用症（oral apraxia）。嚴重的言語失用症（apraxia of speech）。
> 表達與感受型失語症。
> 吞嚥困難，有誤吸的危險。

如果翻譯起來，意思是：我的保羅無法協調下顎、舌和唇部的動作（失用症）。他有最嚴重程度的問題，不能說出他想要說的話，或者不能瞭解人們對他說的話（表達與感受型失語症）。他還有吞嚥的問題，可能會把異物吸入肺部（吞嚥困難）。在他中風之後不久，保羅吞嚥塗上了鋇的水果、餅乾和蘋果醬的X光影片評估顯示，他默默地把分子吸進肺裡。如果要他咳嗽，他也無法收縮喉部肌肉，好把分子咳出來。他默默地吸入異物，播下可能致命肺炎的種籽，絲毫沒有感覺到食物走錯了管子。

凱莉解釋說，只有液體在他嘴裡時，他才能控制它，在那之後，應該是純反射作用。在我們正常吞嚥時，一個活門打開，讓食物進入食道，同時關閉氣管，以免食物阻塞空氣的通道。這個反射的組合發生不到半秒。但中風，尤其是造成言語模糊的中風，可能會使喉部的肌肉無力，較濃稠的液體或固體食物會像熔岩一樣緩緩移動，較容易隨著單調的肌肉動作和遲鈍的反射行進，減少液體誤入氣管的機會。醫院的增稠液體分為三種：**花蜜、蜂蜜、布丁**。

「只能吃布丁稠度，」凱莉下令道。至少這一陣子，所有的液體都得混上一種名叫「增稠」（Thick-It）的粉末，聞起來像乾掉棄置的蝶蛹，嘗起來灰稠稠的，加到湯匙可以站在液體裡的濃度。對保羅，清水只能濃到像爛泥那樣才能喝。不能喝牛奶，他最喜歡的飲料。不能再吸一口冒著汽泡的布朗醫生健怡冰淇淋汽水（Dr. Brown's Cream Soda）提神。不能喝任何淡到能止渴的飲料。

你或許以為在這張評估表上，窒息會特別搶眼，但真正教我大受打擊的卻是這一句：「沒有實際的語言溝通。」中風對他讀、寫或說的能力，造成極大的破壞——他的大腦根本不再想處理語言，而我還希望很快就能帶他回家。

回家究竟會是什麼模樣？這念頭在我腦海裡旋轉。**悲哀的幽靈？他的書房一片枯乾的沉默？甚至連打字機鍵的劈啪聲也聽不到？或者我會不會聽到一連串悲傷的「呣，呣，呣」？我在家怎麼能照顧他？**我已經習慣兩個成年人組成的家，他在家，但卻有了障礙，需要監護，無法以言語傳達自己的需要，因而滿懷怒氣，這樣的生活會是什樣子？

凱莉和我讓保羅休息，我們走出去，到走廊上的椅子那裡去談。她建議再做進一步的吞嚥研究，監督改進的跡象，並且每週五天做語言治療。

「在語言這方面，」我吞吞吐吐地說，「妳覺得如何？」

她停頓了一下以便整理思緒，日光燈照射著，在我們身上積累，彷彿雪片無聲地飄落。

「長期來說，我希望他能表達自己基本的欲望和需要，」她緩緩地說，讓這些字詞有時間沉澱下來，「用語言或手勢，或用溝通板，能達到八成的正確度。」

「**基本的欲望和需要？**」我聽到她說。**基本的欲望和需要**，這句話在我腦海中旋轉。彷彿這對一般正常人就足夠似的，何況像我們這樣沉迷文字的生物。生命處在細微的差別和諷刺之中，保羅遼闊的文字宇宙怎麼可能會在一夕之間縮到溝通板的大小？我們的宇宙怎麼可能會這樣？

「短期來說，」她繼續以咄咄逼人的實際觀點說：「我們會努力達到說出一般物體能有五成的正確率，我希望他能夠在兩者選一時達到八成的正確度，並且也能以八成的正確率遵從簡單的指令。」

你要「長褲」或「短褲」？「枕頭」還是「毯子」？這就是從此以後的生活嗎？我的念頭盤旋著，我感到的不只是心靈的疼痛，而是一種可以定位在我肋骨之間某些肌肉定點的痛楚。**完全性**失語症，多麼教人神傷的一語中的。我們這一對，**黛安與保羅**，一直都是兩個國家組合在一起如幽靈般的大陸，如今它會變成什麼模樣？我們之間會不會建立起沉默的界線？我旅行時不再有每天多次保羅感人聲音的電話？再也聽不到保羅由走廊那頭喚我「詩人，那個字用什麼形容……？」他再也不會在夜裡擁我入懷，早上在電冰箱上留紙條？再沒有坦承心事，呢喃私情，玩弄文字，分享世界？**這太殘酷**，我想道，**完全無法想像**。而如果他不能讀、不能工作，那麼他整天要做什麼？或許要我陪著他——這情有可原，只是會毀了我的工作，我的自由。我必須要為自己的喜悅和健全而寫，但現在也得負擔家計，並且支付保羅的醫療。然而我依然會為身陷這樣自我中心的想法而感到慚愧。

凱莉離開之後，我走到復健中心後方一個有窗戶的凹室哭泣，因為我無能挽救這一切，也因為我悲傷。我從沒有為還活在人世的人悲傷過，但我為保羅悲傷，為我自己悲傷，也為失去了我們創造滿是文字的伴侶關係而悲傷，而這都是因為穿行他血管的微小地雷。在我們文明的毛皮之下，甚至在知覺之下，我們輕易就摧毀了自己。我們這麼像神，卻又如此脆弱。但是把他和其他人類混談並沒有用，這損失太直接，沉入我心，就像一個孤獨的投宿者，帶著一本剪貼簿的回憶。

比如，今天是星期天，在中風之前，保羅通常會在這天看一或兩場英國足球超級聯賽的電視轉播。我記得我們多年前的一段對話，那時我正在巨人球場消磨時光，那是紐約宇宙足球隊（Cosmos）的主場，該隊已經搜羅了一些打遍天下無敵手的國際球員。我答應寫幾篇關於足球的文章，而且也深深著迷於足球世界，正在體驗球賽的氣氛，打算寫一本小說。半場休息時，我在記者席致電保羅，發現他正在某種半場，在兩場研討課之間，正待在辦公室裡，吃一罐燻鮭魚。

「有什麼新聞？」

「沒什麼，」他會分秒不差地立即回答。「同樣的掙扎求生，還有隨之而來的道德標準消蝕等等。」滿嘴的魚和飢餓的咬嚼。「妳那裡有什麼新聞，娃娃？」

「我要去貝克威爾（Bakewell，字面意即烤得好）訪問水果餡餅，」我開玩笑說。「其實，我想我要去宇宙隊在巴哈馬群島的訓練營，採訪貝肯鮑爾。」

法蘭茲・貝肯鮑爾❶，這足智多謀又優雅性感的球員，集優美、精準和力量於一身。每當我看到他掌控了比賽急迫的韻律，就不禁由內心深處湧起一股激流。

聽到這話，保羅哈哈大笑，讓我擔心話筒會被他摔到地上。

「純屬公務，」我堅持說。「我要問他比賽暴力儀式的問題。我知道他是歌劇迷——說不定他認為這兩者有所關聯。他踢球時之所聽所見，像這類的東西。」

「妳這坦白的表演實在夠差勁的，」保羅的聲音犀利，「在妳沒有說實話時，我也該不注意。」

「如果你一直都說實話，永遠不會有問題。」我盡全力以天真無邪的態度回答。

「或者如果妳一直都說謊。」他回嘴道。

「好吧，我也會享受一下。老實說吧，我戀愛了。」

「和他？」

「和比賽，真傻。」

「哪個比賽？」

「足球賽！」

「足球和比賽有什麼相關？」
「我是在哪裡失了頭緒？你在談的是哪場比賽？」
「妳談的又是哪場？」
「啊，」我慢慢地說，「我知道了，嗯，我不確定。」
「等妳確定了也不要讓我知道；我就愛妳的莫測高深。」我聽到冰塊在玻璃杯裡叮噹的聲音，這是他晚上的第一杯威士忌。
「連一封由巴哈馬發的電報都沒有？」
「十五個字以下能說什麼？」
「……habeas porpoise（保護海豚）如何？」
那是多麼瘋狂的一季，我的重心分在教導讀研究所的少數詩人，以及追蹤在體能上才華洋溢男人的成就。我並沒有到巴哈馬群島的訓練營去，也沒有完成那本足球小說，但保羅分享了我對足球的熱忱，而且我們常常一起看球賽轉播，有時在地板上鋪毯子，吃店裡買來的烤雞，配黃芥末和罐裝蘆筍，這是我們的「足球野餐」。
帶著輕柔的微笑，我把這段回憶由我沉重的心板上抹除。
在走廊上，一張桌子推了過去，其上一個發光碗內的金屬器械格格作響，發出如機關

❶ 貝肯鮑爾（Franz Beckenbauer，1945-），德國足球運動員、教練及領隊。

槍開火的聲音。它刺骨的聲音把我由哀傷的恍惚中喚醒。至少我還可以撫慰他，對他付出情感，這個部分還留著，但他究竟有沒有康復的希望？

我由研究知道，一般人對大腦的想法——說它永遠不變，而且我們生下來就已經有所有的大腦細胞，其實是錯的。大腦的資源驚人地豐富，可以適應和成長，塑造新的神經通路，重新導引信號，有時甚至打造許多新的神經細胞。除非它們遭到無法再生長或修復的傷害。我們可以採取什麼做法嗎？血塊阻止氧氣達到保羅大腦深處語言中樞——細胞窒息而死亡。神經科學有句名言：「時間就是大腦。」每缺氧一分鐘，大腦就喪失一百九十萬個神經元、一百四十億突觸、七哩半的保護纖維。只要缺氧十二分鐘，豌豆大的大腦分支就死亡。他的身體依舊存活，但他的大腦卻成了它自己的幽靈。但這些都還是剛開始，他的大腦依舊因中風而腫脹發炎。等神經元冷靜下來，說不定能由斷垣殘壁中喚醒倖存者。

為了鼓舞我的精神，我常提醒自己大腦的可塑性，它如何能修改自己、綻放自己、修正它的習慣、挖掘新的技巧。在我們的一生中，每當我們學習某個事物，大腦就創造新的連結，或者讓舊的通路復生。神經細胞會沿著它們的主幹長出新枝，有些主幹本身也更堅強。大腦可以重新聯結自己。每當我們成為醫生、學會騎腳踏車，或者學會使用 iPod，就是在這麼做。小提琴家的大腦為忙著按絃的左手開發出比右手更多的運動皮質；倫敦計程車司機因為要牢記全市上千條路，因此他們的「海馬迴」體積也增大。但小提琴家要演奏困難樂章諸多部分多少回，才能真正地掌握它？或許數十萬次。畢竟他們每天練習數小時，連續多年。學習如何騎腳踏車或駕駛汽車，或甚至飛行太空梭，不需要練習這麼多次。

大腦學習大部分的事物，都是靠死記硬背，它不斷地挖掘，直到創造出訊息可以流通的管道。多麼死氣沉沉而教人厭倦，多麼疲憊而無聊。但若它是你所愛的，又是多麼誘惑刺激。大腦是天生的特技演員，它教導自己，無師自通，這需要專心、勤奮和體力。並不是人人都願意這樣做，有些人沒有嘗試的熱忱。保羅在大學時代是運動選手，他日復一日虔誠訓練，而兒時曾漫不經心學過小提琴的我（而且從沒越過殺雞的階段），我知道每一場勝利需要多麼勤奮的嚴格練習。我懇求可塑性的神靈，也就是大腦邊學邊改變的本領，彷彿它是古代的希臘神祇，祈求它以保羅的努力為念，重新連結自己。

把手壓進黏土中，黏土就會改變，記錄手的形狀。為手照相，底片就會改變，留住手的影像。而保羅的大腦由日常的壓力和接觸，說不定可以改變自己，也許重新分配已經喪失的語言技巧給倖存的神經元。這會持續多久，我疑惑，而且更重要的是，他能重新得回多少陣地？

目前，他所擁有唯一剩餘的語言是那孤單的音節：「嗯，嗯，嗯。」他以它呻吟，以它低語，以它作為禮貌的招呼，在憤怒之時也大聲喊出它來，他用它尋求協助，而最後，在滿心挫折，一切都沒有效果之後，他在床上坐得筆直，把它啐吐出來，當作詛咒。

5

雨不住地由空中落下，車窗上的雨刷左右搖擺，像失了節拍的節拍器。在醫院的停車場，臉色發青的人們瞇著細如剃刀刀刃的眼睛朝醫院大樓奔跑，有些人死命抓著雨傘，有些則以報紙或雜誌遮在頭上慢跑，彷彿在等上升氣流把他們帶上空中。

我感覺到髮上沉重的水滴，滴淌在我的頭皮上，然後沿著前額落下，穿過我的睫毛，繞過我的鼻脊，在我的下顎形成小溪。我在醫院的前門門廳把水甩掉，然後往保羅的病房而去。

他站在窗前。

「適合鴨子的好天氣。」我輕輕地說。

保羅望著雨水，並沒有回答。他的臉輪廓分明、粗獷，幾乎呈直角，就像某些海岸線一樣。他在努力回憶幾乎已經消失的事物。他花了很大的力氣，勉強記得一點他對世界的所見所覺，但並不容易。他已經喪失對自己身體周邊的感覺，他的生命完全只剩下內在。嘈雜的背景噪音淹沒了一切；就連睡覺時，他依舊知覺到它的存在。雨滴落下的聲響就如釘槍發射一般。

感官的扭曲變形並不罕見，就連偏頭痛，都會過度刺激大腦，讓神經放電，血管的起伏因而產生改變。終生都受偏頭痛之苦的保羅知道那種貓叫春的感受，不論任何刺激，神經元回應都不對。我也知道，藝術家通常都是偏頭痛患者，他們描繪更大更敏感的聲、光、氣味、觸覺和口味。他的偏頭痛比我的更嚴重、更頻繁，但我們倆都體驗到它們，一如探照燈的塔樓。中風激發了神經，讓血流掀起狂風驟雨的變化，但我並不嫉妒他這種感官的激烈痛擊。

「嗨！」我再次嘗試和他說話，這回我拉住他的臂。他任我引他蹣跚走回床邊，讓他坐到床上，隨意地和他聊天，純為談話而談話，希望我的聲音能安撫我們倆。沉默愈來愈沉重，直到空氣隨著它而凝結，而我們則坐在那裡吸收這奇特新棲地的聲與光。

復健中心和醫院的節奏開始包圍我。前三週，在保羅腎臟感染那時，我在醫院待了很長的時間，但唯有這第四週，在我不是來探視病人，而是住在醫院之時，我才知覺到它對病人（和訪客）心理和神經系統的微妙影響。只要走進公共建築，必然會覺得不太自然。大自然喜愛弧線或螺旋，而我們人類則崇拜尖銳的稜角。我們以鋼鐵和玻璃來建立我們的崇拜。陽光斜斜地曬入醫院的窗戶，反射在白色瓷磚和一望無際的油布地毯上。長長的零星光柱曬在聯結在一起的方塊、台地和黏上飾板的工作檯面上，有時一線陽光閃過不鏽鋼盤、工具、輪桌，或者冒出水母觸手般各種管子的高點滴架。

室外，陽光落入變化多端的藍影，隨著時間的走動而加深或搖曳。在醫院裡，由於光線主要來自頭頂上的燈泡照明，因此時時都是平平的影子，發送信號告訴大腦：太陽一逕都在正午，而且唯有一個季節存在：嚴酷的、只能臥床的、有空氣調節的冬日。

雖然夏日的太陽是狄斯可舞廳的鏡面球燈，其熱度很快就讓本地的葡萄成熟，但我們卻無法嘗到絲毫熱氣，因為窗戶沒有打開，即使常識認為新鮮空氣有益病人健康。正當病人覺得自己漂浮無依，嚇得五官失靈之際，光是五公分厚的玻璃就足以讓他和大自然隔離。難怪在城市的醫院裡，病房能看到樹景的病人，其復原會比只能看到建築物的病人快。

再沒有像醫院消毒劑的氣味和色澤更能漿糊心智的東西了。這種視覺上僵直、尖利、虛偽和衛生無所不在：床單、枕頭、簾布、外衣、鞋子、瓷水槽、洗手間，以及牆上護士換班時簽名用的「白板」。我不明白為何我們把白色當成乾淨的顏色、健康、衛生、有益身心，甚至純潔，以新娘的白紗為象徵。中國、日本、越南和韓國人把白色當成哀悼和死亡的顏色，但我們卻認為它代表無菌。不自然的白毯子、襯裡、護墊、枕頭和床單，把保羅的病床包得像繭一樣。

有時我覺得垂下的白床單好像投降的白旗，卻沒有保羅對板球「白衣」的快樂回憶。由於板球是夏日的運動，因此球員穿著白衣，在午後的陽光下保持涼爽。很久以前，他母親為他織了一件白色的板球毛衣，上有白色的線繩，保護她兒子不會在清晨或黃昏打球時著涼。

我們置身到處瀰漫的乾淨氣味之中：地下室洗衣機和烘乾機小艦隊所冒出沉滯的消毒劑和加熱的漂白水氣味。有時再加上感染的甜味；男人出汗的乳酪味氣息，女人洋蔥般的氣味；病床上聞起來如霉臭、楓糖漿，或腐臭培根的尿味。這一切怪東西在健康對抗疾病的大計畫裡都無足輕重，但它們卻刺激感官，讓人無法平靜。

我們是陌生地中的陌生人，在不熟悉的星座之下睡眠。晚上，我緊張不安無法入睡，卻又筋疲力竭無法駕車回家，因此有時在空蕩蕩的走廊上漫步。螢火蟲似的光由幾乎看不見的機器中閃爍，綠色的暈輪在影像室中旋轉，幽暗的光線由辦公室窗戶的壁燈照射出來，在較大的病房，護理站電腦顯示幕上鬼火閃爍，一眼瞄去，可以看到身體各部位的圖示：腹部電腦斷層掃描，腦部的核磁共振結果。電腦竟能對準到以三度空間展示人體，教我不禁嘆為觀止。

接著，回到保羅的病房，我在他病床旁的躺椅半睡夢中，會因每一種噪音而驚醒，唯恐他需要協助而保持警覺，在從沒有黑到如暗夜般的房間裡，走廊的一陣光照射進來，就像低懸不動的月亮。黃、白和紅眼睛在懸吊的管線藤蔓中眨動。

幽靈也似的醫院員工整晚在室內進出，有時簡直就像外星人綁架的情景——保羅躺在床上，由對他體液興趣濃厚的幽暗生物探索。我因這樣的黑色幽默而忍俊不禁。自多年前的一個夏天，他發誓自己見到雪茄形狀的幽浮在他置身的游泳池上方盤旋，離地千呎（三百公尺）高之後，他就一直對外星訪客的可能性著迷不已。他堅持說那一次，他明明看到幽浮有成排的窗戶，絕非海市蜃樓或幻象，它飄浮在上方，觸手可及，而且靜止了數分鐘，接著它以非比尋常的速度疾馳而去。他後來告訴我那次之所見，我想那是軍方的實驗，但他不以為然。現在他卻在這裡，神智混亂，被全身著綠或白色的生物定睛凝視，其中有些穿戴奇形怪狀的帽子或外套，在黑暗中用異形的手檢視。

每天早上，保羅總是滿心困惑地醒來，他對時間和地點的感受已經完全混淆，陌生人像嗜血的蒼蠅般在他周遭打轉，這是標準的醫院例行程序，在古怪的時間闖入病人的房間，檢視他們的生命跡象，注射或者除去液體。這群助理和護士治療大隊由四面八方不請自來，有時還帶著護理學生。每當交班時分，就會有新護士帶著聽診器和血壓袖帶，一陣風也似地走進來做檢查，量體溫、聽肺臟呼吸和心跳，把蛇頭形的夾鉗夾在一隻手指上，測量氧氣量，再刺另一指檢測血糖。再晚一點，護士會再帶著針筒現身，注射胰島素。醫師直闖進來和你諮詢，我總不敢離開病房，就怕錯過他們。至少有一次，一名社會工作者悄悄地滑入室內，拿著筆記本問問題：「你們有哪些後援會？」「你要爬多少樓梯才能走進你的房子？」「你家是一樓還是兩層樓以上？」

有時他們像一長排的切葉蟻一樣現身，帶的不是筆記板，而是像風箏一樣的部分葉片，用來當作他們菌類花園的堆肥。各式各樣的照顧者，語言治療師、物理治療師、帶著待填菜單的飲食專家——即使病人既不能說、寫，也不能讀。送餐服務員端來了塑膠托盤，等晚一點再回來收。肌肉結實的男人或女人推著輪椅，要陪保羅去造影部作X光、電腦斷層掃描，或者心臟超音波檢查，推著超音波機器的技師用冷膠塗在他的胸膛上，再由肉體陰鬱的窗戶凝視他的心臟。人們小心翼翼地測量進出保羅身體的一切，所有的食物和流質、尿液與排便。

我看得出這些任意來去的人教保羅惱怒，他一直都有點像隱士，尤其對晚餐聚會感到不安。「你永遠不知道你會被綁在誰旁邊！」他會這麼抗議。保羅喜歡和學生相處，每當他真的與人社交，也總能輕鬆愉快地交談。他總期待和工友聊天，那是個一身鹽味的老水手，曾在韓戰當過兵，生了八個孩子。他喜歡某些聚會，如卡爾・薩根❶的五十歲生日宴，我們坐在漢斯・貝塔❷對面，這位想出太陽怎麼會照耀的物理學家。保羅喜愛科學的啟發，但小說家有他們自己的物理學，他們透過一組錯綜複雜、幾乎觸手可及的形象和事件，重創生命的過程。

「你現在寫什麼？」貝塔問他。

「小說，這時候主角正在他家地下室創造銀河。」

教保羅欣喜的是，貝塔調皮地反問：「那是活動模型嗎？」

我依舊津津有味地回憶起多年後的那一天，保羅和我恰巧在本地機場的機票櫃檯排在年逾九十的貝塔之後，聽到職員以大到不需要的音量慢吞吞地對貝塔說話，彷彿貝塔戴著隱形助聽器，似乎認定貝塔這樣的耄耋之齡必然神智昏聵：

❶ 卡爾・薩根（Carl Sagan，1934-1996），美國天文學家，著有《魔鬼盤據的世界》。
❷ 漢斯・貝塔（Hans Bethe，1906-2005），一九六七年諾貝爾物理獎得主，又譯貝特。

「現在，貝——西先生，你會抵達匹茲堡第二十一號機門，然後去二十七號機門，那是六個機門之後。」

貝塔滿是皺紋和老人斑的臉上露出了不解的微笑：「哦，我想我自己會算。」

這樣的事件似乎是亙古之前。中風後，保羅除了我之外，誰也不想見。在醫院裡被推來擠去，就連健康的人都會疲累不堪，何況是無法言語、焦慮不安而困惑挫折的病人。在他病房之外毫無解脫，不論是在走廊或是團體治療，在那裡，他很不情願地和其他復健病人混在一起，而他們的苦難也教他想起他自己的折磨。

正如大都市會以它們的噪音和群眾以及純感官超載耗盡你的精力，醫院同樣也會教你筋疲力竭，人的面孔不斷變換，個性變得愈來愈模糊，陌生人一再地吵醒你。保羅也和所有中風之後的病人一樣，亟需休息，才能由他腦部的大規模傷害中復原，但他同樣也必須盡快開始凝聚他的心智。因此在中風後，他究竟該讓大腦休息，還是該做練習？兩者都要做，我想。

這就像鼓勵動過膝關節置換術的病人爬出床外運動腿部一樣。動完手術的膝蓋一運動就既痛且累，就像伸展發炎的大腦一樣。就連健全的腦都經常要在興奮和休息之間保持平衡，如果生活太刺激，它就想要放鬆；如果太乏味，它又渴望刺激（就像在太多和太少興奮的冰刀邊緣滑冰）。完美的平衡雖然可以想像，但卻無從做到，因此人總是沿著太刺激到太無聊的弧線滑過去又滑過來。我們最愛的一切——不論是戀人或花朵，之所以看起來美得不可方物，就是因為它彷彿在平衡之上顫動。

趁著保羅小睡，我漫步穿過醫院東翼二樓的復健中心。在護士長的辦公室和庫房後方，有一塊開放的空間，供醫護人員能一眼看清整層樓，同時也是很方便的站台，讓他們開醫囑、備藥、觀看監視器，等待緊急的喚人鈴。所有病人的房間都是沿著狹窄的走廊面對面排好。我走過敞開的房門，看到各種危急狀態下的人類快照，來自各行各業年輕年長的男女，全都分派到不幸的復健中心俱樂部。在保羅做物理治療或來到這邊的走廊時，我偶爾會與其他病人及家屬攀談，聆聽一點他們的故事。

在一間撐開門的病房裡，太陽在蒼白的牆上投下了陰影，有片刻時光，彷彿有一群人在開採什麼東西。等光線轉移，我才認出是兩名護士正在協助一名肥胖的婦女回到床上，她們使力抬高她腫脹得巨大的一腿，那裡至少有一百磅（約四十五公斤）的液體。她的淋巴系統出了毛病，導致水腫和阻塞，最後靠一堆人才搬得動她。她有一次告訴我她結了婚，但她先生很少來看她，她比較喜歡在復健中心的生活，護士會照顧她，甚至幫她銼指甲，還幫她洗頭。

沿著走廊往下，一名中風的女子拖著她的左腿和左臂，一邊扶著牆，一邊在物理治療師的協助下慢慢地走，治療師在協助她重新學習怎麼走路。她抬起凹陷的眼睛望著我，下顎微朝一邊斜，臉上刻著悲傷。她很少說話，聲音細弱，低聲呢喃，口齒不清。她教我想起多年前我隔壁的鄰居，一名三十多歲健康的房地產經紀人，一場中風卻永遠地改變了她的人生。

她丈夫為她裝了一個游泳池，好讓她可以在池裡做治療，因此開創了我們附近游泳池的風氣。我自己的小屋也有個老舊的後院泳池，保羅熱愛游泳，但我從沒想過有朝一日他會用它來做物理治療。

復健中心的另一名住院病人是年輕的非裔美國人，留著及肩的細髮辮。由於糖尿病使他的慢性感染惡化，因此他的一腿由膝蓋以下已經切除。他以單調的聲音告訴我關於護士怎麼清理他的縫合處（釘書針），先用肥皂和水，然後塗上刺激的、紅赭色優碘，聞起來就像他母親的指甲油去光水，然後護士再用繃帶緊緊地繞著殘肢，讓它收縮，並且塑形，最後好做義肢。多半的時候他都一動也不動地坐在椅子上，我聽到護士責備他不注意剩餘那隻腳的潰瘍。我從沒見過任何人來看望他，沒有親人，也沒有朋友。

再過去兩扇門，則是一個纖瘦的中年婦女，她因中風，導致左臂和左手完全無力，但她的心智卻似乎不受影響。我憐憫她的命運，卻又欽佩她的決心。因為雖然她鬆弛的四肢使她十分費力，但她卻在學習使用助步器而不摔倒。有時我看到她在做物理治療，耐心地由治療師協助，舉起鋁架，把它一點一點向前伸出，用雙腳踏步和滑步踩入框架內，接著再把它往前推一點，全都以謹慎而不匆忙的速度，她的身高隨著每一個動作而起伏。她是本地一個學院的教授，常有年輕女子來探望她，這雖不是傳統意義的家庭，但她卻有忠實的朋友和學生網絡。她告訴我，她每天都用快樂鼠尾草（clary sage）噴幾次枕頭，讓自己放鬆，並保持精神。我每次經過她的房間，都會聞到沙漠樹叢辛辣的精油氣味，輕輕地由她房門飄送出來。

一名大專曲棍球員住在另一間病房，他的臉孔包紮起來，略微捲曲，總是露出因氣味不佳而噁心想吐的模樣。他的病例特別教人難過，但卻非常典型。一天晚上，他和一些兄弟喝了酒，結果在照明不佳的漫長環城公路上撞了車，他的頭卡進擋風玻璃，馬上送到醫院，渾身是傷和殘疾，包括嚴重腦部功能喪失。所謂的「大腦執行功能」（executive functions）全都永久受損，而執行功能是非常忙碌的一族——監督工人和機器、訂定目標、談判交易、分派責任、發放資源、和他人建立關係。他無微不至的父母天天都來看他，而他似乎很高興見到他們，但他們臉上的悲劇卻一路穿透我心底。**這會不會是即將迎接我的希望沙漠？保羅永遠不再能學習和成長？要是他連我每天說的話，或者他已經說過的話都記不得，該怎麼辦？那會是什麼樣的荒原？**我默默地念著「荒原」一詞，記憶立刻彈起運作，找出了艾略特❸的那首《荒原》，這首描述理想破滅的詩是我約莫這男孩念大學時的年紀初次讀到，他可能也讀了。但他對於過去所學、或者希望學的一切，還會記得什麼？是哪一種比較殘酷，老人對已經過了的一生所喪失的記憶，抑或是年輕人為他原本想要活的一輩子所喪失的記憶？

保羅的另一名同伴是一位六十多歲的纖細女性，剛退休，原本住院是做常規手術，沒想到術後血栓栓塞，造成大中風。她是統計數字裡最不可能發生的那一部分，簡單手術引發中

❸艾略特（T.S. Eliot，1888-1965），美國出生，入籍英國的現代詩人、劇作家、文評家。

風併發症的萬中之一特例。她無法走路，只能坐在輪椅上，身體萎縮，但心智和語言不受影響。她告訴我，她原本計畫和丈夫一起去各地國家公園旅遊，她先生每天都來看她，總是穿著格子紋長袖襯衫，看起來永遠茫然若失，我不禁想像他們由人生軌道突然轉變而承受的心靈打擊。她由自立自強到現在在醫院裡的無所事事，而他則發現自己得照顧一個完全仰賴他的妻子。這會是等待著我的命運嗎？

病房倒數第二個病人是皮膚曬成棕色的男人，約莫七十多歲，他是因腎結石阻礙右輸尿管，以及還算例行的輸尿管感染而入院，但在醫院時卻發生中風，引發失語症。心律調節器協助他調節不規則的心跳。他的妻子五十多歲，一頭黑髮，經常穿著一件式的T恤洋裝、緊身襪和網球鞋，整天都和他在一起，偶爾睡在他床邊的扶手椅上。保羅是這一群類似靈魂者的最後一個，而我則是他永遠看起來心煩意亂、筋疲力竭的妻子。

☆　☆

一天早上我抵達醫院，保羅一臉怒氣地坐在那裡抱怨咕噥：「嘚，嘚，嘚！！」他兩次舉起五指，彷彿在推手掌大的按鈕，並且朝護士站打手勢。

「很多護士進來……他們對你不好？」

他草率地點頭，臉上是風雨欲來的陰鬱。

我腦袋開始運作，在心裡的檢查表逐項思索他們可能忘記了的東西：

「他們忘記你的藥了？」

沒有反應。

他倒回床上，眼裡滿是輕蔑。

「他們忘了你的餐點？」

沒有反應。我把手放在他的手臂上，卻被他一把推開。

「他們沒有帶你去浴室？」我再試一次，彎下身來盯住他的眼睛，因為他又轉頭避開我的視線，只讓我看見他的後腦勺——沒有洗的凌亂羊毛。「**你的頭髮就像一群山羊一樣。**」我心想。

最後，我福至心靈問他：「他們把你當成小孩？」

他氣憤地點頭，脫口而出一長串呀呀嗚嗚的音節「瑞為基德史坦普夫雅格塔格瑞多姆夫普夫！！！！！」，我覺得他好像在說：**我已經成年了——我知道怎麼做這些事！但他們對待我就像我連站都不會站一樣！**

他指著寫上今日行程的白板——忙碌的一天，滿滿都是語言和物理治療，接著他擺出一個放諸四海皆準的手勢，意味著，「**去他的！我才不要做，管它去，不可能，沒有人指揮我要做什麼！**」我看懂了這些。他的憤怒像熔岩一樣熊熊燃燒，整個房間都充滿了烏煙瘴氣，令我覺得自己的體積好像縮小了。不過我還是半說服自己，他至少在嘗試說話，這是好事，因此我並沒有勸阻他。但要揣摩他的意思卻很累人，而他又因我不瞭解而對我愈來愈生氣，最後房間裡的氣氛太火爆，我開始喘氣。

「我要走了。」我嘆了口氣，心力交瘁。

他的反應很明白，他臉上的表情似乎在大喊：**為什麼**？

幾天後，保羅煩擾不安的大腦開始平靜下來，他說出了頭幾個清楚的字，表達雖然頗有挫折，但卻努力要讓人瞭解自己的意思。他要我做某件事，非常重要的事，和小小的正方形事物有關（他在空中比畫出來），某件放在家裡的東西。

「攬尼維斯！攬尼維斯！呣，呣，呣！」他非常堅持，「妳一頂要攬尼維斯！！！」他兩手揮舞，彷彿是用掌力劈斷木板的武術大師。

我所知道的唯一一個尼維斯是西印度群島中的一個島。

「是和島嶼有關嗎？西印度群島？它的形狀像那個島？」我用大拇指交疊在一起，然後再用指尖，畫出了那蔥蔥鬱鬱圓形的雨林島嶼。

文字似乎在擰捏他的心智，「不！」他終於灰心地大吼。「很簡單！！！」他失望地靠回床上，臉孔因努力要說出這幾個聲音的組合而扭曲。

他在說話！我震驚地想道。**感謝上蒼！他剛說了有意義的句子！但他究竟是什麼意思？**

我整理思緒，盡量沉著地說：「很抱歉，但我不明白你在說什麼，我努力想要瞭解。我知道這很難，但這對我也不容易。我們能不能休息一下，等下再試試？」

一小時之後，他再次堅持我要做某件和尼維斯島有關，或者在島上要做的事。除非他說的不是尼維斯而是nevus（痣），但為什麼保羅這麼費勁地要傳達和痣有關的事物？身為「國際整形醫療組織」❹的義工，我曾在一間不透明玻璃磚牆的老手術室見過醫師由一名宏都拉斯男孩的臉頰上，除去一顆長毛的大痣。一天晚上停電，醫生只得把車子停在牆邊，打開頭燈，好讓手術順利進行。

「你不是說nevus，像痣吧？」

「不！」他哀號。

幾天下來，保羅一邊不斷地開關電燈，一邊用另一隻手指著我，最後我終於猜出他要我做的是付電費。

另外還有幾個字匆匆忙忙地回到保羅的記憶裡，包括他通常含糊地懇求，更常當作命令的「家！」在保羅心裡，**正牌的家**（就像正北的正）是他童年時住的鄉村，在那裡，幾乎什麼東西都比他高，他也可以藏在他母親蜜德蕾慈愛的懷抱裡。家是他指揮迷你軍隊的地方，是他躲避自己無法想像或無以名狀的恐怖危險之處，我瞭解他的熱情。對我，家在芝加哥的小小郊區，是一棟我總以坐姿滑下鋪了地毯樓梯的房子；是寵物烏龜；是我的洋娃娃舞伴，紮著黃色馬尾，長著彈性的雙腿，她站起來和我一樣高，靠在我身上，我們一起在廚房跳華爾滋。

❹國際整形醫療組織，Interplast，國際整形外科的人道援助團體。

「我很抱歉，親愛的，但你現在還不能回家。你才剛嚴重中風，」我再次慢慢地提醒他，讓他有時間吸收每一個字。「你覺得你能靠自己痊癒，恢復說話的能力嗎？」

他似乎瞭解我的意思——或許他只是知道我問了一個是／否的問題。他熱烈地點頭說**是**。

「我真是很抱歉，但不可能像這樣的。你會有進步，我知道你會，但就是在家，你也需要幫助，還要語言治療師。」

是真的嗎？他明白我說的一切？他會對自己談這些嗎——他內心會對話嗎？我不敢確定。

大腦通常一直都在知覺水塘的泡沫上下忙個不停，進行數百萬個訊息、計算、評估、更新。對它指名的主人，它以一波波的意識、形象和頂撞說話，這樣的對話由出生一直到死亡都在進行，一個在我們心中的聲音，彷彿量身打造的脫口秀主人每天登台，只對著我們說話。這內在的聲音聽起來像**我**，但也像**別人**，像旁觀者。在人們以為沒人注意之時，往往會以第三人稱來敘述自己的作為，就像比賽轉播員或者電視記者訪問一樣。強尼・卡森（Johnny Carson）主持的《今夜》（The Tonight Show）盛極一時的那段時間，許多人都承認他們偷偷幻想自己是節目來賓，默默地提出卡森會問他們的問題，以及他們慧黠的回答。

如果大腦像保羅的這樣亂七八糟，它的橋梁都被燒毀，電線交錯，留下大片毀滅的小山和溝渠呢？那該如何由廢墟中重新組合自己？是否要重建其「內在的聲音」？它怎麼做到這點？挖穿焦土尋覓還記得的聲音？或許如此，或許它們會及時融合。

如今保羅大腦的布洛卡區已經損傷，又有韋尼克區的失語症，沒有多少機會跟上人們對他說的話。有韋尼克失語症的人通常會說漫無邊際的長句子，或者發現他們正常的句子遭到許多額外的文字入侵，或者自創新詞，或者胡言亂語。一個例子就是保羅說：「你一頂要攬尼維斯！！！」但其實他的意思是：「你得去交電費。」他們聽不懂簡單的指示，但他們的語言卻合文法，而且**流利**——節奏和語氣都自然得驚人，只是擠滿了無法理解的胡言亂語。

保羅縮短了他想回家的表達語，這話有道理。布洛卡失語症的人說話就像電報一樣，以簡短而停頓的句子表達，或許有意義，但卻需要費極大的心力。因為大腦布洛卡區的神經元對於嘴唇、上顎、舌頭和聲帶肌肉的協調動作非常重要，而布洛卡區的失語症經常造成明知道自己想說什麼，但卻說不出來的困境。韋尼克區的失語症，文字常斷斷續續地出現，因此患者經常省略掉「如」、「和」或「這」，這些小小的連綴字；他們也可能會省略掉動詞的部分。因此當保羅說：「回家」，他的意思是：「我想要回家。」他也可能有其他意思：「我要你回家」，或者看上下文，可能是：「我失去了我的家。」如果他光是罹患布洛卡區的失語症，就可以瞭解人們對他說的一些話——足夠讓他明白自己有語言上的問題，而且非常挫折。而韋尼克區的失語症則更陰險：你不知道自己在胡言亂語。

像保羅這樣受到雙重全球性失語症打擊的人，大腦語言區受到極大傷害，喪失了說話與瞭解語言的大部分能力。這表示我、護士或醫生說話時，保羅有兩個問題：他未必瞭解我們在說什麼，還有他無法找出言語回應。對於有這種嚴重失語症的人，和言語文字有關的一切可能都突然由他們的生活中消失，在他們想溝通時，只剩下手勢和臉部表情。通常布洛卡失語症會伴隨右臉和右手的麻痺（因為額葉對動作十分重要），因此保羅麻痺的右手、塌垂的臉和腫脹的手臂也是意料中事。而由於左半球貯存如何執行技術技巧的記憶，因此他不記得該怎麼梳頭髮，也就不足為奇。雖然大腦有彈性，但全球性失語症卻不會自動消失；保羅的大腦受到相當的破壞，如果要有任何進步，即使是最小的進步，都需要大量心力。

他在說話，但他說的大部分都是無意義的字。

「你要不要我由家裡帶點東西來？」我不經意地問，像是自言自語，而非真正的問題。然而他卻趕忙說了一連串的回答：「哈夫！嗨嗨嗨嗨嗨嗨嗨嗨。布托。」

「布托。」我重複道。「你是要便當盒嗎？分成許多小房間？」

他看著我，彷彿我剛用日文念了卡巴拉❺似的，這回他大喊：「嗨，嗨，嗨。」

我吃了一驚向後退，他再度沉默下來。

在他小小的醫院病房中，一小時又一小時，他奮力說話和瞭解，這對他是好的練習，但卻十分艱鉅，而且也讓我十分疲憊，就像瘋狂的益智遊戲，問的問題全都是謎。最奇怪的是，他似乎認定自己說的話很有道理，人人都該瞭解，但不知道為了什麼固執、憎恨和卑鄙的原因，我們全都假裝聽不懂。

---

❺卡巴拉，Kaballah，一種猶太教的訓練課程。

6

我正準備回家過夜，保羅卻出現恐懼、困惑和大難臨頭的表情。「不——，」他說，先是懇求，後是迫切，接著是任性，再來是憤怒。最後，他的眼睛流露出受了傷害的僵硬金屬神情，慍怒地轉過身背對著我。我試著擁抱他，但他一把推開了我。

「不——！」他再度發出斷斷的聲音，這回可以明顯看出他前額沁著汗珠。他緊抓著床欄杆，彷彿在遭遺棄之前要掙取一點時間似的，雖然因驚恐而想逃跑，卻無處可去。

「抱歉，親愛的，但我發誓明天早上我就回來，」我想安撫他。「你不會有事的，睡個覺。護士會照顧你。你不會有事的，我很快就會回來。」

但他不相信我。他的臉緊緊地縮了起來，好像吃了檸檬而嘗到酸味似的。迷失、混亂、茫然，再加上無法溝通：這一切苦難混合起來，融成了灰心挫折，在內心翻攪，很容易就化為憤怒爆發出來。不過中風也可能傷害控制憤怒情緒的大腦部位，通常理性的前額葉皮質會控制狂暴、衝動的邊緣系統，以全面的觀點來看問題、判斷危險、建議妥協，或視情況做出限制。那種平衡的感受就是我們所謂的**安寧**。保羅的中風損害了他的前額葉皮質，難怪他的情緒失控。

保羅對我怒目而視、大聲咆哮——多半是無法解讀的指責，他持續表現的憤慨之情讓我開始憂慮煩心。我因和諸位醫師商討他的病情，為他的日常生活、安全、進步和舒適做出種種決定，早已經感到心煩意亂、心力交瘁。就算能感受到他感謝我的努力，都已經是沉重的負擔。生氣、無依、又需索無度的伴侶有時教我滿心氣憤。在這種時候，我可能暗自發火：**真是忘恩負義！我為什麼要做這個？我又不是你嫁不出去的老姑娘女兒！**我可以體會為什麼中風病人常被託付給安養院；這就像是和你雖然還愛、還想要幫助，而且註定要照顧的人仳離一樣。

保羅懇求我一天二十四小時陪他在一起。我可以瞭解他的驚恐，因為我是他混沌世界中唯一不變的事物。我們小時候常常覺得世界上到處都是駭人的恐怖，唯有父母親的撫慰可以讓我們平靜。我記得自己兒時一碰到這種情況，就躲在母親的裙後。我只要伸起雙臂，擺出害怕的模樣，爸爸就會把我舉到他堅實的肩膀上，遠離擁擠街道或海邊的喧囂。保羅擁有的只有我。

雖然保羅對我在夜晚離去非常生氣，但更教他勃然大怒的，是我不肯帶他回家。夏日在窗外盛放。保羅一生都崇拜太陽，總是把自己曬成像家具一樣——豐厚的紅木光澤，直到冬天，而且他酷愛游泳。池是他由自己被打壞的腦袋閣樓裡少數搜出來的可靠字眼。

「池！」保羅發出命令，雙眼炯炯，滿是威脅。

「池。」他用幾乎聽不見的懇求呻吟。

「池。」在醫師問他有什麼感覺時，他會這麼告訴醫師。他們瞭解：他想要回家，享受長久等待之後得來的夏日果實。這是正常的欲望，但我懷疑他們是否瞭解，在他大腦生動的圖像中，**池**已經成了一切非醫院的象徵，是中風前的生活，代表陽光下在水裡一連漂浮數小時。保羅就像小孩一樣，用他初學的字彙召喚整個情境，而非只是特定的事物。池畔時光包括我攀爬進他的懷裡，半漂半浮，而且幾乎毫無重量，把我的雙腿繞在他的腰上，我的頭靠在他肩上，任他舉著我穿過閃耀的碧波。我的臉在蔭影之下，他的臉則迎著陽光，我們就像綁在一起的青蛙，沐浴在陽光下。

自十年前退休之後，每一個夏日，不論晴雨，他都在水裡消磨數小時。如果天涼，保羅就穿上長袖的保暖衣，我們稱之為他的「細菌裝」（因為他一穿，看起來就像細菌。）要是光下雨而已，他就裸泳，不過會戴頂帽子，有時還抽一根雪茄。如今他無法解釋這一切，只能把所有的渴望用單一一個「池」字包容起來，他知道我明白這個象徵。有時他用教人心碎的嗚咽說出這個字，意思大概是：我怎能離開他，而且讓他孤單一人無所依恃？

但大部分的夜晚我依舊回家，即使有幾次感覺就像逃離犯罪現場一樣。幾天之後，保羅明白我早上會再回來，而且他能夠獨自度過晚上，他對我的憤怒就慢慢減少。最後他讓我爬上他的床，我倆依偎數小時。一名老練的護士輪班時撞見我倆，她微笑起來，但並沒有叫我下床，只是把簾子拉了起來，於是我們倆就移往古代日本宮殿裡幾乎毫不隱私的房間，牆壁只不過是在微風裡起伏擺盪的布料。對宮廷仕女而言，在公眾場所裡保持隱私已經成了一種藝術形式，而對我們，則屬必需。

我們不能保持那樣太久；護士、助理都必須找他，而我則得努力休息。因此等保羅開始呼吸深重陷入沉睡時，我就躡手躡腳溜走，一路駛下通往城裡長滿樹林的山坡，越過水灣，再轉彎上坡，醫院的燈光就像湖水對岸漂浮世界的小小燈籠，前方則是霧氣氤氳的夏日月亮。

☆　☆

曾有一段時間，我光是為了夏日早晨單純的美，就被誘起床，然而如今我醒來時，只有滿心憂慮。我能做的只是凋萎和等待，淺淺的呼吸，就如人煩惱時那樣。我需要找到一些平靜和恆常，因此我花幾分鐘練習**調整放鬆**，那是十四世紀以拉長母音唱或吟誦的一種方法。先深深吸氣，然後呼出「啊」的音，直到已經沒有氣為止，然後再次吸氣，呼出更響亮的「嗚」，我可以感受到它在我的雙頰和肋骨間震動，接著我再吸氣，發出精神更充沛的「伊」，最後再來個洪亮的「歐」。我再次唱出這些音，這回更響亮，更豐富。它們在我肋骨間的震動，穩定我的呼吸，像經文咒語一般教我專心一致，放鬆我的身體。這一如往常，能讓我平靜一點，不只是因為它使我的呼吸更深沉，而且因為它以一種音調的按摩，震動了我的軟骨、鼻竇和骨骼。

我知道我得先穩定自己，因此在晨曦中，我已經在附近散了步，讚嘆路面上隨意扭曲的柏油斑塊，想像它們是我所翻譯日文、中文或藏文的詩。一邊散步一邊構思三行俳句，讓我的心智專注在疾病以外的事物上，自然而恆常的事物，比如：「橙星高掛／園中暮夏／秋葉飛舞前。」回到家，我注意到一叢黃色的芍藥盛放，就像明豔的手帕上面繡著五彩繽紛的鬱金香。表面光滑、形如西班牙獵犬（特色為長毛大耳）耳朵似的紫色鳶尾，就在它們野生的黃色堂兄弟品種西伯利亞鳶尾前搖曳，後者由它們祖先所在的西伯利亞大草原長途跋涉，才來到此地。**我們全都長途跋涉**，我心想，**或者該說**，**我們之中有一些部分走了長遠的路**。就我而言，有些部分就到我這裡結束，因為我沒有兒女。有片刻時間，這個事實讓我感到悲哀。曾有一段時間，我把我的書想成是我的一部分，是我的延伸，能夠比我更持久。如今我已經不做如是想。光是在夏日早晨的光影之間，獨坐在芍藥和鳶尾之前的這些時刻，似乎就已經足夠，這小小的到處（各處），這此時此地，別無他方。

☆ ☆

我由家裡帶了幾樣可以維持舒適的用品來到保羅的病房：最愛的枕頭、無糖巧克力布丁、藍莓-橘子素食鬆糕（是我的安慰食物）、親朋好友的照片，希望能讓他找到自己的頭緒、一本板球寫真集，讓他無聊時翻閱、他最舒服的袍子，還有「熊熊」，是我們在佛羅里達收養的毛茸大熊，有時保羅會和它聊天，靠在它身旁看電視。我真希望能帶他最愛的食物來給他吃，但未獲准許。因此他沒辦法如往常那樣吃些古怪的食物：魚漿、黑麥脆麵包、布朗醫生健怡冰淇淋汽水，以及柴郡起司。

「你睡得好不好？」我問道，還加了一個有人在睡覺的卡通手勢：雙眼閉上，雙掌合在一起，放在幾乎水平的臉頰下。

「什麼！」他以斷然的顫抖說道，彷彿要徹底擺脫這個念頭。

我想像他滿心憂慮地醒來，又餓，又悲慘，而且孤單，依舊在醫院裡，而且令人緊張不安的是說不出話來，幾乎像啞了一樣，躺在床上什麼也不做，既不能讀，又不能寫。他甚至也無法看時間，算分鐘，因為他無法讀數字。雖然他恢復每天戴手錶的習慣，但錶卻往往戴反。不論我說：「我一**小時**就回來，」或者「一**天**」，對他都沒有兩樣。一天不比一小時長，兩者都同樣招來空洞的眼神。不經過無可數算的無望漫長時光，早餐是不會送來的。我是他唯一一名外來的訪客，除非已經經歷了天長地久，不然我也不會現身。我知道那漫長的空虛時光在毒害他，因此我每天都早早抵達，早在探病時間開始之前，常常及時趕上協助他吃早餐，接著說服他去做物理治療，而他對此厭惡已極，認為它無聊到不可想像的地步。而且也教人不安，因為他在那裡看到許多同病相憐的病友。

保羅的童年正是一次大戰之後的英國，觸目所及都是受了傷但還能活動的人，教人憐憫嘆息。在一次大戰中，除了估計戰死沙場的一千萬人之外，還有兩倍此數之人受傷，其中許多是腦傷。無疑地，一定也有許多失語症者，但他卻從沒有聽說過這種病症。許多醫師根本懶得做正式的神經測驗，只是送上了下午茶來，觀察病人吃喝時的平衡動作。病人能否舉起他慣用的手？能否拿起茶杯茶盤而不抖動？有沒有哪一根手指頭下垂？他能不能舉杯就唇？

能不能嚥下茶水而不嗆到？

戰前，他村子裡的中風病人多半是退休的老年人，而且往往不長命。但戰後，病人卻往往是渴望恢復正常生活的健康年輕人。在德國如雨後春筍般林立的第一批復健診所中，醫師用兒童如何學習說話來做治療：聲音接聲音，然後音節接音節，字接字，詞接詞。

如果病人無法發出某些聲音，醫師就要他們吸菸，在吞雲吐霧之時做出想要聲音的形狀。保羅一定會喜歡吸他的雪茄，但他的心臟科醫師已經禁止，把它歸到夢裡，只能在老照片和抱著甘邑白蘭地蜷曲酣睡的甜美記憶中回味。

保羅的復健是由兩名物理治療師訓練病人做日常生活中移動身體的單調技巧，這些動作我們早就習以為常，多年來根本不曾注意，因為它們已經根深柢固。這些雖然不是天生本能，但我們早就掌握嫻熟的技巧，有時甚至還在搖籃裡就已經學會——比如拿湯匙。在我們童年練習這些技巧時，如果一有失誤，就是照相的好時機，能夠聽到父母親安心的歡笑。但如今在復健中心，卻需要重新學習它們，而小小的失誤不再可愛，而是教人悲傷，甚至擔憂。

像保羅這樣脾氣不好的病人，必須用甜言蜜語誘騙出病房；而非坐輪椅不可的病人，則滑進或者被抬進輪椅。他們坐在玩具散布的空間，圍成圓圈，可能會你來我往，互相踢紅色的皮球。或者他們會坐在桌前，慢慢地用不穩的手把彩色積木堆起來，接著再用另一隻手，運用身體的兩側。

保羅痛恨這些設計來改善手眼協調的練習，他覺得這些作法非但有辱身分，而且極其困難。在中風之際，他喪失了右側的一部分視野，這是中風病人常見的現象。因為中風破壞了在眼睛和視覺皮質之間傳遞訊息的神經，造成右眼視野的盲點。如今如果他要看到一張紙的右側，或者在他盤內邊緣的食物，他就得把頭朝右轉。他無法用慣用的右手取，也不能用緊握在一起的兩隻手指感覺物品的質地，因為它們已經麻木了。

在教室的一塊凹室中，設有純白的廚房，讓病人有機會試家裡的實際情況：滑溜溜的碗、有柄的鍋子、有密閉蓋子的罐子，以及用力還拉不開的冰箱門。理論上，他們會學習如何以安全的方式烹飪，如何使用爐子而不燙到或燒傷自己。這對要出院回家，而且希望能獨立自主的病人非常重要。但保羅由於視覺上有一片看不到的盲點，再加上他無法遵從按步驟做的簡單指示，因此烹飪對他而言十分危險，他很少冒險走進空蕩蕩而明亮的治療廚房。

「**那就像一間蓄意破壞的雜物間，**」他後來告訴我，「**一切都向我撲來，利角和奇形怪狀，由我手中掉了出去。反映倒影的鍋子似乎把我的臉化為幻象，直接映照回我臉上——這張臉就像我在圓金屬上看到的臉：扭曲、恐怖，上面還有奇特的白色硬毛，到處突出。不，我自己的臉感覺更像金屬。而那些沒用的積木和球——笨蛋的玩物，我卻堆不起來，甚至連滾球都不行。**」

如何上下床則更為重要。不論你學了其他什麼事物，最根本的都是要上床和下床——這個技巧貯存在童年的記憶深處，簡直就像遺傳的一樣，但奇怪的是，它卻會被遺忘。職能治療室教的全是協調，而安全地起床也不例外。爬上和爬下床的技巧乃是平衡和旋轉身體各個不同的部位，而每一個身體都有不同的平衡中心。

對許多中風病人而言，一手或一腳已經成為懸吊著的重物，其平衡已經改變了。看著病人吃力地進行這個動作，一點一點地前進、拖曳，有時還失去平衡，實在教人痛心。

看著保羅重新學習如何使用他的四肢，教我想到那年夏天我教他怎麼漂浮、踩水，最後怎麼游泳。人人都會做這些，只是每個人做的略有不同，視體重、角度、四肢的彈性而定。看著年輕的物理治療師為爬下床的保羅歡呼，是多麼奇怪的感受。**我們會來到這個地步**，我悲哀地想道：**所有的人有朝一日都會來到這樣的地步**。

接下來要學的技巧是坐在椅子上。保羅的作法簡直是由很高的高度直墜而下，在他身後和身下有安全的椅子等著接住他，但他得確定這椅子存在那裡，因此他一邊降落，一邊把手向後伸去。起身則是要抬起他自己的重量，他以突如其來的傾斜，重新發射自己。

我望著其他病人，看到他們的家屬也在學習如何使用行動輔助裝置，一旁有一堆手杖和助步器等著試用，保羅試了一些，甚至拿了一根手杖走出來，他從沒用過手杖。他總是十分虛榮，連戴眼鏡都不肯，絕不能忍受自己拿著手杖，雖然如果稍有手杖支撐，就能夠走得更安全。或許這和他對他父親的記憶有關，他看著自己在一次大戰中一眼失明的父親，是他那一排中少數在壕溝戰之後還倖存的幸運兒，只是他並非沒受傷害。自那時起，現代醫學已經設計了更聰明的機器，可以診斷中風，也設計出更好的治療方法，只是無法重新讓已死的腦細胞重生，遺憾！

7

雖然我的每一種感官都感覺迷失，所有的官能都茫然無助，但我還是努力支持並鼓勵保羅。即使他不能理解我在說什麼，仍舊可以看到我的臉上表達了愛、同情和安撫，聽到我的語音聲調、抑揚頓挫——現在這些比以往更重要，感覺到我的感受。擁抱會表達無聲的言辭，我們依舊可以用「鏡像神經元」（mirror neuron）的古老系統溝通，這些神奇的腦細胞讓我們能夠觀看——甚至聆聽或閱讀！其他人的所作所為，感覺好像我們自己在做它一樣。這些神經元位於大腦的前部，協助我們的祖先模仿語言、技巧、工具的使用，和社交上精細的啞劇。它們是作者的盟友，是為什麼藝術使我們激動，為什麼我們能智取勁敵，或是感到同情，為什麼我們可以一邊看冬運，一邊經歷運動員的緊張和刺激，為什麼如果我寫「我在傾盆大雨中疾奔」，就能在心眼中想像那幅情景，感受到雙腿的動作，腳下滑溜的街道，以及大雨急落入你的頭和肩部。這一切都可透過文字傳達，但即使沒有文字，還是有許多可以知道，透過臉部的表情、身體語言、手勢和情感。在使用文字一輩子之後，這是多麼奇特的想法！

「布外特，」保羅突然粗聲說，「尼特索特伍皮特。」

他笨拙地扭動嘴唇，彎轉舌頭，繼續努力說出詞語，但只有一半的時候成功，最後他終於因疲累而放棄。

「和小孩沒什麼兩樣。」我心想，**努力想協調嘴唇和嘴說話，說「素」而非「樹」，「髮」而非「好」。只除了語言似乎是順著小孩的喉嚨滑下去似的。**

新生兒的大腦有數十億個神經元，許多都還未長成，它們茂密生長，直到約六歲，這時開始激烈的修剪工作，枝椏遭大幅修整，有些經過強化，其他則被丟棄，直到大腦長滿頭顱，充滿它的世界。另一次大規模的園藝景觀修整則發生在十年之後。大腦怎麼知道該保存哪些？修除哪些？它保住有用的枝椏，剪除剩下的，把像棍杖一樣的聯結留了下來，接下來則如同魔法一般。它怎麼猜到哪些可能有用？凡是最常用的都留下來。

因此憑著死背硬記可以學會古代的學識，只要常做就擅長偷矇拐騙，積習難改。只要用某個特定的方式想或行動的次數夠多，大腦就會熟能生巧。腦傷的兒童往往比成人康復得好得多，因為成人的大腦已經覆上了頂蓋，確定了模式。兒童大腦的線路和成人的截然不同，多半是鄰近的神經元較短的連結。成人擁有連結大腦遙遠各區塊的精巧長距離通路，在消化困難的資訊、放大宏觀視野，做出困難的決定之時，比較有優勢——這正是我們有時稱為「**智慧**」的老耄幽魂，然而成人複雜的線路在許多地方也很脆弱，很容易就遭到破壞。而極年幼的兒童，即使整個左大腦半球都切除（比如為了穩定無法控制的痙攣），他們的右腦半球依舊可以主持語言功能，而且表現驚人得好。

但成人呢？「**就像越野滑過積如厚殼般的雪一樣**。」我想。頭一個滑雪的人要開路，因此需要結實的肌肉，但下一名滑雪選手則不需要這麼費力，再下一個會覺得更平順。每一次滑動都會使雪道更穩固、更深、讓雪溝更堅實，直到不花力氣就能輕而易舉向前航。我們稱之為「學習」，就像滑過深深的積雪。大腦因為這樣做而疼痛，但只要它一而再、再而三地來回行走，它的速度就會愈來愈快。

我把一手環抱著保羅的肩膀，綻開激勵的笑容。保羅瞭解，雖然他大腦左半球受到嚴重的傷害。

大腦左半球就像個孩子，或者像是私家偵探，總是不斷地問「**為什麼？為什麼？為什麼？**」它沉醉於解謎，毫不猶豫就捏造出一些事物（直覺、預言、迷信），因為如果有天敵偷偷靠近你，回應即使錯，也總比沒有回應來得好，未及完成但快速的回應，也總比遲緩的完美反應來得好。神經學者麥可・迦薩尼迦[1]把左腦標為**闡釋者**，「為事件和情感經驗搜尋解釋的工具。」不論我們的祖先發生了什麼，是禍是福，他們都必須瞭解，才能預測未來，先做準備。奧祕讓我們心中發癢，大腦則試著以合理言談的止癢藥膏安撫它。這愛發問、愛管閒事的是左腦；右腦則寧可沉默。

根據迦薩尼迦的說法，堅持要說故事，在必要時虛構小說的，是左腦，讓我們有理性和自由意志的幻覺。大腦左半球的闡釋者容許我們「自我反省以及隨之而來的一切……是我們行動、情感、思緒，和夢想持續不斷地敘述……在我們個人本能的袋子裡，放進了生命的理論。」左腦創造自我的感受，因為「我們過去行為的這些敘述滲進了我們的意識知覺，讓我們能夠產生自傳。」

保羅的左腦，他的闡釋者，受了傷。難怪他努力要瞭解究竟發生了什麼事。他經常攤開雙掌，高舉朝天，擺出「**究竟是怎麼回事**」的姿態？他的大腦依舊能用手勢表演他無法以言語形容的事物。我所能做的只是盡量撫平臉上的憂慮，以沉著的聲音慢慢解釋：「你中風了，大腦控制說話的部分受損。你的情況不錯，我們會復原的，只要休息就好。」

多麼奇怪：保羅不能說話，但卻並沒有喪失他的社交意識，而且依舊瞭解禮節進退。他會專心聆聽醫師說話，雖然我知道他幾乎不明白他們在說什麼，記得的恐怕更少。他會用禮貌的聲音和護士打招呼，做手勢要她進來或坐下，她給他小塑膠杯時，他也勇敢地把藥一飲而盡，流露出一種盡了義務的態度，彷彿他又回到童年，是軍人父親的小兒子。

他的藥在護士站壓碎，變成色澤如彩虹一般的強力魔粉，不過是幾個小顆粒，卻蘊藏了野獸派的萬鈞雷霆。它們是裝在瓶中的閃電微粒，有同樣強烈的破壞潛力。控制腎結石和尿酸的「安樂普利諾」（Allopurinol）把蘋果醬染成豔橘；用來減緩凝血的「可邁丁」（Coumadin）則讓香草布丁化成蔚藍，血壓藥「心康樂」（Propranolol）把奶油糖果布丁融成亮綠。不過其他藥丸也加入這些混合物之中，這一堆藥丸聞起來既辣又苦，保羅腫脹的右手

---

❶ 麥可・迦薩尼迦（Michaels S. Gazzaniga），全球知名腦科學家，著有《大腦、演化、人》、《切開左右腦》等書。

因中風而無力，只能緩慢地移動，無法協調它的動作自行吃藥，只能順從地張開嘴，等著像鳥一樣餵食。

這和我習慣的景象多麼不同。二十年來，他每天早上都站在廚房流理台前，搖動裝滿各色藥物的白色塑膠罐，直到他想要的那幾顆浮到上面來，讓他能用手取用。那搖動的嘩啦聲響教我想到棒球卡拍擊腳踏車輪輻的聲音——我童年的愉快回憶。他研究過自己要服的藥物，複雜的服用時間表早已經熟記在心，並且以穩定的手用利刀把小藥丸切成該服的分量。為了藥物的連續處方，他會對著電話語音系統的迷宮詛咒咆哮，也會沉著地請教藥劑師和心臟科醫師。我待在場邊，為他加油打氣，並且努力提供有用的資訊，但他卻駕馭了自己的醫藥生活——不只是能手，而且對這門科學十分著迷。他喜歡知道自己的血壓藥是取自「矛頭蝮」（Bothrops），一種中美洲的毒蛇，如果這種蛇咬了你，可能會造成中風，但牠的毒卻正好能預防中風。

護士給了他一小匙又一小匙的藥，保羅扭曲著臉，每一匙藥都擊打他的味蕾，在他嘴裡流連片刻，直到他能把它吞下去。然而他還是堅忍地服藥，就像他注射胰島素一樣，他用上背部的一塊皮膚接受注射，以免看到針頭扎進自己。他以往並不需要施打胰島素，但是為了將來萬一他要在家注射，因此護士教我該怎麼做。

頭一次我幫保羅注射時，把針像飛鏢一樣射進他的皮下，他痛得叫了出來，眼睛狂喊著：**「不要擲！」**保羅的雙手不夠協調，不能自己注射，而我一想到每天要戳刺他就害怕，不是因為我怕自己不習慣注射，或甚至那填裝針筒，拍打氣泡，刺穿皮膚的儀式。如果我裝錯了劑量，給他太多的胰島素，很可能會害死他，這樣的責任教我恐懼，只要我出一點差錯，就會產生嚴重的後果。

或者他出了什麼大差錯。保羅是這一層樓中被列為有跌倒危險的病人之一。他神智昏亂、平衡不穩，走動的時候總是斜著身體，視線也是偏的，這一切都更增添危險。有跌倒危險讓他的房門掛了牌子，表上做了註記，還用線牽上警告鈴，一邊夾在他很難拉到的病人袍上。只要他起身，就該拉鈴請助理過來，但他記不得這個指示，而且恐怕根本一開始就聽不懂。在他要上洗手間，或者疑惑自己為什麼被拘禁在離家這麼遠之處時，即使只是片刻的時間，也會像拉得老長的太妃糖一樣漫長。要是他不肯等人協助，自己行動，那麼只要一扯開線繩，警鈴就大作。「**病人逃了！**」警鈴在護士站響起。於是護士或助理就會急奔而來看他是否傷到自己，還是需要協助上廁所。但如果護士站沒人，而我又不在他房裡，恐怕就不會有人馬上回應鈴聲。

保羅一心一意要回家，開始設法脫逃。他的病人服在背後敞開，鬍鬚凌亂，再加上想刮鬍子卻弄得一臉血污，頭髮像被暴風吹過一樣。他等到看似沒有危險之時，然後沿著走廊開溜，搖搖晃晃，步履蹣跚地加速前進，朝出口而去，卻不知道它究竟在哪裡。有一次，就像受了矇騙的麥哲倫一樣，他繞了整層樓一圈，幾乎走到電梯，卻被護士和助理逮住，領著叫囂不已的他回到床上。幾天後，雖然缺乏協調，他還是設法扭動脫下院袍，而且「**沒有啟動**

警鈴」，他套上便鞋，只是左右穿反，然後光溜溜地逃到走廊上，沿著牆滑步走，好像在貼壁紙一樣。

「不合作」是護士們對保羅的評語，二五二房那個叛逆的病人，逃亡者。他們的氣憤可以體會：工作總是過度勞累，加上一堆難纏的病人，他們可不希望再加上一個不定時周遊列國的病人，造成莫大的危險。他們的夢魘是復健病人在他們當班時摔倒、摔斷臀骨或手腕，撞到腦袋，或是傷到自己。難怪保羅的逃跑教他們抓狂，尤其是我稱作瑪莎的一位資深護士，一個直率而魁梧的女人，她聲如洪鐘，說明了她的階級。我感覺自己恐怕也惹惱她，因為我老是在這裡打轉，保羅一有需要，我就跑去找護士幫忙。

我盡力保持銳利鷹眼，因為一位密友在醫院服了錯誤劑量的藥物差點死亡，這樣的記憶在我腦裡揮之不去。幸好正好有人來看那位朋友，而那人正是醫師的助理，發現她陷入昏迷立刻急救。疏忽大意在醫院太常發生，這也難怪——護士換班，病人痛恨待在醫院、經常有難纏的病例，有些醫生護士經驗豐富並且有同情心，其他則未必如此。而保羅又**不合作**，這的確令瑪莎惱怒。

相較之下，護士馬提則脾氣溫和，他瘦得像欄杆，一頭細細的棕髮，親切的微笑，喜歡討論老電影和宗教哲學。護士梅莉莎體格魁偉，年約二十出頭，總是一臉慍怒，對保羅大喊大叫，彷彿他無法理解言語，意味著他聽力很差似的。我後來發現這對失語症患者十分常見；善意的朋友或陌生人總是會更大聲地說話，彷彿大聲就能使人瞭解這些言詞的意思。

其他護士進進出出，他們很快地匯流成單一的制服波流。一分鐘前通往這病房的走廊還空蕩蕩，一分鐘後卻出現了和你熟絡卻全然陌生的人。一剎那的驚奇——這是由哪裡出現的？接著我左腦問「為什麼？」的闡釋者可能在我還沒發現自己疑惑之前，就已經敏捷地找到線索，並且告訴我最可能的答案。

麗茲頭一次出現就和其他人出現一般神奇，她是最高年級的護理學生，在醫院實習。我知道她是學生，因為她穿著護校生的白制服（板球選手和護校生在這一點上倒是相同）。而且我看到走廊上有一群學生跟著他們的老師。「**我相信她有她的教導，**」我疲憊地想，一邊打量這個新護士，「**但她不會有太多經驗，所以我最好監督她。**」

麗茲是個年約三十、身材高䠷的女人，一頭挑染的金色短髮，看來就像倒三角——肌肉結實的肩膀架在纖細的臀部和腿上。我們後來混得很熟，我猜她是因為兼差工作，才有這樣渾厚的肩頭，她在純種馬牧場上搬大捆大捆的稻草，清理馬廄。她不化妝，看起來健康而充滿戶外氣息，非常可愛，總是輕快地走進病房來，尾隨另一個護士，一個略年長而身材較矮壯的護士。

「我匆匆忙忙走進來，身為學生，我總是覺得有人在趕我似的，」她後來告訴我，「指導老師在後面看，確定我沒有做錯。分藥有各種各樣的規則，理由很明白。我們的訓練是由五個『正確』開始：正確的時間、正確的地方——口服？皮下——點滴？正確的劑量、正確的藥物、正確的病人。正確的病人意思是要辨識病人身分，也就是你得有條不紊地問病人他們的姓名和出生日期，再以他們的答案對照你的醫療卡和他們的識別腕帶。

所以我才對保羅有這麼鮮明的印象。我信心滿滿地走進病房來，手裡拿著一小杯滿滿的藥丸，依照程序問保羅的名字和出生日期，他則以一副快樂的微笑和困惑的表情回應我，彷彿在說『我很願意幫忙，但我真的不知道』。我從沒遇過失語症患者，因此結結巴巴問老師『現在—該—怎—麼—辦？』我記得很清楚，她回答說：『你把藥給他就好，我們都知道他是保羅．魏斯特』。」

此後麗茲通常都獨自前來，她對保羅的態度讓我感動，一方面，他的困境似乎並不會使她不安，也不會難倒她。她是不是曾經照顧過殘障的人？或許是中風的祖母？她用湯匙餵他，一點也不笨拙——她有孩子嗎？她並不會抬高音量喊叫，彷彿他聾了一樣，而且她對他說話時一直都是把他當成成人，經常微笑或開玩笑。她對保羅的語調雖嚴格但親切。她告訴他該下床到扶手椅上坐一下，換個姿勢，他陰鬱地拒絕時，她抬起他的背，轉動他的腿，讓他下床，肩負著他的體重，扶他坐到椅子上，一邊好脾氣地不停閒聊——趁他來不及抗拒之前。我笑了，他笑了，她笑了。

「掠奪性的護理。」她露出惡作劇的微笑解釋，並對我眨眼。

接著我注意到她的襪子。雖然她一身按規定穿著白色，但卻有一雙鮮豔橘色斑點的襪子。「喜歡可愛襪子的女人。」我心想，**這是一個忠於自我的人**。畢竟要在乏味的制服上印出自己的個性不可能是易事。

麗茲後來告訴我，她聽到同樓護士抱怨保羅逃跑，但她非但沒有非難保羅之意，反而產生有趣的尊敬心理，因而感到罪惡。保羅顯然是個煩躁不安、喜歡逆向操作的人，詭計多端，才能趁護士不注意時滑出他的病人袍，然後急奔到門口。她得承認她欣賞這點，雖然由護理的觀點來看，她也必須對「他真不合作！」這樣的悲嘆感同身受。

我後來才知道麗茲的母親年輕時就中風，麗茲看著她搖搖擺擺走過走廊，努力做些簡單的工作，緩緩地重新學習如何運用自己的身體，同時還是養大了三個小孩。後來她母親完全復原，而且回去擔任幼稚園教師，在龍蛇雜處的華府市區執教。我想麗茲是慢慢消化了她那堅決而親切、關懷而有趣，但不容質疑的口氣。那「坐下，我們現在要讀書了」——每天在教學和追逐一群五歲小孩裡找到樂趣的老師的口氣。她父親在中西部某個小城當牧師。她注意到我情緒愈來愈低落，提醒我要注意「照顧『照顧者』」，並且建議我回家洗個熱水澡，睡個覺。

她是對的，當然，照顧者也受到很大傷害，而我則感受到它莫名的壓力。

8

令所有人都吃驚的是，保羅開始說出更多的字，甚至還可以把一些字串起來，但他的心情卻非常憂鬱。

「完了……」他用絕望的語氣喃喃自語，臉上毫無表情，好像敲扁的銅片。

「你覺得完了。你是不是覺得消沉沮喪？」我問道，雖然我自己也覺得空虛失落，但還是關心他。

保羅點頭稱是，接著摸索了很長一段時間。他的大腦似乎在膨脹，有個字有要爆出來的危險。最後，他的臉萎縮成明顯的輕蔑，顯示他所要說的心思，只是他還是努力掙扎，最後加上一句：「失敗了。」

我們在一起生活了三十五年，我可以感受到他絕望尖刻的深度。「你覺得完了，失敗了？」

保羅的眼睛湧出淚水。我伸出一隻手臂環抱著他，把他拉過來。他剛洗過的病人袍散發出一絲漂白水的氣味，醫院的味道讓他的身體聞起來不再熟悉。

「我明白，」我說，非常迫切地想要安慰我們兩個人，「這一切很可怕，你已經可以說出幾個字了，還會說更多的字。」

「死了。」他用如鉛般的語調說。

「你好像死了？」

他直直地盯著我。我靠著他病床坐下，環抱住他無力的手。

「你希望自己死了？」

他點頭說是，這回帶著絕望淒涼的表情，教我心涼。我為了撰寫《氣味、記憶與愛欲》而由研究中得知，一陣陣的悲傷或一輪輪的憤怒，都是左腦受傷後常見的徵候，而我很擔心保羅的行動和神智正好達到足以自殺的地步。他的陰鬱心情持續了一整天，而我則焦慮地在他身旁盤旋，不讓他離開我的視線。

保羅熟睡之際，我坐在床邊，思索我對他大腦左右兩側和它們相映照的人生觀，不由得十分苦惱。左腦是話匣子，是說書人、小說家、騙子，擅長羅織和托辭。它重視規則（如果沒有規則，它就自己來創造），且以邏輯的方式列出資訊，整整齊齊，然後再得出結論。左腦欣賞現實，調整自己適應世界，吹出快樂的口哨。

另一方面，右腦則是孟克（Munch）那幅恐怖的畫作《吶喊》，是負面情緒的大熔爐。右腦是洞察力的巫師，它會先憑直覺提出答案，然後勾勒整個圖像，然後再描繪細節。它善於閱讀臉部細微的表情、測量音樂的魔力、感受文字。光是掌握句子所帶來的資訊還不夠，我們還需要收集說話者的意圖、信念和感情。右腦加上暗示，引我們超越文字意義的迴廊，走進充滿諷刺、強烈情感、比喻和含沙射影諷刺的迷宮。右腦能精確地找出空間裡的異聲，決定我們是否要回答，如果要，又要以什麼樣的濃度回答。右腦是魔術師、解謎人、藝術家，對幻想的海市蜃樓十分在行。

當然它們的分別並非如此刻板。在數學、語言、音樂、情感和其他新奇的事物上，大腦的兩半球會互相合作。大部分人都很順暢地混合左右腦，他們根本不覺得兩者有何區分，或者一方默默地勤奮工作，另一方卻不停地發問質疑。有些人兩腦均衡使用，有些人則以一方為主。但我們所謂的心智與其說是左右腦的決鬥，不如說雙方協調合作，而大腦就仰賴攸關緊要的檢查和平衡。我擔心保羅嚴重受損的左半球或許會遭右腦遮蓋，無法消融他所感受到冰河般的憂傷，不只是因為他現在的新情況——這已經夠教人沮喪，而且也是因為他大腦的啦啦隊長現在受了傷。

夜幕降臨，陽光在窗戶對面閃爍，就像蛇舞。有很長一陣子，保羅和我凝視著那映著光輝的窗架。

接著他轉向我懇求：「家。」

「你還不能走，」我再度堅持，「等你再穩定一點，很抱歉……」

他朝我張開兩臂，用力朝下擺，彷彿在種什麼東西。

「這——這——這裡！」他再次懇求我留下來。

我疲憊而陰鬱地再一次解釋我很累，得離開幾個小時，睡一會兒。

「看……著……我！」他以責備的苦笑對我低語。

隔離、無聊和恐懼對他彷彿山崩地裂，對我，同樣教我心碎、骨蝕、肝腸寸斷。

你可憐的大腦，我想道。**現在是裝了細胞的小小墳墓**。保羅歪扭著臉孔，用一隻手重新調整枕頭，我疑惑他是否瞭解我在想什麼。

我不確定明天他會有什麼樣的情緒，但他打起呵欠，終於有了濃重的睡意，我知道他能安然度過今夜。

「我明天一早就來。」我再度安慰他，筋疲力竭，沒有再多做解釋。

在我離開之前，先去找值班護士，請她注意保羅，並寫了一封懇請的信給復健病房主任，說明保羅非常憂鬱，一再地說要自殺。我知道在保羅心中，如果喪失文字，他就等於已經死亡，剩下的只是殺死空虛的軀殼。雖然他的大腦尚未安定下來，我們也還不知道它損害的程度，但我請教醫師是否能讓他馬上開始服用利他能（Ritalin）和樂復得（Zoloft），這兩種中風之後有時會開的藥，我讀過它們有極佳的效果。

利他能已經證明有刺激前額葉皮質的效果，那是大腦的行政單位，進行計畫和分析。在臨床研究中，在進行語言治療前三十分鐘服用利他能的病人會有較快的進步。而樂復得則協助情緒，而且還不只僅此而已。

通常用來治療憂鬱的樂復得還有一個很少提到的好處，就是它會促進海馬迴新腦細胞的成長，這是處理記憶的主要部位，包括文字的記憶。每天都有大量的大腦細胞（數十萬）生成，但大部分幾週之內就死亡，除非大腦被迫學習新事物，就會有更多的神經元復生，和它們的兄弟連結。任務愈難，復生的細胞愈多。

根據羅格斯（Rutgers）大學神經學者崔西・蕭斯（Tracey Shors）的說法：「學習拯救了這些新細胞，使它們不致死亡。」在長期憂鬱的情況下，細胞生長大幅減緩，海馬迴的大小都可能會縮小。紀念的記憶消失了，SSRI（選擇性血清素回收抑制劑）這類的抗憂鬱劑，如百憂解或樂復得就會促使新大腦細胞產生，讓它們和其他細胞連結並產生作用，促進記憶，也改變情緒。但不幸的是，這種做法往往要四至六週才能成形。而保羅現在比任何時候都迫切需要記得類似的文字，讓它們成為他的注意中心，找出其中一個。

利他能是像安非他命的藥物，因此有人非法製造，在街頭販賣，在高中和大學生之間十分流行，也就不足為奇。如果保羅和我現在還在念書，會不會也服用？說不定會。或許它的風行是我們高速文化的文明病，光是快已經落伍，投郵寄信是外行才會做的事，「一次一件事」這種信條早就是**上世紀的產物**。「利他能」讓大腦在交相運作的複雜官能汪洋中找到中心，也因此它才會成為治療過動症——以及死啃硬背準備考試的明星。

學習新事物總會讓大腦消耗大量精力。大腦投入無數神經元參與這計畫，長久下來吸收了愈來愈多的網路，直到它堅實鞏固，於是大腦就培養出一種技巧。但這表示要密切注意，拒斥喧鬧的外界，專注在相關細節上。在保羅大腦中，彷彿有過濾器出了問題，太多的感官噪音不斷滲透進來。關閉背景的干擾，長時間專注在任何事物，教他筋疲力竭。我在《神經科學》（*Neurological Sciences*）期刊上讀過尚—瑪麗．安諾妮（Jean-Marie Annoni）所寫關於「中風後疲勞」的論文，大約有一半的中風病人都會有此症狀，可能持續一年或以上。這並不是一般的疲勞，而是混亂的低潮，需要大量睡眠，但休息並不能治療。他們的思想變得難以組織，記憶出現瓶頸和阻塞，但這卻又不是真正的記憶失調，而是大腦系統無法集中精神。大腦成了一片混沌，無法區分圖畫和背景。樹林成了一團樹木，疲憊的大腦無法專注在一棵樹上。利他能則加強大腦活化不足部位的神經傳遞質，使其注意力靈敏。

保羅每天大半的時間都花在睡眠或治療，但通常晚飯後他有了空閒，又會恢復活力。

在中風之前的歲月裡，我們常會玩一種我們稱為「無名」的遊戲，與其說那是一種比賽，不如說是兩個人玩的心靈單人紙牌戲，以非常的方式來運用常見的物品。就我記憶所及，上回我們選的是鉛筆。你可以用鉛筆來做什麼——除了寫字之外？

我先開始。「打鼓、指揮樂隊、施咒、纏毛線球、做指南針的針、玩拋擲遊戲、放在頭上平衡、用它來纏緊披肩、把頭髮纏在頭頂上、當作小人國帆船的桅杆、玩飛鏢、製作日晷、鑽木取火，和皮帶組合，製作彈弓、點燃當成小蠟燭用、測量油的深度、清洗水管、攪動油漆、在通靈板（Ouija board，類似扶乩）上寫字、通沙裡的導管、擀麵做派皮、趕四散的水銀珠、當陀螺的支柱、當成橡皮刷擦窗戶、做鸚鵡的棲木……把鉛筆接力棒交給你……」

「當模型飛機的樑，」保羅接下去說。「測量距離、戳破汽球、用作旗杆、打領帶、把火藥塞進火槍、試糖果的餡料。」

「這個好！」

「別搗亂！……用於對付咄咄逼人質問者的矛、壓碎，把裡面的鉛拿來製作毒藥、纏風箏線、懸垂來測風向、如果是野生黑猩猩，就用它來挖木頭裡美味多汁的螞蟻、在濕的油漆牆上製作扇形圖案、在剛敷的水泥上寫名字……讓我想想……老鼠劍客可以用它來擊劍、武士可以用它當成騎馬對戰的長槍、可以用來試流沙、擋住長毛蜘蛛、頂住你的鼻孔、插入水裡。」

我們就這樣來來回回，直到一陣子之後，我們的心靈彈簧疲乏而鬆弛，或者我們感到無聊乏味了。

如今保羅要打發時間，只能看電視。雖然我不確定他是否瞭解螢光幕上究竟發生了什麼，而且他也不會用已經簡化了的遙控器。護士的叫人鈴依舊教他困惑，我一再地教他如何使用這兩樣東西，但我的教導就是無法讓他記住。雖然他不要別人陪他上廁所，顯然覺得非常難為情，但我還是協助他，因為他不肯（或者不知道該怎麼）請護士幫忙，而走路卻又不穩。他喜歡擦澡，一次有個好心的護士甚至用力幫他按摩雙腿，之後我再幫他抓因臥床而麻痺的背部，讓他滿足地嘆息。他常努力想和我對話，但是最後往往只是令他感到挫折和憤怒，因為我很少聽得懂。

「胡——胡—要回來？」他焦慮地問。

我明白「回來」這個詞，因此說：「是，如果我走開了，還會回來。」

「不勿，」他揮手揚棄。「嗬，嗬，嗬，開史考區！」

「史考區……呃，」我盡力思索。「對不起，我不明白。」

他氣惱地一攤雙手，吐出一句。「滾開！」

我不及壓抑，爆笑出來。十幾年，在倫敦希斯洛火車站，我們正匆匆趕火車要往艾金頓（Eckington）去看他正等著我們的母親，保羅去撞上了一名同樣匆忙但方向相反的巴基斯坦人，兩人同時向左向右向後向前，雙方都愈來愈生氣。

「滾開！」保羅咆哮道。

「低級！」對方罵了回來。

接著兩人擦身而過急急向前，這齣鬧劇於焉結束。此後我們常常想到那個情況，忍俊不禁。保羅認為這是大英帝國的榮耀威風不再的明白象徵。

我懷疑保羅是否正回想起那段記憶，順口抄起童年經常由艾金頓礦工口裡聽到的口頭禪。

我伸手給他，他牽住它，輕輕地擠壓，眼裡流露的盡是淒涼。他再度靠回床上，身形既單薄又萎縮，用指關節用力挖入床墊。他的眼睛顯然在說他覺得迷失而荒唐。後來有一天，在努力嘗試之後，保羅把它付諸言語：

「我相信不會有人責怪別人把這樣的人流放到歷史的垃圾堆裡，當成失敗而匱乏的人，曾經短暫地綻放過光芒，但後來卻回歸平凡。這是誰？他們會問，他曾如此嚴肅，如今卻如

此可怕。他有如十字弓的雙眼和大象般的姿勢，這是人嗎？他值得憐憫或其他任何特殊的情感，還是我們該不予理會？他怎麼回事？我們寧願不知道。不論他感受什麼樣的痛苦折磨，我們都寧可尋覓快樂隨和者的陪伴，而不要和這坐在粗野動物轎子上的人為伍。」

粗野動物轎子，是的，我可以想見它，那關著野獸靈魂的毛茸茸乘具，那笨拙的動作和野蠻的叫喊。那隱藏了保羅藝術靈魂的粗魯失語症門面。

9

在家裡，我搜遍了書房中有關大腦的書，尋找失語症的所有資料，然後躲到凸窗前，這裡正是我學習的寶座。保羅住院之後，這裡更成了我的避難所。我捧著一疊書爬了進去，希望至少能找到一些答案，如果不能找到解決方法。我會推薦兩本書做為入門讀物：瑪莎·薩諾（Martha Taylor Sarno）和瓊·彼德斯（Joan Peters）著的《失語症手冊：中風與傷害病人及其家人的指南》（*Aphasia Handbook: A Guide for Stroke And Injury Survivors And Their Families*），以及強·李昂（Jon G. Lyon）的《面對失語症》（*Coping With Aphasia*），對病人和照顧者說明該預期會依序發生什麼樣的失語情況。

我讀到頭一次有人提到失語症，是西元前三世紀在埃及的紙草上，這是最早的醫學文獻，是創傷外科的教科書。紙草上提到有人頭部受了傷，流鼻血，「而且沒辦法說話，這病無法醫治。」不過這位古代醫師建議在病人頭上塗油膏，並且把高脂肪的液體倒入雙耳，認為對病人有益。保羅一定會喜歡這麼做——包括《與歐西里斯喝茶》❶在內，他已經有兩本

❶《與歐西里斯喝茶》（*Tea with Osiris*），歐西里斯是埃及神話中的冥王。

書的背景在古埃及。我想像他描繪這荒謬景象的畫面，忍俊不禁，接著卻憂心地想到我無法再像以往一樣，和他分享這個笑話、歷史，或者「他沒辦法說話」的象形文字。

在我看來，這三個符號就像**鳥**、**鞭子**和**帳篷**。要是以前我就會設想傻呼呼的翻譯：（「把鳥對著我丟來，我就要拿鞭子用力抽你」，或者《馬爾他之鷹》，然後笑嘻嘻地拿給他看，和他鬥智。但如今保羅不再能玩這樣的遊戲。這麼多年來，文字原是他的消遣、安慰和迷戀，現在他又該如何打發時間？恐怕更像讓時間由他身旁流逝。如今他所經歷的時分比以往更多，光是獨自一人，無所事事，不再有文字當成發條玩具。

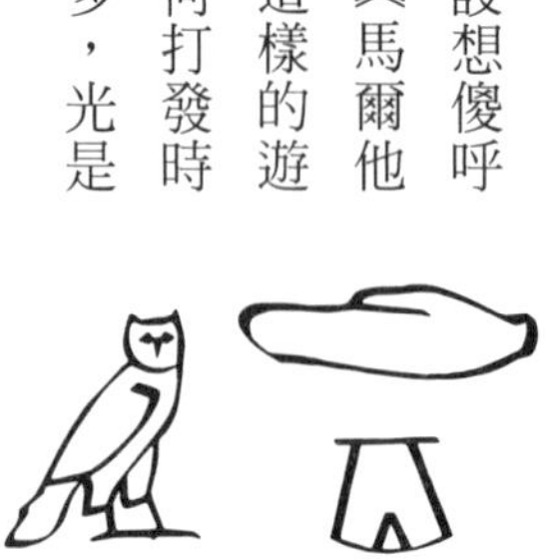

我想像保羅的大腦就像一塊黑板，上面所有的文字都已經被擦掉，但其實他的情況恐怕更像他被關在教室外面。文字還在那裡，雖然亂七八糟，而且恐怕已經攪和成外星人的語言。他的大腦無法把正確的字和事物連在一起，也無法為他所感受的事物，選出最好的文字。但他可能聽到大腦裡文字不斷地潺潺流洩，而淹沒在文字燉的湯裡。

書裡解釋失語症其實不是**喪失**語言，而是存取的問題，處理的問題。文字互相擠在一起，往往能說出來的文字都是錯的。要記得一個字需要兩個步驟，先找到你要的那個字，再取出那個字的聲音。而失語症患者可能只取了第一部分，卻因連結脆弱，而記不得怎麼把它說出來。或者他只抓住文字的片段。有時我自己也會經歷類似「話在舌尖」，卻偏偏說不出來的情況，往往知道這些字的字形結構（字母高或矮？開始的音和結尾的音？多音節？），卻無法掌握整個字。因此我瞭解他的挫折。保羅知道自己想說什麼，而且他大腦的字典也安然無恙，只是它的封皮被緊緊黏住。我得不斷提醒自己，他的表面下依舊是個成人，只是接線出了差錯，有了磨損。

戴納基金會❷的朋友寄來電子郵件，介紹一位中風專家，我和這位醫師聯繫，他很快地回覆說樂於幫我看一下保羅的核磁共振結果。但由於保羅裝了心律調節器，不能冒險做磁振造影，磁力會搞亂鈦質調節器的設定，說不定會引發致命的心律。不過我可以把比較沒那麼精確的電腦斷層掃描結果送去，我所能要求的只是瞭解其預後如何，但我真的想知道嗎？安醫師很明智地建議我：「做最壞的打算，抱最好的希望。」

在醫院和我談過的心臟專家、神經病學家和其他專科醫師暗示我，他不會再寫作了，而且恐怕也不會再說太多話，或理解別人的言語。他大腦的傷害太嚴重。可怕的預言。要是再一位專家也告訴我同樣的結果呢？那會怎麼影響我對保羅的態度？要是我知道他的極限，我會放棄希望嗎？我還會費力嘗試嗎？

我彷彿深陷迷宮，在愈來愈窄的樹籬之外什麼也看不到，只急切地想要更清析的視野。要是能修剪掉一些樹籬就好了。我渴望中風專家的預言，並不是因為它會改變任何事物，而

❷戴納基金會（Dana Foundation），一九五〇年代由紐約州商人兼議員查理・達納（Charles A. Dana）所創的私人慈善機構，贊助科學、健康和教育，尤其是神經科學方面的研究。

是因為這樣的遠見能讓焦灼疑惑、毫無資訊就得驟下決定、恐懼和疑慮的我能有一點安定感，我們的未來和**我的**人生會顯得比較不會那麼毫無章法。要是什麼都不能做，又何必讓他和我去經歷更多考驗？

另一方面，我不知道，若我可以與這模糊不確繼續共處，那麼誰知道會有什麼結果？大腦可以學會取代、即興創作、重新接線、把鄰居找來做新的工作，死的神經元或許無法重生，但受損的卻有可塑性，而且可以成長。健康的神經元可以接受新的責任，新的神經元可以生出來——即使在人生晚期，然後轉移至它們所歸屬之處。大腦是資源豐富的俘虜，我們還未完全探索其魔法或邊界。如莎士比亞在《仲夏夜之夢》中描述得如此之美的，它可以讓「空虛的無物也有了居處和名字。」所以為什麼不嘗試一切？被徵募的新手細胞——不論多麼緩慢，說不定還得痛苦地努力，果真如此，它們是否也能有同樣好的表現？

或許我對保羅抱著不理性的希望，但他這人有一些重要的特性。因為他已經用文字創作達七十年，因此他為語言塑造的腦部連結必然比大部分人都多，此外，他也可能會固執得像惡魔一樣。我決定不把電腦斷層掃描送去。我告訴自己，知道這結果只不過是心智的蒸氣，但它卻可能對個人的神智帶來大破壞。

路益師（C. S. Lewis）的《卿卿如晤》（*A Grief Observed*）是我沉浸其中的許多本書的一本，是豐富、精確、情感真摯的敘述，說明他的靈魂伴侶喬伊因癌症而即將撒手人寰的那段期間，他所經歷的煎熬試煉。因為他如此親密地把一切滲入文章裡，因此他以假名發表此書。我認同這本書的大部分，尤其是這句：「一切都散布著模糊的錯誤感，好像做錯了什麼。」是的，的確有這感覺。一種錯誤的氣氛。

我因路益師憂傷的力量而動容，然而他的經驗，雖然他說是「瘋狂的午夜時刻」，但並沒有導致瘋狂。他的大腦是在面對創傷時，依舊可以保護自己，不致藉著無情、疏忽或麻痺，來軟化他的痛苦。雖然他不知道自己時時刻刻所體驗的會過去，還是會持續到永遠，他還是經歷了暴怒、自憐、渴望、心碎、冷嘲熱諷的種種階段，而未喪失思索發生在自己身上的是什麼。那需要勇氣，我想，以高度警覺、密切注意的方式和折磨共處，彷彿它是人工製品，既不好，亦不壞。

我已經注意到我的聲音有了什麼樣的改變：失去了尖銳的高峰和活力，而獲得堅實的新山脊。我的用詞更短、更慢；我的韻律沉重而笨拙，不再輕快如舞蹈。現在我彷彿在挖掘文字一樣，一個又一個，把它們當成明豔的碧玉一般——不再含糊地混在急匆匆的形容詞裡，這是我和保羅說話的寫照。有時一股激動的憂慮振翼，彷彿甲蟲困在我的肋腔裡。但我細細品賞這沉默情感美妙溫馨地把我們像緞帶花結般繫在一起，結合並安撫我們，即使言語失靈。而我也感受到朋友的同情與不安，他們的臉孔閃現著難過、同情、憐恤這些赤裸裸的情感。

縱然有這如深淵般的悲傷，我還能繼續追求人生嗎？路益師的勇氣顯然比我多。活在天堂與地獄之間的幽域，等著真正的人生來臨，是多麼地誘惑，但現在這就是我真正的人生。

生命是不待警告就突生變化的事物，而且未必總往我們所想望的方向變化。這些全都是生活中令人難以置信的冒險，因為我們是有大腦的兩足動物，在一個瘋狂的藍色星球上，懷抱著偉大的夢想。

「全都是冒險的一部分，」我經常提醒自己，「全都是冒險的一部分。」像念經一樣，大聲重複。有時覺得彷彿是欺騙，有時則像是瞭解的藥膏，塗抹在我哀傷的心靈上，是人類所仰賴安撫那些扭傷情感的無數透明擦劑之一，就像希望，或者信仰。「全都是冒險的一部分。」**原是以藍綠藻開始**，我想道，**不，更久遠，是在海床上的火山銅綠。不，還要更古早，回到我們的原子在太陽的熔爐中旋轉、噴發、爆炸，成形之際。不，在時空之中還要更久遠。**那表示想像早在大霹靂之前的事物，在整個宇宙還合而為一且堅實穩固之時：一個小小平滑的氫塊，飄浮在無盡的虛空之中。這樣的想法會輕扯我的心靈，讓它由痛苦折磨變成好奇。當然，只有片刻，但那就是我們所有的一切，一團時間，存在的流動。

諷刺的是，保羅和路益師曾通過信，約在喬伊瀕死之際，當時她還年輕。死亡乾淨俐落地處理了她半焦渴的心智。身為照顧者的路益師怎麼還能和人通信，或甚至和朋友相處？保羅中風是否會在我和朋友之間創造遼闊的距離，因為現在不論是在我們談心或談事時，都得把它納入其中？比如在農夫市場，我在一攤一攤新鮮蔬果、手工藝品和異國食品流連之際，碰到了幾位朋友。

每一個都立刻問我：「保羅好一點了嗎？」

如果是過去，他們問的是：「妳好嗎？」

我告訴自己，我的朋友關係必然會有變化，有意義的變化，而愛我的人也會隨著事情的進展而轉移。那是我的希望。

我對一個朋友，一位本地風景攝影師說：「我得放下保羅休息一下；我們不要談它。你現在在拍什麼？」

但保羅的病情依舊擠進我大半的句子中；每一個話題都似乎和它有關；我淹沒其中，無法如願把它由我的念頭裡驅逐出去。這不只是傷害，而是催眠狀態，而且它布滿了所有無法搖撼執迷的齒痕。

☆ ☆

我回到醫院，發現保羅無精打采，而且悲傷憂鬱。

「死。」他陰沉地說。

我原已經低落的精神如今陷得更低。我聽到凱莉的聲音由走廊上傳來，她正要進來做今晨的語言治療，我趕在她進來之前喚住她，低聲警告她說，保羅情緒很糟，不想活下去。

「你今天早上怎麼樣啊？」她以明顯的輕快態度和保羅打招呼。

他聳聳肩。她以熟練的動作調整他的床，讓他坐起來。

「準備要做今天的語言治療了嗎？」她還是問了，擺出一個小小安慰的微笑。

他被動地點頭答好。你很難抗拒凱莉。她一頭剪得短短的金髮、藍眼和嬌小的身材，看來就像高中啦啦隊員。雖然她看來神采飛揚，滿心希望，但她的笑容卻始終都很真誠。知道她父母的困境，就能體會這實非易事。凱莉並不指望她的病人能完全復元，那不是她工作的本質。她綻開接受工作完成不了、習慣面對嚴重中風病人的微笑。對她的自在和專業，保羅有很好的反應。

她要他按指示發出母音a，但即使在她的指導之下，保羅也只有一半的時候能成功，通常要先嘆氣或打呵欠。她教他怎麼把嘴唇伸成e、i，或者o、a、u。年幼時，我們學會拉動臉部肌肉的線，捲或彈舌頭，壓緊或張大嘴巴——牙牙學語、模仿，設法把全部都協調整合。我們津津有味地練習，父母在一旁指導，經過無數的重複，直到大腦逐漸在無意識的記憶中，貯存舌頭和嘴該如何一致地舞蹈，才能說出一個字。即使每天運用，七十五年後，那牽線的木偶卻鬆了彈簧。雖然看似不可能，但保羅卻必須重新學習如何再度發出字母、雕塑口型、瞄準舌頭、鼓動肺部的吼叫轟鳴，才能說出一個小小的充滿智慧的字，像「誰」。

凱莉用簡單的是／否問句讓他練習，他只答對一半（而且其中有多少是偶然？）。隨著問題愈來愈難——「你用筆寫字嗎？」「你用烤麵包機寫字嗎？」「橡皮塞會沉入水裡嗎？」「石頭會沉入水裡嗎？」他需要更多的時間，而且往往找不到正確答案。接下來，她給他兩張圖片和一個字，她慢慢地念出這個字，要他指出正確的圖。保羅也只答對一半。他真的不知道狗是什麼嗎？你怎會忘記和玻璃杯相配的這個字？接著她又念出室內的一些物品，要他指出來，他也答對一半。身體部位他答對的比例較高，這與他其他的測驗成績相比已經很好了。她要他用左手（因為他的右手太無力，無法拿筆）把名字用印刷體寫出來，他寫出P—A—U—L幾個勉強可以辨識的字母。

「對了！」她說。

「真的嗎？」他脫口而出，語調天真驚奇。**這是由哪裡來的**？我不禁疑惑，**這麼平順**，**這麼正常**！

「現在寫你的姓，魏斯特先生。」

他寫出一個W，但其他字母卻扭曲不成形。他看到她臉上失望的暗示，深深吸了口氣，彷彿要準備參加馬拉松似的，猶豫了幾次，最後粗聲地說：「我……我很……抱抱歉。」

她早上簡述他進展的報告記錄了百分之十的進步，他兩次反射的回應，以及與先前同樣的字眼：

嚴重的言語失用症。

口部失用症。

嚴重的布洛卡言語失用症。

吞嚥困難。

一劑「利他能」讓他得以在下午的語言治療中專心，但卻似乎使他更煩躁。或許治療課的緊張和挫折使他有這樣的反應，或許他只是太累。不論理由是什麼，這已經成了每一天的模式。我學會在這樣的時候，離開幾小時，到夜幕降臨時才回來，往往及時趕上看到一群蝙蝠由屋簷下向右搖擺，同時衷心感激下午治療的折磨已經結束。

10

回到家裡，我一開前門，一股微風就嘆息而來，彷彿這房子有心靈感應似的，就像《史代拉維塔的千夢幻境》（*The Thousand Dreams of Stellavista*），這是巴拉德（J. G. Ballard）寫的科幻小說，其中房子被主人的神經官能症逼瘋，牆壁會焦慮地冒汗，如果屋主死亡，樓梯會顫抖。我拉起身後沉重的門，把鑰匙丟在廚房的櫃檯上，它們的叮噹聲撞擊這不尋常的寂靜。

我無精打采地走過走廊，沒有一件事看來熟悉，我的書房不整齊得教人陌生。原本每隔一陣子，我就會把文件整理成檔案，像修剪過的樹籬一樣整整齊齊，現在書本四散在地毯上，而在書桌上，尚未開封的信件堆在帳單和咖啡杯上，在一個如堆肥堆一般自然的房間裡。我的世界不論是裡是外，都搖搖欲墜；我的身體同樣也彷彿無主，沒人住在裡面。每一件事，不論大小——化妝、更衣、洗髮，似乎都成了難以承擔的大石，加諸於原本就無法承受的重量，彷彿只要再一個多餘的分子就會讓我崩潰。

我一直忘記吃飯，反正冰箱也空空如也，因為我沒力氣去採買。每當我最後拖著身體倒在床上，筋疲力竭，但我醒來發現保羅那一側的床空蕩蕩得教人陌生，他的書房出奇地安靜，令我惶惑不安。有時我會覺得大片大片的悲傷，是整整一副預言我會失去他的塔羅牌，使我悸動憂惶。這幾年來我失去了許多親人，父親、母親、叔叔、阿姨和堂兄弟姊妹全都離我而去。我母親走到人生的盡頭時，常常惋惜在世的人已經沒有一個在她還是少女時期就認識她，如今我也逐漸瞭解她那種彷彿自己是幽靈的感受。我不知道自己還能不能承受任何喪失，人是多麼容易就屈服於心智的痙攣、憂慮的痙攣。

在我書房的凸窗裡，我自我的詩人那部分由陰影中挺身而出，我再度由她的雙眼來看世界，我兒時的眼睛。我拿起朋友珍妮親手縫製舒適的星形圖案百衲被，盯著屋外的木蘭樹，橫亙在礦土般的大地和藍得教人喘不過氣的天空之間。它的樹皮就像沒有熨燙的麻布一般。兩隻鶺鴒想要降落在寶塔型的鳥屋上，過程並不順暢，而是互相碰擊、搞錯方向、相撞，接著是築巢的鼓噪聲。一隻紅松鼠拖著黑色胡桃竄進高枝上的防禦工事，開始抛出厚殼，彷彿在剝長毛象的皮。知了發出如金屬般的鼾聲，唧唧響之後停了下來，唧唧響之後又停了下來，一隻蒼蠅在紗門上飛舞。

在西方國家，人的壽命約為八十年，也就是二十五億秒，因此以人的標準來看，保羅是老了。比起在窗台上嗡嗡作響的蒼蠅，更是古老，但是和其他生命形式相比，卻還年輕，才不過弱冠之齡，比如瑪土撒拉（Methuselah）這株在摩哈維沙漠❶已經有四千八百四十一年歷史的松樹，還有兩百歲的石斑魚、露脊鯨、鯉魚和烏龜。或者如水母這種不朽的物種，由水螅開始，性成熟、變老、衰頹，最後再回到水螅狀態、再度成熟——永不休止。保羅的盎格魯撒克遜祖先從沒想到能活三、四十歲以上（主要是因為後來疾病治癒或壓抑。藉由各種醫學輔助的干預，比如心律調節器〔這原本也可延長他父親的壽命〕、控制血壓和糖尿病的藥）。

我抬頭望向黃昏的天空景象，感受到神話學大師約瑟夫・坎伯（Joseph Campbell）在說到下面這話時必然感受的情緒：「對可愛光線的恩賜所感受的一種柔情，因為可以看見的事物，而產生溫柔的感激。」現在更甚於任何時刻，我需要這平靜和持續的保護袋。沉醉在大自然，正是靈藥。對我而言，那永遠是讓憂慮離開我去休假，讓腳下的大地再次堅實穩固的良方。過了一陣子，我離開窗戶，步入後花園，漫步一回，滌清我的心靈，沉浸在它充滿露水、活潑的影子、地面上的姹紫嫣紅，以及太陽沉靜而金黃的熱情。它永遠在那裡，在我前一天離開之後依然存在，永遠準時，多麼教人安心。

以驚奇和開放的心沉浸在這些時刻，讓我的精神一振。這是視大自然為祈禱的一種方式，以如此清澄和活潑的心思來觀照某件事物，讓不相關的一切全都撤退離開。它安撫了邊緣系統那苦澀的杏仁核❷，放大腦一個小假。充滿生氣的太陽景象讓我在心靈的走道上停下

❶ 摩哈維沙漠（Mohave Desert），美國加州南部沙漠地區。

❷ 杏仁核（Amygdala），位於大腦底部，屬於邊緣系統的一部分，因為形狀類似杏仁而得名。主要功能為掌管焦慮、急躁、驚嚇及恐懼等負面情緒。

腳步，整整幾分鐘時間，我只是存在於夏日的果實之中。我並不是每一次都能像那樣沉醉在大自然裡，但只要能這樣，我就會覺得它使我堅強。

晚餐後，我回到醫院，發現保羅躺在床上，醒著，他的額頭因我逐漸習慣看到的沉思表情而擠壓在一起，他依舊消沉，這並不足為奇。我坐在他右方的椅子上，身後是窗戶，血橘紅色的夕陽染遍了天空。「乾淨的夕陽」，沒有霧靄來沖淡它的色彩。我的一生中再沒有比這更清澄或根本的事物。由於我逆光，因此保羅很難看到我的表情，他看起來焦慮，幼稚。

「害害——害怕。」他結巴著說。

「你害怕？」我問。

他點頭說是。

「你怕什麼？」

「咽，咽，咽，妳會，咽，咽，走。不，不，不會怪。」他含混地說，這是到目前為止他說最長的句子。

就在我為這小小的進步歡喜之時，我的興奮遇上了他的悲哀。

我繞到床的另一頭，讓他能更清楚地看到我的臉孔，並且擁抱他。即使他不能瞭解我所有的言語，依舊可以解讀我的表情，用古老的技巧來解譯我的意思。

「我不會離開你，」我向他保證，一邊撫觸著他的額頭，「我希望這沒有發生在你身上，在我們身上，但你依舊是我的甜心，而我愛你，我不會拋棄你。不要擔這個心。」

他微微點頭稱是，放鬆了，凝視著我。他瞭解。我不知道他是否相信我，或者我是否相信自己，誰知道前面還有什麼等在那裡，我對著自己笑了起來，想到桃樂西・派克❸的那句妙語：「還有什麼新鮮的地獄？」能笑真好，雖然是沉默、陰鬱的，而且甚至無法和他分享這文學的隱喻。

☆ ☆

在醫院這五週時光飛逝，就像流進大地中央的下水孔一樣。然而我在醫院裡做了什麼？除了陪伴保羅、睡覺、觀看、焦慮和守護之外，別無其他。語言和物理治療教他疲憊，每天他都睡很久。擔心、警戒和試圖瞭解保羅的意思也教我筋疲力竭，所以我也一直瞌睡。定義原就緩慢的等待，能否一閃即逝？當分秒與時日混在一起，形成教人迷惑、混雜著不確定的新慣例程序時就可以。時間變得比平常更有彈性——分秒可以拉長為世紀，而時日則突然混合在一起。

隨著他的大腦冷靜下來，腫脹開始縮小，他的語言和理解能力也開始增加，雖然他依舊覺得難以瞭解人的意思，也依舊胡言亂語，中間穿插著「呣，呣，呣。」

凱莉進來做例行的早餐時間治療，他以非常有表達力的手勢招呼她，先是把手拱成杯狀

❸ 桃樂西・派克（Dorothy Parker，1893-1967），美國女詩人、短篇小說家、劇評以及編劇，以談吐機智聞名。

要她進來，再用手一揮，請她坐在椅上。

他硬梆梆的塑膠盤上有一只深藍色的橡皮杯，因為經常使用而褪色，另外還有各種沉重的塑膠盤和沙色的碗。早餐是粥、加稠的橘子汁、加稠的可可。一碗布丁裝在閃亮的塑膠容器裡。他不喜歡加稠的液體，並且假裝以一手把它們全都趕走，把這想法告訴她。她再度解釋為什麼液體加稠這麼重要，解釋中風已經影響了他的吞嚥肌肉。他想喝杯子裡加稠的果汁，卻發現它不肯流下來，他擺出厭惡的表情。凱莉建議他用湯匙。如果你得用湯匙舀它來吃，那麼這還算液體嗎？我不以為然，顯然保羅也不以為然。

「你以前做什麼工作？」

我聽到「以前」，不由得退縮了一下。

他由早餐的動作中停下來，試了幾次沒有成功，最後一邊以手在空中畫圈，一邊含糊地說：「書。」

「太好了，你能說出其中一本的名字嗎？」

他為這樣的想法而畏縮，努力把文字串在一起，但卻一而再、再而三地失敗，彷彿由懸崖上跌了一跤，撞上一堆無意義的聲音，接著是一大串胡言亂語，在這期間他愈來愈挫折。

保羅努力振作，看起來就像扮演他過去專業形象的騙子一樣奇特，挺起胸膛，直視凱莉。她仔細地研究他，我則屏息等著他說話。他專心、呼吸，張嘴說：「嗨，嗨，嗨，花——花粉，個個，嗨，嗨，嗨。花——花粉，嗨。」接著是更長的胡言亂語。

「我是人！」他突然爆出一句，這教我驚訝得喘不過氣來。那是指我們看過的一部電影，《象人》（The Elephant Man），講十九世紀一個嚴重畸形的人，原本口不能言，但經教導之後能說話。有一幕他被憤怒的群眾逼到一角，他喊說：「我不是動物！我是人！」其他中風的受害者也覺得自己像怪物一樣嗎？我打賭一定有些人如此。我打賭，不論他們在中風之前過的是什麼樣的生活，他們一定都只渴望能再成為正常人。這也是我對他祈求的願望，在他說話時，不要再覺得舌頭陷在抓熊的陷阱裡，不要再有被封上掛鎖的心靈。

「深呼吸，再試一試，」凱莉鼓勵他。「用關鍵字，慢慢說。」

嘗試了幾次，再經過一連串的「呣，呣，呣，」之後，他煞費苦心地找出了幾個拖長了的字，其中都插入停頓：「地……蠅……花……粉。」接著他向後靠，嘆了口氣。他已經竭盡所能。我知道他的意思是「花粉棲處。」是關於印地安人霍皮族雕刻克奇納神❹工匠的小說。再過幾年，巴黎的伽里瑪出版社（Éditions Gallimard）就會出版這本大獲好評書籍的法文譯本，但目前，保羅連念他自己作品的書名都沒辦法做到。

不過坐在一旁的我並非只是被動地觀看；我默默地為他加油，並且在我心裡說出正確的答案。我打賭孩子在學習時，家長必然也是這樣，我心想。當伴侶重病之時，兩人的關係就有了莫大的改變，茫然但無怨尤，而且毫不厭倦地依賴。我覺得自己老了。前一夜，他邊

❹克奇納（kachina），印第安人的守護神、祖先的神靈和雨神。

哭，邊擺出胎兒的姿態，於是我把頭靠著他的頸，輕輕地搖著他，喃喃說：「休息一下，小傢伙，一切都會沒事的。」我為他唱乖寶貝和可愛喵的童謠，感覺他終於沉入孩子在父母親高舉他們遠離塵囂時感受到的盲目信任。我弓身蜷伏，就像在保護火苗一樣。我覺得自己該為他小小的生命負責，終於，他的呼吸深沉，進入夢鄉，而我警戒的探照燈則在黑暗中熊熊燃起。

後來我才知道保羅感受到的和我完全不同：「她在這裡擁抱她長得太大的寶寶，而他原是板球界的殺手。她的藍色寶寶，她的畸形寶寶，她那無臂的被保護人，既老又小，氣數已盡的、苦命的、因此受到莫大憐憫的，最後不得不死亡、埋葬、墓碑上空空如也，說不定還會遭盜墓者掠奪，被當怪物載走。」

他處在這麼脆弱的狀態，我發揮母性是理所當然，但他卻覺得這是侮辱，因為他不再是能照顧自己的人。就他所知，他所認識的保羅已經死亡、埋葬，而我則得照顧一個怪物。連他自己都拒斥自己，可憐的怪物。他認為我一定會有相同的感受。

當時我完全不知道他是這樣想，甚至也不知道他能想，因為他似乎對一切毫無所覺。他身上動物的那一面，痛苦地接受了我的照顧，但在痛苦中觀看他自己的那一部分卻不相信我將來會再尊重他。這一切我毫無所知，也不能冒知道之險，沒有任何人知道之後，還能繼續照顧，他們會覺得白費苦心而且遭到錯怪，因而驅使他們離開。

於是我一下驕傲、一下憂慮地坐在他附近，在心裡和他一起接受挑戰，為他的成功而狂喜，默默地為他加油。

「那聽來不錯，」凱莉說，「我會去找。」

「你……喜歡？」他突然問道，把下顎斜向她，等著她回答。

「哦，我買了一本伊朗人在追殺的那個作者寫的書。」

「薩—薩爾，曼……魯西迪。（薩爾曼．魯西迪 Salman Rushdie）」他驕傲地說，像小學生一樣挺起胸膛，露齒而笑。我們都為這正確的答案而驚喜。

四十分鐘之後，保羅筋疲力竭地躺下，凱莉則和安醫師和我在走廊上談話，我們討論他的進展。抱最大的希望，但做最壞的準備。我們希望的量表上升了一點點，空氣終於輕鬆了一點。任何進步，不論多小，都是恩賜，而我也為此歡喜。這當然意味著會有更多的進展？即使他無法恢復全部的語言能力，即使他不能再寫作，即使他很容易就混淆迷惑，至少他沒有註定一輩子除了「嘚，嘚，嘚，嘚。」之外，什麼音也發不出來。

11

六月末一個陽光燦爛的早晨，我發現保羅坐在床沿等我，看來急切又激動。我以前看過他這樣，他一副要趕火車的教授模樣，雖然穿著病人袍，我依舊想像他打著領結，穿著軟呢西裝外套。

「我有……驚驚喜。」他費了點力氣急急地說。

「你有驚喜要給我？」

他驕傲地微笑著挺直雙肩，抬起下巴，緩緩地深吸了一口氣，然後宣布：「我說好咖啡！」

「你說**好咖啡**？」我得承認我有點困惑。

他點頭稱是。「我說好咖啡！」他重複了一遍。

「**咖啡**？」我問道，眉毛像尖頂拱門一樣高高挑起，意思是：**你真的確定是——咖啡**？

「不，」他笑著說，「我說棒英文！」果真如此。

「有很大的不同！」他小心地說。才一夕之間，他果真進步了，甚至比他所知覺的還多。

自他中風以來，我從沒見過他興奮，這麼充滿希望，這麼流利。

「你在說話！」我激動地說，「說得好！」我們互相握住對方的手，用力按壓。接著又繼續說了一段時間，或者該說，是他說話，幾乎正常似的，他用字遣詞信手捻來毫不費力，緩緩地傾瀉而出。我覺得它們就像泉水一樣清新。

凱莉按照平常的時間進來，我帶著熱切的微笑告訴她：「保羅今早要給妳一個驚喜——他話說得好多了。」

但她向保羅打招呼時，他卻保持沉默，彷彿害羞似的。失語症的一個問題就是沒辦法在需要的時候開口。是一時衝動的，未經預想的，（真的是如此嗎？）在他明白之前就脫口而出，繞過失語症，輕鬆地流動。凱莉帶他去做三十分鐘的語言治療和另一次吞嚥評估，而我則拿著他的支票簿和帳單待在他病房裡算帳。保羅一直都記錄一半的家庭支出，而雖然是一團混亂，但我依舊找出了所有未付的帳單，確定它們已經支付完畢。我坐在窗邊，望著湖上的雲朵變幻，有時可以辨識出形狀——火車、駱駝、長角羚羊，那是因為我大腦的闡釋者不斷地辨識它們。保羅的大腦依舊還這樣作用嗎？或者他的闡釋者受傷太嚴重，因此毫不在乎？

更特別的是，保羅找出了許多句子的片段，但他卻極其灰心，對它們很不滿意。他可以用大寫字體寫出自己的名字，我依舊為此而感到鬆了口氣，彷彿他因那四個字母而重新得回一小塊的自我，不是P—A—U—L，而是印在他細胞中的螺旋字體密碼，或者那四個讓人獲得鼓舞的字母：H—O—P—E（希望）。在語言治療時，凱莉要他談談自己，他想了一會兒，把嘴大大地張開，彷彿在測驗生鏽的舊機具，最後說：「許多書……我們去……佛羅里達……十四，不是一百四十，不十四，不四個月。」還有「游泳」。接著他為這可悲的殘缺答案而搖頭。

早餐時，炒蛋卡進他的氣管，他猛烈地咳嗽，一邊反胃，好像要把胃吐出來一樣。他用杯子喝了一點加稠的牛奶，咳得像法蘭絨一樣既厚又長，教我心驚肉跳。他看起來也嚇壞了。不過凱莉並不慌張，她教他怎麼由橫膈膜深處咳嗽，一邊把身體朝前傾，直到他把牛奶由氣管中咳出來，像毒蛇一樣噴出白沫。接著她花了很長的時間解釋——再一次，他吞嚥的危險，為什麼他吃東西得坐直，為什麼他該吞下每一口食物，才能再吃第二口，為什麼他的飲料得加稠。她教他在吞嚥之後用舌頭掃過，確定沒有食物塞在嘴裡麻木的角落。保羅嚴肅地點頭，彷彿他頭一次聽這些，而非聽過無數次似地回應，而我也看到他的大腦在貯存短期記憶時，有多大的問題。

長期記憶則完全是另一回事。由於大腦需要一點時間才能貯藏長期記憶——有時需要數天，而他受傷的大腦尚未恢復記憶貯存的工作，因此我知道他可能根本記不得在醫院的時光，只有我記得。這教我驚駭。我從沒有要貯藏其他人創傷的必要——不只是我自己得活在其中，心如刀割，而且還要在未來他問我究竟發生什麼事之時——他必然會問，再重新回憶一遍。我覺得自己彷彿接掌了保羅的高階大腦功能（做決定、闡釋、貯存記憶），肩負起那心靈的重擔，加到我自己的重擔之上。一個大腦，為兩個人辛勞。

這並非全新的感受。雖然我們的大腦感覺是分割的，但卻經常分派不同的功能給其他人：老師、保母、醫生、警察、農夫等等，並且每天都把重要和繁瑣的事交託給伴侶。**你來報稅，我填貸款申請表；你去買菜，我帶貓去看醫生；你去整理花園，我來割草鏟雪。**我的任務一向都是安排赴佛羅里達旅遊、家務、雇用工人。通常我會有紙張或電腦的表單來幫忙，感謝人類能夠在大腦之外貯存資訊的方便而獨特的恩賜。但這回是全新的規模和壓力，我幾乎連自己生命的細節都記不得，也很難為自己的命運負責。我疑惑這有多大的比例是造成我「照顧者壓力」的原因，把遠非大腦當初設計時所能處理的行政工作堆進來？

我的指尖、腹部和腳趾都感到疼痛。這對他是多麼心碎的掙扎。要是我只有老鼠窩般大的錯誤字彙，不規則的心在胸膛裡亂跳，四肢沉重如鉛，嘴裡滿是「增稠」的渣滓，感官像遊樂中心的鏡子一樣亂七八糟，無法順利吞嚥，也不會自行穿衣，拘禁在喧囂的城堡，離家不知道多少光年，既沒有鑰匙，也沒有線索，被陌生人戳來刺去，無聊到快發瘋，而且沒有文字可以陳情懇請，因為每當我說話，就會引起騷亂。而且要是不論我說什麼，或者怎麼說——我明明覺得是中肯地、有條有理地、頗有老派的技巧，偏偏就是沒人瞭解，那麼我該怎麼辦？

我無法想像身歷他的處境，一天都不行，更不用說數週……說不定是一輩子？恐怖的恐怖。要是一輩子怎麼辦？處在這種悲劇的胃袋中，我能不能保持活潑輕鬆？我想不能。**不要臆測，也不要胡思亂想，**我想道。我喘過一口氣來，試著先讓自己平靜一段時間，再去讓他平靜。

凱莉離開之後，保羅悲傷難抑地說了一段破碎的箴言：「人這個字或許不能正確地形容我見當我聽。」

「現在不是，」我說，「但再試試。你已經能說話了，這是最重要的……我知道你一定累壞了？要不要睡一下？」

保羅睡覺之時，我睏倦無神地下樓到醫院附設餐廳，這是一個大房間，裡面分為冷盤和烤食區、沙拉和湯吧、冷藏的外帶食品，再由這裡延伸為用餐區，有光亮的木餐桌，還有許多窗戶。這個早上壓力太大，我可以感覺自己心靈內在的織布邊緣開始破損。我需要喘一口氣，需要讓我自己再一次沉浸在對真實世界感知的慰藉，但不能有這麼大的毀滅性。我覺得我的心智開始飄浮，自然主義作家踏出了陰影，搜尋宜人的畫面：下層的停車場有許多五彩繽紛的金屬甲殼在陽光下閃爍；前門熙來攘往的人群掛著恍惚的神情；低吟的小溪畔長滿青草，放了板凳；其他用餐的食客。我的眼睛朝上望，天花板設計了拱弧，鑲著許多圓燈，似乎陳列星光照耀的銀河。不是刻意設計，我心想，而是抽象地，如夜空的原型，這是大腦自童年時期就譯成密碼的熟悉景觀，用來分辨時間，或者畫出全世界的路線。

我微笑起來。就連在醫院餐廳，我們依舊把大自然帶進室內，與我們同在，我們忍不住用它的形體包圍我們自己。周遭傳來柔和的和諧音樂，並不大聲也不擾人，並沒有熟悉到讓我的大腦忙著辨識解讀。為什麼我們要讓周遭充滿聲音？或許是因為，在我們最深沉的想像中，我們最熟悉的是環繞著我們的大自然聲音。我很高興有這些念頭，讓我的心放下保羅和他的疾病，來到遠方。隨著我的世界外殼不斷碎裂，我也需要更多暫停的時間。不久，又有另一個這樣的機會出現。

我和一名推著木書架推車的女性義工一起搭電梯，光是一瞥書名，就知道那是給臨時的讀者，他們或許需要一點珠璣的文字，讓自己全神貫注，或許需要打發時間，但就算沒讀完，他們也不會介意。最低的一層書架滿滿都是五彩封面的薄兒童書，我感到一股懷舊之情，接著我的心思由長久以來一直潛伏靜止的突觸和記憶的巷弄，一躍回到多年來我一直沒有想到的事物——流動圖書館，就停在伊利諾郊區離我家只有兩條街的地方。那是長了輪子的阿拉丁洞窟，看起來就像一輛不起眼的拖車或巴士，但牆裡卻排滿了閃閃發光的書本，聞起來就像木屑、銀器清潔劑和灰塵，就像真正的圖書館一樣。它有堅實光亮的木書架、目錄卡片和瀏覽放在高處的書用的可移動台階。這些台階只能讓我再登高三呎，我還是拿不到上面的書，但兒童書卻放在最底層，我可以坐在地毯上，挑半打來看。

電梯停下來，我們等著一名坐輪椅的病人緩緩地駛進電梯門裡。我繼續沉醉在回憶中，直到最後必須回到此時此地。我還記得一本長三十公分、寬二十公分、乳黃色澤形如公事包的紙板書，稱為「世界旅遊家」，在我頭一天去看書時就給了我。每一週我都可以在我的公事包上蓋一個新印戳，由駛進鄉間小路的流動圖書館粉紅戳記開始，接著是挪威、印度、南美、非洲、西班牙、荷蘭、蘇聯、瑞典、蘇格蘭。在這一路上，我很得意地獲得上書「閱讀成就獎」的藍色緞帶，圖書館員用釘書機釘在我的手提箱上，上面有花體字裝飾。我尤其喜歡金色書背的小書，就像醫院書車上最下層的那些一樣，聖誕老人乘著他的雪橇飛過天際，或者小木偶在跳舞。我對書的愛由此開始，由那輪上的小小王國。這短短的電梯之旅讓我心醉，讓我品嘗到時光旅行的甜美滋味。普魯斯特由他的小瑪德蓮蛋糕追憶似水年華，而我則由書車開始。

電梯門再開之時，書車推了出去，我半受誘惑，想要跟從，對一個渴望逃避的愛書人而言，它上面的小說就像花衣吹笛人一樣難以抗拒，但我卻一腳往另一個方向而去，往保羅的病房走。

我發現他已經醒了，一頭亂髮，面前是一盤幾乎沒有動過的午餐。他看來就像個野孩子，由流動圖書館的冒險中逃離。在我還來不及說我去哪裡之前，凱莉如風一般捲入房間，準備進行下午的語言治療，我如常坐在角落，靠在窗前，靠保羅的右邊，離他夠遠，讓他看不見我。

「你今天下午覺得怎麼樣？」凱莉問保羅。

「覺得像耳朵上揚起的灰塵，」保羅回答，「和早上不一樣。」凱莉覺得困惑，於是低頭在紙夾板上記筆記。

我喜歡「**耳朵上揚起的灰塵**」的詩意，聽起來好像《聖經》裡描寫人類。但我知道他是什麼意思。

「你的耳朵覺得刺痛？」我問道，「而且最近才開始？」他轉頭向我，點頭稱是。

凱莉認為這是好現象，他原本麻木的臉頰可能恢復了一些感覺。

由於手受到限制，因此保羅覺得寫字很困難，凱莉在他面前安裝了大的手提電腦，要他打出自己的名字。她解釋說，有些失語症者可以在電腦上打出他們想說的文字，讓電腦幫他們說話。保羅看起來十分困惑，彷彿他看著科幻小說中的用具，這東西會把他變成蒼蠅，或者把他吸入黑洞。她指出字母P，讓他開始。他打出PPPPPUUUUUFFFFFWWWWWES，字母重覆，是因為他按鍵的時間太長久。他的拼字也有困難，掃視鍵盤，找出正確的字也不行（他看不到右邊的字母）。

「沒有什麼好處。」他悶悶不樂地說，但還是按下了鍵。

雖然保羅很憂鬱，但接下來幾天，他的語言和理解能力依舊慢慢提升。每一次做治療，凱莉都會給他看照片，然後要他形容它們，只要他提出清楚可辨的答案，就一定是離奇古怪的回答：他用「黃褐」來形容棕紅，「壯觀戰爭場面」形容森林。但他也會混淆字母，比如sailed away變成了selled outway，或者 igloo變成了legalo。不過他依然回答出許多簡明的答案，比如「它看起來不腫」（說他自己麻痺的唇）、「一點也沒用」、「一學期或十五年」、「我不能說話」。但若要他形容一幅圖畫，往往就沒有什麼反應。對是／否的句子，他表現得好得多。我簡直驚駭，原本那位文字大師到哪裡去了？他一輩子的豐富想像力，難道已經化為烏有？

凱莉給他看一張蘋果的照片。「你能不能描述這張圖？」

保羅仔細地看這幅圖，疑惑地歪著頭，彷彿在搜尋記憶，但他保持沉默。

凱莉慢慢地回答：「**這蘋果**是什麼**顏色**？」

保羅沒有回答。

「是**藍**的嗎？」凱莉問道。

保羅想了一下，「不。」

「是**橘**的嗎？」

「不。」

「是**紅**的嗎？」

「是。」

「好！現在告訴我它是什麼形狀？」

保羅保持沉默。

「是**方的**嗎？」

「不。」

「**長的**？」

「不。」

「**圓的**？」

「是！」

「好，那麼你用蘋果做什麼？」

保羅抽動鼻子，好像聞到臭味似的。我知道他非常討厭水果。

「不做！」他顫抖一下宣布。

凱莉解釋說，「你會吃蘋果。」保羅看起來垂頭喪氣，但我卻因他過去的自我已經閃現，而覺得頗為鼓舞；他開了一個玩笑，雖然是屬於個人的玩笑，而她並無所覺，他也沒有辦法用言語解釋。

悲傷悄悄地爬上他的臉，他用疑問的眼睛看著我。

你以前總覺得很容易的，我想道。**除了吃以外，還能用蘋果做什麼？有趣的答案會一個接一個浮現。把它切成兩半浸在油漆裡，印在牆面上。用肉桂和丁香做成香丸掛在衣櫥裡。拿來打網球。刻個燈籠。建個蜂窩……**

我對他微笑，閉著嘴、揚起眉、抬起頭，想要傳達：「**我明白，繼續下去，你表現得不錯。**」

他的臉柔和了一點，把心神放回卡片上。

凱莉給他一個穿西裝的人走過公園的圖，敦促他：「描述圖裡的這個人。」

他停頓了很久，「獨裁主義者。」保羅說。

凱莉的眉皺了起來，嘴唇則張開，綻出一個小小的微笑。病人並不常會以複雜、多音節的字回應她。她只說，「很好，那麼下一張呢？」

下面兩張圖中的人讓他說出更多答案：老百姓、業餘人士。

保羅似乎看的是圖片中的人臉，而非他們在做什麼，或許因為在閱讀人臉時，是右腦主使。

中風的症狀在他身上橫衝直撞，燒炙他的角迴（angular gyrus，或稱角腦），這樣的傷害往往會導致失名症（anomia），找不到文字、說不出事物名稱，或者無法描述圖像。範疇由他心裡的手指頭間滑過，如果損傷讓視覺皮質和語言中樞失聯，像保羅這樣，那麼他看文字時，就無法傳遞這個訊息，也無法喚起相隨的語音，閱讀和書寫就失能。畢竟大腦並不真正需要它們。口說的語言或許古老，約有兩百萬年歷史，但閱讀和寫作則是最近才開始的迷戀，僅有約四千年，而且由演化的眼光來看，實在是奢侈。

保羅的匱乏很獨特，是屬於他個人的失語特色，但那很常見。它的發生可能和個人無關，但卻各有不同的症狀。有的失語症患者只是念不出事物的名稱，有的則會創造新字，或者像鸚鵡一樣模仿重複其他人的話語，或者卡在某個字上，一直不斷地重複。更奇怪的是，我讀過有些病人會無法自拔地一直吹口哨，或者用很強烈的法國腔說英語，這些症狀全都由受傷的部位而定。我感謝上蒼沒讓保羅不停地吹口哨，或者說法文，但這不過是我最小的憂慮而已。

趁著凱莉和保羅做完治療之時，我也為自己列出了所有的恐懼。他的視力受到這麼嚴重的傷害，教我擔心他一個人獨處之時會發生危險。對他，任何由中央靠右的事物都等於處在另一個宇宙，如果把他的視線轉向它，他就會十分驚奇地注意到這個事物。七十五年來他都以一種熟悉的方式掃描這個世界，毋需思索，他的大腦就會自動處理。如果想讓他的頭轉更大的弧度，來看前方發生的事物，養成這樣的習慣需要時間。要是他沒看到門檻，或者熱火爐上的燙鍋子，會發生什麼樣的情況？

還有，他走路時搖搖晃晃，很容易跌倒，爬不起來。失語症降低了他求救的能力，他受損的右臂、手和腿無法像以往一樣支撐他的重量；就連洗澡也需要人幫助。雖然有人告訴我這種情況未來幾個月會改善，但目前他還不能獨立到可以獨處，就連只是一段時間都不行。我雖然很想帶他回家，但我知道我絕不可能獨力照顧他。或者我可能，但卻要犧牲**我的**獨立自主，我們的生活已經永遠改變了，但我卻不想要沉沒消失在他的疾病之中——然而不這樣做卻很困難，因為他確實需要有人在他身邊當他的守護者，擔任他和外界的橋梁。我不能和保羅討論這樣的困境，他似乎不明白他所受傷害的範圍，也不知道目前他不像以往那麼自立。這很教人灰心，但若瞭解到他中風的部位，就會知道這其實是意料中事。

韋尼克區受傷之後，大腦會忽視它知覺失常之處，以為一切都還很正常。保羅受損的思考能力讓他無法完全掌握究竟發生了什麼，這是我不得不有部分感激的諷刺。他需要休息。有時略微迷糊，不知道什麼面臨危險，也不知道喪失了什麼，反而是一種慈悲，但你如何和一個不知道自己不知道的人討論？就某個程度而言，他的失語症對我比對他更明顯。如果讓他和自己剛中風之時，只能說「姆」的時期相比，他覺得自己很成功，因而勇氣十足——他能溝通。但我知道這樣的情況和他以往的成功對他的意義相去多遠，因此雖然我努力為他說的每一個字加油，卻試著評估在他大腦中，已經消失的、不規則的、錯置的一切。

而我連自己的都評估不了。我的念頭常常透過前幾天的碎片，熱切地重演我們的對話和事件，追尋答案。雖然我努力想穩定自己，活在當下，但我的心智卻變得愈來愈如脫韁之馬。它似乎有自己的約會要趕，由清澄到困惑，掌握任何可以協助的丁點。

由我所讀的資料，保羅復原的最佳機會全仰賴在我和他共處時的希望、肯定、支持。這場假面舞會要把我的人格在醫院和家裡一分為二，把絕望留在他的病房之外，只和他的朋友及醫生分擔，但我發現自己關門停工，只靠自動駕駛維持運作，我的聲音喪失了彈性，臉上失去了活潑，因為我的大腦想要讓我不再去想這些難以承受的痛苦折磨，讓我不再受它的折磨。這是照顧者所經歷的正常反應，因為他們在調整他們世界裡的新秩序。大腦努力保護自己防止震盪，這樣做是好的，人必須在心理上變成與自己相當的空氣動力，盡量減少拉力，回歸基本。

即使如此，壓力依舊和心智混在一起，影響了注意力集中和記憶。我發現自己經常忘東忘西。我在廚房櫃檯上貼了各色的利貼便條，就像小小的船隊一樣，提醒我每天離家之前該做的一切，但我卻一直錯放我的車鑰匙、找不到便條，忘記我該打的電話。

但我記得一通電話要撥。我們很幸運，就在我們所住的城裡，有一間在語言治療方面聲譽良好的綺色佳學院，因此我致電一名語言治療師，問他們是否提供家庭訪視的服務。保羅的身體幾乎不夠穩定到可以離開，而且他的說話似乎也沒有太多進展，但他現在不肯去做物理治療，這實在讓護士擔憂苦惱，而且他又一直吵著要回家。家 home 這個字，來自印歐語系的 tkei-，同樣也造出了 haunt（出沒）這個字。他急切地想要出沒在自己的舊生活之中。

「看，可走……坐……好狗。現在家！」保羅對一名治療師下令，她擺出微笑，但卻忽視他所說的話。

「讓我再看看你自己走路。」她退後一步，正好足夠讓他有走路的空間，但卻又近到如果他跌倒可以一把將他扶住。

他走了幾步，一直不斷地發牢騷，而且每當他由肩膀怒目注視她時，就倒向一側。

「這是你擺出最壞的表情嗎？」她問道，接著又和善地說：「你當然有進步，你走得已經比一週前好了。現在，讓我們看一下你的右手。」

她這建議卻教他驚跳，把手抽了回來。「不，那……那……不……那……」他拍著好的那隻手，彷彿心裡在呼叫逃跑的文字，像「那沒有用」。

她抬起他右手那蜷曲的手指頭時，他嚎叫：「像地——地獄！」

「我要提醒你，我是天主教徒。」她開玩笑說，一邊抬起眉毛。我忍住笑。

「回來！」他把她推開，差點倒栽蔥。她抓住他的病人袍，穩住他的身體。她穩穩地兩隻手放在他肩上，帶他走到角落的小桌子，那裡沒有任何事物會讓他在視覺上分神，然後她再一次幫他拿起叉子、抓穩杯子，握著他的手指頭拿筆。但在她把他不靈活的那隻手指彎得太厲害，超過僵硬受限的範圍時，他就發出沮喪的哭號。他的喊聲部分是真正的不適，但也部分是演出來的、暴躁的，她顯然明白這點，因而流露出寬容的神情。

很快地，他突如其來地站起身：「好了，走開！」而突然傾身動作，病人服隨風飄揚，臀部一閃一現，朝他房間的方向而去，直到她趕上他，現在連她也疲憊而暴躁起來，她領他回到床上。

多年後，他回憶起當時的情景說：「**在我的想法中，我只是假裝在那裡，那些哭嚎在我聽來根本沒有聲音，因為在我心裡，我終於回到我的書中，沉浸在無邊的游泳裡，牽著黛安，是的，看不見的牽引，但同樣也堅強而充滿保護力。黛安我那水中的流浪兒，把那無助的小女孩放逐到翻攪非洲河流的河岸，而我抱著她。她拋開了充滿力量的過去，和亞馬遜的食人魚和巨蟒一起漂流，她的身體化為勇敢的小小生物，我由突襲的犀牛和老虎中救起她，並且虛張聲勢地安全護送她到對岸。**」保羅渴望再一次扮演獅子一般的超級英雄，在他家裡的大草原上，Commendatore de la Piscine（法文，意指「游泳池的騎士將軍」）。

凱莉最後一次來看他，帶著她的出院指示，提醒我們倆他吃東西和吞嚥的危險：「一般的食物、如蜂蜜般稠的液體、藥丸壓碎為泥、小口咬、小口吸、所有的進食都要九十度坐直、徹底嚼食、在吃下一口之前一定要先吞下嘴裡的東西、一口流質一口固體相互交替。」

保羅點頭，彷彿他能瞭解並且一絲不苟遵照她的指示似的，但我們都知道凱莉每說一句，他就已經忘了一句，他需要不斷地提醒、教導，說不定還要嘮叨。她再次強調吞嚥的過程，強調必須在所有流質裡都加上「增稠」，不然就會使分子滑入氣管的風險增高，造成肺炎。肺炎他懂。一次大戰前在還沒有抗生素的時候，它曾肆虐他的村子，他幼時差點因它而死。凱莉的解說是說給他聽，但她的指示卻是為我，因為他的手還沒有靈活到能攪動「增稠」的地步，意識也還沒有達到能測量分量的程度。

我們一起在醫院待了近六週，久得足以擾亂我們的生理節奏。每天醫院裡只有兩個時刻：最荒涼的正午，或者支離破碎的黑夜。對我，離開被日光燈照射的睡夢時光，感覺就像由遙遠的星球歸來。對保羅，離開則像由昏睡中醒來——他被釋入充滿燈光、聲音、動作和色彩的世界。神奇的是，他的世界有個戶外，能穿過風景迅速地移動，而且好不容易回到了家。

家是伸展在死巷底的一座一層樓房屋，位於長著樹林的一塊土地，常有鹿和臭鼬、土撥鼠和浣熊、兔子和花栗鼠，還有一群松鼠出沒，這也是鳥的禮拜堂。我們抵達時，在廚房庭院搖晃花架上掛的餵鳥器，有六隻毛色燦爛的金翅雀正在爭奪最好的棲木。一隻松鼠由屋頂投下身體爬上餵鳥器，碰撞它，把種籽灑了一地（這是牠的目的）。這是雖瘋狂但熟悉的景象，只是保羅已經有一個半月沒看到了。正是花園季節的高峰，玫瑰喧鬧地盛放，煙樹（smoke bush）宛若粉紅色的煙，觀賞草正搖曳著高高的莖，保羅則一副朝聖者在經歷漫長的漂流之後，終於上了岸的表情。

但他卡在車裡動彈不得，我努力協助他想出該如何爬出來，這原本徹底紮根的動作，如今卻已經忘懷，他突然得思索該怎麼做。究竟先放一隻腳，再放另一隻腳、挺身，用一隻手固定位置（在哪裡？做什麼？）接著另一隻手，再挺身的順序如何？他非常笨拙地按著階段一步步地做，有時再度跌回座椅，最後好不容易終於起了身，卻因為這樣的動作而喘不過氣來，就像把自己由合身硬殼中解放出來的生物。接著他得協調進入房屋的小小步伐，數十年來他都是自行踩踏。但看著他跨進門檻時臉上的狂喜，讓我對這所有小細節的憂慮全都一掃而空。對他而言，回家就是新鮮空氣的喜悅、在陽光下烤炙皮膚、睡在自己的床上和在熟悉的環境中醒來，這種種喜悅的綜合。

房子聞起來就像所有老屋在七月中的氣味，蒸騰的蒸氣侵入了地毯，微風引進了足夠的香氣，正好讓空氣有一股幾乎感覺不到的夏日氣息。一道道的夏日陽光滲透進來，彩色的牆面閃著柔和的夏日光線。保羅搖搖晃晃地由一間房漫步到另一間房，似乎是這場所的陌生人，彷彿拜訪唯有在相片裡看過的地方。因為熟稔而早已習以為常的事物，如今吸引了他的注意力。在起居室：彩色的霍皮族克奇納神玩偶、我們命名為貝川和畢布洛斯的沉重的沙包兔子書架，由華沙動物園帶回來的吹氣獵豹就站在我們總是在聖誕節用來裝飾的五呎木槿之旁。在他把軟木塞排為一長列的工作室裡，他發現所有的工具和玩具都在他原本放著的地方。還有他母親、父親和姊姊裝裱上框的深褐色相片。

這間房子是一名昆蟲學家在一九五〇年代建的，有斜斜的屋頂，可以避開高掛天空的夏日陽光，但卻迎進位置較低的冬陽。觀景窗讓整個後院盡收眼底，由起居室一覽無遺，收納了樹木和草，當然也包括淺藍色的游泳池。很久以前，在長久的覓屋馬拉松之中，正當保羅坐在火爐邊，研究斜屋頂之時，他突然產生了預感：他知道這就是我們會廝守終生的所在。而的確如此，我們四處旅行教書或探索，但最後總會回到這小小的封地。

游泳池開放，陽光正炙。我引他走上後陽台，讓他坐在陽光下的扶手椅上，把頭朝天斜仰，閉上雙眼，真心地綻開許多週以來的第一次微笑。

PART 2

文字搭的房子

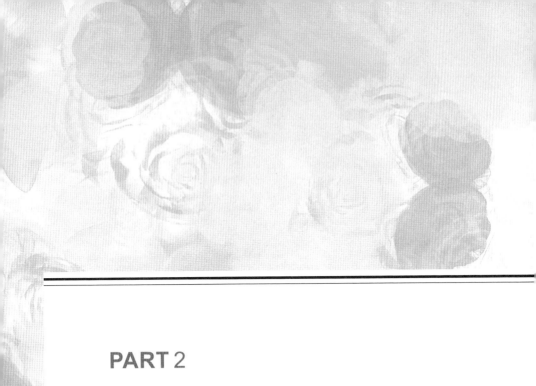

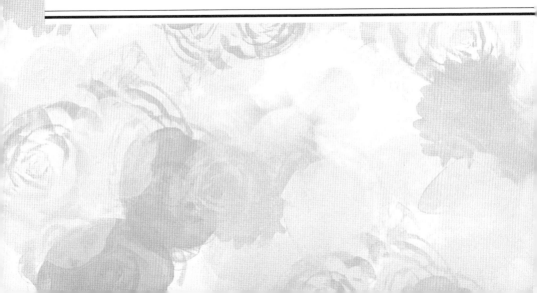

12

神經學家奧立佛・薩克斯[1]正好來到城裡演講，談人類的大腦，並且分享他奇妙的好奇心智。我們和雙方都認識的朋友一起用餐，他聽說保羅中風，自告奮勇次日下午要來訪，這通常是保羅避開大部分人的時候，只有電視上的《獨眼巨人》（Cyclop）能讓他覺得安全而不會評斷他的好壞。在一天之中，這短暫的時刻是保羅和大地全都不太靈敏的時段。

奧立佛出現在紗門前，他是一臉溫和微笑的白鬚男子，口袋裡塞著一個小小的手持放大鏡。我認得這個工具，因為我自己也想買一個，它就像一隻輕便的眼睛，可以更仔細地觀看事物。他似乎是個親切、安靜的人，可能有點害羞，暗褐色的眼睛和年輕的臉孔。他沒有花多久時間，就鑑定完保羅的病情，給了我們一些鼓勵，不但很有價值，也讓我們感到很安慰。

「許多人——包括醫生，都會告訴你們，中風之後的頭幾個月有個機會之窗（window of opportunity），隨後這窗戶就會關閉，你就不可能再進步。到那時，你沒有恢復的能力就永遠不會恢復，你一輩子都會保持這個模樣。」

「不要聽他們的！」他以溫和但熱忱的語調提醒我們。「你隨時都可以繼續進步，一年之後、五年之後……我有個親戚在中風之後十年，還繼續有重大的進步。」

正如奧立佛所擔心的，醫師、護士、書本和常識都警告過我們倆，「機會之窗」在保羅中風之後三個月就會關閉，再想要進步，恐怕速度慢到根本無法察覺。如今奧立佛駁斥了這個教人焦慮、沮喪，而且很可能會應驗的訊息，教我們都鬆了口氣。要是保羅喪失了有朝一日能恢復他曾擁有技巧的希望——不論這希望多麼渺小，那麼他的人生會變成什麼模樣？

奧立佛一邊說話，一邊表現出關懷、尊重和善意——全都毋需言語。我為他的表情如此清晰明白而感到驚訝，尤其對像保羅這樣言語能力遭到剝奪的人。**感謝這些鏡像神經元**，我不禁微笑，**在我們忙著看、忙著聽時，它們辛勤工作**。我不太確定這怎麼可能做到，而且我懷疑奧立佛自己也沒有知覺到，但即使在他談論嚴肅的課題時，他的眼睛依舊閃著光明與希望。

突如其來地，奧立佛雙手輕輕地拍了一下自己的膝蓋，邀請保羅和他一起唱「生日快樂」歌，雖然今天不是這兩人的生日。接著他們又合唱英國詩人布雷克（William Blake）的《耶路撒冷》（Jerusalem）讚美詩，這是他們英國童年時期的經典歌曲，保羅歡聲高歌，雖然走了調。這真是精彩的情景，哥兒倆大唱童年時的歌曲。令保羅吃驚的是，他竟然能記得而且唱出大半的歌詞，因此如奧立佛所期望的，他發現找出熟悉的模式要比確切的文字容易

❶奧立佛．薩克斯（Oliver Sacks），著有《腦袋裝了二〇〇〇齣歌劇的人》、《火星上的人類學家》等書。

得多，尤其如果伴隨著音樂。這個方法對於學習ＡＢＣ和其他課程的兒童特別有效。但會這方法的不只是人，韻律也會讓雄性的座頭鯨記起每年如拉格（raga，印度傳統曲調）一般有節奏的低沉雙元音歌曲。

幾年後，奧立佛出版了《腦袋裝了二〇〇〇齣歌劇的人》（*Musicophilia*），這是融合資訊、見解和共識於一書的抒情寶藏，他在書中談到醫生用「音樂治療」協助失語症患者溝通，尤其是像保羅這樣有大片左半球傷害的病人，因為常常「失語症的人可能可以唱歌、咒罵，或者背誦詩歌，但卻說不出一個介系詞片語。」他鼓勵保羅在說不出言語之時，試試把文字唱出來，並且解釋在頗有展望的治療領域：旋律聲調治療法（melodic intonation therapy）中，失語症患者可以學習音樂說話，用輕快活潑的樂句，這能重新捕捉童年時期唱童謠的樂趣，並且讓大腦中主司音樂的部位伸出援手。病患在唱出詞句之後，慢慢學會說出它們，這可能是漫長而艱難的治療，但經歷了失語症的磨難之後，還有什麼人為了語言不願付出的代價？

保羅和奧立佛立即建立起親善的關係，我想這是由於奧立佛真正瞭解保羅的迷失和失語症的世界，再加上兩人都在牛津就讀過，以及其他聰明、古怪、充滿創造力的男孩在傳統社會中成長的奇特經驗。他並沒有輕描淡寫保羅眼前辛苦的旅程，但他鼓勵保羅，而他對保羅能夠改進的信心，也鼓舞了保羅的情緒。

奧立佛離去之後，因為社交而筋疲力竭的保羅直往游泳池而去，就像孩子爬進母親藍色的懷抱。他上下樓梯，在水裡保持平衡，撇去蟲子和落葉，用蛙式游泳、踩水，這對他的身體都是很有用的物理治療。隨著波浪在他周遭快樂地起伏，他也讓疲累的耳朵和嘴巴休息，只用皮膚這大型的沉默器官感覺。我看著他因為難以言傳的快樂而微笑，不由得滿心希望。

在中風之前，這游泳池一直是超越言語，或者先於言詞的一種光亮，是與他披星戴月寫作時所感受到的不同恍惚，尤其是獨自在深夜和清晨。他常說游泳池比他還要清明，或者說這話的是我？我已經記不得了。想法和文辭的虛構可能是兩人合作完成，即使這兩人並不用「我們」這樣的代名詞來說話（或思想）。回到家之後，保羅每天下午都在游泳，一如先前的夏天一樣，只是如今有一種新的心酸。

「這是唯一永遠快樂的所在。」他承認。

漂浮在淺藍色的起伏波浪之間，沉迷在池子菱形的光線之下，保羅找到了神祕的領域，一個身體之外的無重狀態，在中風之前，他總伴以混合潺潺流瀉的音樂，古典音樂，尤其是印象派和浪漫派的音樂，它們不只讓他的生命充滿了欣喜，也喚起了他對母親的回憶。她是個傑出的鋼琴老師，教他童年村子裡的每一個孩子學鋼琴。保羅中風之後，雖然能唱如〈生日快樂〉這樣簡單的歌，但他卻失去了對音樂的情感反應，游泳的樂趣再也不包括德布西那發著微光的恍惚，或者英國作曲家佛漢・威廉士（Ralph Vaughan Williams，1872-1958）那旋律的繽紛，或者戴流士（Fritz Delius，1862-1934）蒼翠的牧歌。

房子現在安靜了，原本音樂總是由他的書房中滲透出來，雖然我喜歡整天能聽鳥叫，但如今聲音的風景有了如此劇烈的改變，教我有時因寂靜而心驚。為什麼沒有音樂？音樂的各種元素（音調、旋律、情感）在大腦中廣泛分布，許多像保羅這種病例的故事，在病人中風之後，音樂就突然喪失魅力（我有一次腦震盪後也有如此的反應）。如今保羅似乎因音樂而煩惱，他受傷的大腦很可能感官負荷過重。

保羅腦部的電腦斷層掃描並沒有提供多少線索，我們只知道他左中腦動脈有一大塊血栓，額葉和頂葉也有多個區域受到破壞，變薄變弱，因此神經元較少和其他神經元交談，強度也減弱，另外還有其他大片的組織因為缺乏血液供應而萎縮。這說明了幾塊大區域的損傷，但沒有提供磁振造影的細節，後者可以像解讀人的指紋一樣解讀大腦的損失。但我們很難判斷究竟在哪裡發生了什麼樣的損傷，因為就如所有的人都有腳一樣，大家都有基本結構，但卻沒有兩隻腳會完全一模一樣；我們全都有腦，但它褶縫和溝紋也各有極大不同。由於大腦塞得太擠，就像太多衣服都想要塞進運動袋裡一樣，因此每個人大腦的形狀和褶縫模式看起來各不相同，雖然基本的標誌一樣，但一塊重要的小區域可能在這個人某條溝紋的一半，卻在那個人更為隆起的凸脊之處。在造影之時，一區可能會因大腦在做某個動作，而顯示出活動，但那只表示它比鄰居更專注在這個任務上，其他分布甚廣的神經元可能同樣也會參與。

如果要指出保羅的大腦傷在哪裡算困難，那麼更困難的是猜測大腦受傷之後的結果，因為健康的大腦會規畫詳盡的檢查和平衡，而在腦葉奇特的拔河中，一個腦葉可能會因損傷，禁不起掙扎，而影響另一個腦葉的控制。

比如，有些神經學者認為，藝術家起初在右腦半球後方有較多的活動，這是組合我們對世界複雜感官反應的部位，這個理論認為，藝術家因此天生就有比較敏銳、比較容易受到激發的感官。氣味、味道、觸覺、視覺和聲音的混亂纏結經常會受到優勢大腦半球額葉的限制，但若中風使額葉受損，則力量的平衡就會改變。由於沒有辦法約束感官的幻想曲，因此大腦後部就可能充滿了聲音和色彩，接下來就可能創造力爆發。這可能好也可能壞，視程度而定——壞是因為它可能排山倒海而來，勢不可擋（可能是精神分裂症的源起），好是因為它能提供高度的知覺（藝術的根本）。那會發生在保羅身上嗎？布洛卡區中風，意味著額葉受損。無疑地，保羅一定會發現，他的感官會覺得這世界更吵鬧、更明亮，也更尖銳。

印象派作曲家拉威爾譜出他知名的《波麗露》時，據說就剛受到這樣的腦傷。《波麗露》就捕捉了布洛卡區失語症的特色：十七分鐘無法克制、重複、簡單的斷續樂句，只有兩行低音線和兩個旋律主題，不斷地重複了三百四十小節，伴隨愈來愈高的音量和愈來愈多一層又一層的樂器。有人說它掌握了性行為的節奏，也因此被用在男性情欲幻想電影《10》裡。但它是為芭蕾舞寫的曲子，是描述女舞者在西班牙酒店裡躍上吧台跳舞，她忘情地旋轉，襯裙在黑色桌上露出來，疾轉直到最後，引起了喧鬧酒客欲望的泡沫。拉威爾在一九三一年報上的訪問中談到這首曲子說：「完全是由管絃樂團、而無音樂構成——非常漫長而逐步的增加。沒有對照，而且沒有創作……」拉威爾對他的作品十分自豪，讓它演出，但他卻知道它的來源可能部分是出自「沒有音樂」。

保羅少年時代就買了一張《波麗露》，不斷地播放，教他母親大為煩惱。但在保羅中風前，《波麗露》並非他游泳時最愛的拉威爾作品。他一輩子都是「情緒多變、別具一格」的擁護者，因此更喜歡豐富而和諧的《達夫尼與克羅伊》（Daphnis et Chloe），拉威爾把管絃樂繽紛的水彩描繪得淋漓盡致，讓如詩的作品充滿了熱情與傷痛，結合了精湛的技巧和如童稚般的神奇，傳達了搖曳而動態的自然感，包括水的諸多情緒、葉子颯颯作響、貓的喵叫聲和月亮升起，如冷冰冰的白色之神。他創造了完美的迷你印象，以「複雜而不晦澀」為座右銘，呼應愛拉小提琴的愛因斯坦所說的名言：「物理應該愈簡單愈好，但不能把它想得太簡單。」保羅就像樹木精靈一樣，沉浸在拉威爾的波浪、水的波浪和光的波浪之中。

我欣賞保羅和奧立佛一起唱〈生日快樂〉和〈耶路撒冷〉的歡然——就好像不經意絆到了老保羅隱藏的裂片，尚未完全喪失所有音樂狂熱的保羅，即使他終生相伴永不停歇的樂曲已經消失。

13

再一次地，保羅在陽光的恍惚中浸泡在水裡數小時，他掃視水面，搜尋漫遊的蟲子或樹葉或常綠樹的針葉，十分盡責地把它們撈起。這讓他的下午有一種太極的韻律，是少數幾個他曾讓周遭環境恢復秩序的方式之一，就像和尚在禪風花園裡，把成排的石頭耙得整整齊齊（一波波的石頭代表著水）。但保羅因中風而失靈的眼睛卻未必總能看到落在水裡準備螫人的蜜蜂。這些蜜蜂為了無害的任務而出動——收集小桶的水，好讓牠們建築在我鄰居後院一隅的蜂巢能保持涼爽。但牠們約有九萬個兄弟姊妹，而其中有些顯然不喜歡鄰居好心設置、讓蜂取用的水泉。

我涉水走到他身旁監督，如今這已不再是屬於我的神祕夢幻時光，我不再能和他共享藍色的律動，現在得由我來撇開蜜蜂和黃蜂。在水裡，我一邊漂浮，一邊盯著保羅，只覺得自己橫跨了時間，我的心回到十三歲時的夏令營，當時我為了樂趣而學習救生技巧，現在我很高興因為自己會這些技巧，在保羅太快進入深水中時可以派上用場。

令我驚訝的是，中風意想不到地讓保羅獲得了感官的驚喜，一切看起來都比以前更明亮（雖然他很容易就頭暈目眩），聲音變得更響（雖然噪音可能更教人分心），他的觸覺也的確有了改進。糖尿病和皮膚炎使得他指尖的神經變得遲鈍，多年來他連是燙是冷、是尖是鈍、是粗糙是平滑都分不清。他指尖的皮膚好像日曬一樣脫皮，變得粗硬，最後他的指紋全都褪了下來。但它們有個目的，這些瘋狂的天氣系統。它們感知生命細密的質地，描繪一個地理和建築小到看不見的精雕細琢世界。隨著手指滑過布料，整群的觸覺（對疼痛、壓力、形狀、溫度，等等）感受器都發射出去，在它們離開的時候過濾訊息，為大腦提供生動的三度空間地圖。光滑如絲、溫暖、輕快、細膩，像樹皮一樣波紋起伏：就像打了褶的喀什米爾披肩，細緻到足以穿過戒指。唯有當物體的表面和指紋紋線垂直時，受體才會發射，但由於它們波紋迴旋，因此手指究竟是往哪個方向而去，並沒有什麼關係，至少有些受器會啟動，因此幾乎撫觸任何事物，都會有擴大的歡愉。為求犯罪不留痕跡因而割除指紋的罪犯，就犧牲了過程中微妙的知覺。在中風之前，保羅依舊可以推斷許多物體的質地，但並非全部，而且也不如健康的手指那般巧妙。中風後，他整個大腦變得激動不安，因此感官振作起來，而他也會虔誠地觸摸事物，欣賞純粹的生命感受。

「皮膚……這麼……柔軟。」有一天我們在曬太陽時，他撫著我長了斑點的手臂順口說。「太陽……這麼……熱。」而稍晚，在池裡，「空氣……這麼……平滑……水……這麼……這麼……」

「毛茸茸？」我問道。揣測他要說什麼實在是吃力不討好的工作，但很難抗拒幫失語症患者完成句子的誘惑，它就像風箏尾巴一樣，在你眼前擺動，尤其在他拚命努力要溝通之時。

他搖頭說不。

「柔軟光滑？」

「……**絲綢一般！**」他終於脫口而出。

他欣賞屋旁正在盛開的粉紅色朱槿，問它們是不是新種的——它們在那裡至少已經十年了。他滿心歡喜地研究它們蜷縮的花瓣。他開心地聽著鳥兒歌唱，尤其是後門旁常青樹上音調優美的鷦鷯，一直不停歇地唱著小夜曲。保羅則吹口哨回應鼓勵。然而，這花園、這水、這天空，出了醫院如冬天的白色之後，他以尚未損壞的眼睛來觀看大自然，彷彿他出發遠征繞行遙遠恆星的行星。

一個新的憂慮浮現：一天，他步行幾碼要到泳池，卻摔倒而跌進花壇，幸好有一片「草夾竹桃（phlox）」墊著；又有一次，他爬上池子的階梯，結果在最後一級之後突然一傾，一個倒栽蔥跌進草裡，雖然拚命掙扎，卻無法自行爬起身來。我很擔心他的安全（萬一他跌跤時沒人在家怎麼辦？要是我沒聽見他跌倒？），於是我和一家庭園工程公司聯繫，加裝欄杆，由後門到游泳池階梯。其實我可以很容易就告訴工人該做多高的欄杆，但這樣保羅就只能被動地看著，更減輕他的自由感。自己設計和強迫你接受的支柱有微妙的不同，因此我請他在一旁，默默地監督這如水管一樣、堅實的欄杆，從容不迫地判斷把手最完美的高度，並且展示給工人看。

天氣好的時候，他堅持要走到車道上去拿郵件，但有一次他跌倒了，瘀青得很嚴重，爬不起身來。我聽到他的叫喊，趕緊跑出來扶他。因此現在只要我聽到紗門一響，就匆匆趕到前面的窗戶，看他走這短短的一段路。在屋裡，他老是撞到家具，腳趾頭卡在鋪滿整個起居室的地毯，跌倒好幾次，卻不一定會告訴我，直到我發現他膝蓋上新的瘀青或擦傷才知道。我後來才知道這很平常。許多研究都顯示，中風病人中有駭人的三分之二比例都會在中風後頭六個月跌倒，他們臀骨斷裂的機會是一般人的四倍，而這可能又會造成另一次中風。因此他面對了新殺手的陰影：**跌倒**。中風使得身體脆弱，也打擊了他們的信心。他再也不像板球選手那樣，能漫不經心地大步跨過草皮，再也不像直立猿猴那般輕盈活潑。

「把你的眼睛當成探照燈一樣。」我們一起走過前面走道時，我鼓勵他，以為他會對兒時二次大戰的意象有所反應。

他似乎聽懂了我的話，雙眼緊盯著面前的地上，但他並沒有把頭轉來轉去，而是凝視腳趾前面，一小步一小步前進。

「不，是像這樣。」我示範給他看，把頭由極左轉至極右，誇張地掃視眼前約一碼之處，走一小步，轉頭，接著再做相同的回頭動作。保羅仔細地注視我，他並沒有動，只是盯著，顯然迷惑得很。我重複同樣的動作。

這讓我想到成鳥教雛鳥飛行的模樣。牠把翅膀弓起，尾羽全張，減速飛進巢裡，擺出「**就像這樣！**」的姿勢。接著牠跳上樹枝邊緣，向前傾身，一躍而下，接著再振翅。牠一而再、再而三重複同樣的動作，直到夜幕低垂，**同樣看著照我做的指示**，有時一連數天。而且一直對著雛鳥叫出指導訓練的鳴聲。**我在這裡，你辦得到，我在這裡**。

「再試一次，」我低聲道。「你辦得到，我在這裡。」

保羅對著自己喃喃自語，走一下，左顧右盼，再走一下。接著他盯著我，臉上的表情是：**要人家教他怎麼走路，這算是什麼男人啊**？

我們的下一課是室內教學。現在我們知道保羅得重新學習跌倒之後如何爬起身來，經我努力勸誘之後，他終於答應練習。

我們倆一起抓著長椅，壓低身體貼住地毯。

「到目前為止不錯！」我開玩笑說。

「嚇呣咈！」與其說他想說話，不如說他評論對自己成功的機會。

「好，讓我們來試試。躺下來，假裝你摔倒了。」我邊說邊覺得好像聽到預言一樣，心如針刺。

他放低身體躺在地毯上，面朝上，就像觀星。他摸索著文字想要說話，最後只沙啞地說了「……**唔咈！**」

「唔咈？」

「妳知道……」他一手在地上揮，接著突然抬起手來，指向由觀景窗盤旋射入的明亮太陽。

「喔，你想要**小獵狗**？」**小獵狗**是我取的名詞，意思是在沁涼的日子，像小狗一樣懶洋洋地躺在地毯上一汪溫暖的陽光裡。在紐約上州冷冽的冬日，我們經常像小獵狗一樣蜷縮在一起。

「抱歉，不，現在是在訓練站立的技巧，請。」

「啊……」保羅嘆著氣，他的眼睛閃閃發光，就像不經意地撥弄到一根熟悉的絃，我也聽到了它。

「或者該說是《站立的本質》（*the heart of standing*）。」我說。我指的是英國詩人兼文評家威廉・燕普蓀[1]寫的一首悲傷的小詩，講的是戰時的一段短暫戀情，最後的疊句一直重複「站立的本質在於你無法飛翔」。

「記得燕普蓀嗎？」

「哦，記得。」他大笑出聲。

多年前，劍橋出身的燕普蓀到保羅執教的賓州州大擔任訪問學者。燕普蓀抵達時，假牙送修，沒帶在身上，要用海運寄來，至少我們以為他是這樣說的，因為他說話時下巴卡著，再加上劍橋人的口舌不清，把rs說成ws。學生覺得他措詞混亂，難以理解，而且他整天都一直不停地喝雪利酒。一天下午，保羅看到他穿過很深的積雪，一路喃喃前往校園——頂著一頭亂髮的瘦弱身體，穿著軟呢外套、戴著條紋圍巾，腳上趿著室內拖鞋，他看了難過，因此幫他買了橡膠套鞋，送到燕普蓀的辦公室，離他自己的辦公室不過幾間而已。他抵達之後，卻看到比悲哀更深沉的情況，教他震驚。乍看之下，燕普蓀似乎在解答學生問題，一個年輕人和他並肩坐在一張大橡木桌上，燕普蓀身上依舊穿著外套，戴著圍巾，正醉醺醺地在念著什麼，極其和藹親切，而那名學生卻逗弄著他，讓他在椅子上旋轉。保羅帶著橡膠鞋扭開門栓時，學生逃逸了。

一天晚上我們請燕普蓀來吃晚餐，由於他告訴我們在假牙寄來之前，他只能吃流質的東西，因此我煮了蔬菜湯、烤得魚肉都已經裂成細片的鱈魚排、水果布丁蛋糕❷。他抵達時已經醺醺然，而教我失望的是，他喝湯的方法是，由湯匙吸起湯來，在嘴裡吹涼，吐回碗裡，然後再重新喝。除了威士忌外，不論我怎麼使出渾身解數，也無法吸引他，而他則一直在緬懷保羅在牛津的老師佛雷迪．貝特森（Freddy Bateson）。晚飯後，燕普蓀看到我們的望遠鏡，問他能不能用來看土星環，我們樂於從命，那天天空清朗，土星正閃著鑽石般的黃色光芒高掛在屋頂上。起先他無法平衡望遠鏡的部分，因此保羅扶著他的肩膀，讓他保持穩定。

「在那裡！土星——真美！我看到環了！」他興奮地大嚷。我們很高興能供這一丁點宇宙，作為助興的娛樂節目，但我突然發現他根本不是透過望遠鏡在看星星，而是由底下，他

❶ 燕普蓀（William Empson，1906-1984），曾在中國任教。

❷ 水果布丁蛋糕（English Trifle），或譯鮮奶油鬆糕，乳脂鬆糕，一層又一層堆砌起來的甜點，有浸了雪莉酒的長條餅乾、香草布丁，草莓果凍和鮮奶油。

看著的是對街房子陽台上的燈光。

「**哦，老天爺！**」我心想，一邊正好看到保羅在看我。我的頭朝那個方向一斜，讓保羅看向那陽台的燈，保羅抬起眉毛，不過他什麼也沒說。

燕普蓀起身離去之時，穿著新的橡膠鞋站在門口，大著舌頭說：「下週我要搭巴士去哈特福，要去看華勒斯・史蒂芬斯❸。」

保羅和我對視一眼，互相表示：**要不是這很悲哀，就太可笑了**。史蒂芬斯已經作古多年了。

保羅不想讓燕普蓀難為情，而且他也不知道該怎麼回答，只好說：「你會發現他變了。」

我還記得看到這曾經如此偉大的心靈如今殘破不堪的心痛。燕普蓀是病了嗎？還是老了？至少他是因為耽溺在酒癮裡而被拖垮。我心想：「可憐的人，為什麼我當時沒有更同情他？」

我只說：「記得燕普蓀看望遠鏡嗎？」

「我看到環了！」保羅咯咯笑，「嘿……要看星——星星嗎？如果我們看——看天花板……」

「抱歉，不能再拖了，該是練習的時候。」我想著我在醫師診間看到的圖，描繪跌倒後起床最簡單的方式，然後開始教他：

「把頭轉到一邊去，親愛的，另一邊。好，現在把肩膀轉到同一邊，然後讓你的臀部動。

好。現在把你的右臂打橫，把手掌放在地上。」我示範給他看，一邊覺得有點感動，好像在教一隻大海龜怎麼翻身一樣。他花了一點力氣，跟著我做。

「好！下一步是四肢貼地，好像要爬行一樣。」

他辦到了，一臉的驕傲得意，「簡單，接下來呢？」

「把膝蓋彎下來。」我把自己的膝蓋彎起來。

保羅有點搖搖欲墜地跟著做，我伸出一隻手臂，準備穩住他。

「然後你用手臂把自己撐起來。」我邊說邊站起來，保羅則倒在地毯上。

我俯視著他，一邊鼓勵地微笑，一邊擔心他有沒有力量撐住自己。

他咕噥著說：「好……**再來！**」

「等一下，喘口氣。」站起身來並不容易。「好，不然再試另一個計畫，你趴下去四肢著地，或者爬到椅子上，或者長沙發上，或者牆邊上。要不要試試？」

「我能……選擇嗎？我就在地上！」他開始不耐煩，往長沙發那裡爬去，用一隻抓住沙發，接著再用另一隻手握住，然後把自己拉起來。

「太好了！」我高興地喊道。「你在喘氣，還好吧？」

保羅點頭表示還好，接著說：「喘氣——好，好……比……好，哦，妳知道，另一件

---

❸ 史蒂芬斯（Wallace Stevens，1879-1955），美國現代派詩人。

事。」

「另一件事？」

「另一件事。」他堅持。

喘氣，比……好……另一件事，另一件事……他是指什麼？

「比幾乎沒有呼吸！」他終於衝口而出。

我抱著他。「恭喜！你站起來了，而且你也找到你要說的字了。中了兩個紅心。」

他盯著我，那眼神無需言辭，就已經說明了他跌得多深，而成功的標準又變得多快。

「記得理查德．法里納❹那本書的書名——《在下面太久簡直就像在上方》（*Been Down So Long It Looks Like Up to Me*）嗎？」我問道。

他閉上眼睛，一邊淒涼地同意，「正中紅心。」

由於他晚上不再起身逡巡，看專門留給夜貓子的老電影，或者寫稿，因此這是他有生以來頭一次白天活動，我們一起起床，一起休息，就像同一韻律結合的兩個呼吸。我們的夜開始得很早，約在晚間十點，因為十分疲憊，所以倒頭就睡，是在特別費力遠征之後的沉沉入眠。以前習慣早上五點才睡六個小時的保羅，現在睡十個小時，醒來時神清氣爽，而我則睡九小時，醒來時還是十分疲憊。

在大部分的夢中，我總是焦慮地想要回家，一個籠罩著雲霧沉靜而安全的王國。因為旅途而全身泥污的我感覺迷失而孤單，保羅無法再幫我找到回家的路。一個典型的夢是我在英國，外出購物，捧著一袋新鮮蔬果，這時大雨傾盆而下。我因疲累而感到精神萎靡，因此決定招計程車回家，這時才驚覺不知道地址，因為我先前從沒有待過那裡。保羅已經回家了，因此我用手機撥電話給他。但他同樣也記不得地址。我雖疲倦，卻耐心地要他想想看，接著又要他去看看有沒有寫了地址的信封，或者去前門看看號碼。逐漸地，我不耐煩起來，但即使在夢裡我也想到我的焦躁會使他慌亂，而他對自己的狀況無能為力。因此我沉著地和他說話，但還是不免擔心自己是否能找到回家的路。我想這樣的夢也是在顯示我正在適應保羅無法協助我，更不用說指導我的新狀況。

我們也不再按時間來區分疆域。原本他的勢力範圍是陰暗的、隱蔽的、星光燦爛的夜，他在長夜中寫作，而我的領土是光天化日、明亮的清晨，我欣賞早起的清新，在家人和鄰居起床之前獨自擁有整個世界的感動。

我的例行規律是披上綠色的絲絨睡袍，蹣跚走進廚房，赤著腳，彷彿在醒著的夢裡。我打開爐火，然後按照如天體運行般固定的步驟：轉開黃銅的濃縮咖啡機，把它的寬底裝上過濾的水，把咖啡濾網服貼地放進去，打開一袋研磨濃縮咖啡豆，吸入香草細霧杏仁奶油的香氣，用勺子扁平的那一頭把它壓進去，然後轉上咖啡壺的上半部，放進微微發亮的爐環，再開始用奶泡壺準備奶泡，用過濾的水把它裝滿，把三小片奶泡噴嘴裝好，裝上橢圓形的牛奶

❹ 法里納（Richard Farina，1937-1966），美國民歌手、詞曲作家、詩人和小說家。

筒倉，用脫脂奶裝滿一半，等著紅色指示燈發亮，聆聽咖啡機的噴氣和噗噗聲開始運作，把不鏽鋼杯塞進奶泡噴嘴，一手按下流動的按鈕，另一手則在蒸氣噴過牛奶時舉起杯子旋轉，讓它加熱攪拌，直到它最後一波波地噴出來，構成逐漸加高的白色蛋奶酥。於是我及時把手指抬高離開按鈕，以免杯子裝得太滿湧出。同時聽著咖啡機不均勻地軋軋作響，好像蒸汽火車在安地斯山上攀高，最後像肺結核似地咳嗽，停止濾煮。接著我會舀起一團團的泡沫，放進黃色的大杯中，再把微苦的咖啡直接倒進泡沫中，接著再加上一層泡沫奶。這樣的規律讓我能心思專注，邀請繆思女神一起用餐。在家裡泡卡布其諾就像東方茶道一樣，讓我專心一致，是我輕步沿著走廊往下去開始工作之前的必要過程。

但由於保羅現在和我一起醒來，我早餐時不再有這麼多私人時間，因此我換成一大杯綠茶加薑。不再能孤獨地開始一天是個大損失，因為它帶走了平靜的綠洲，縮減了我的自我感受。在孤單的時刻裡，我能夠伸展，填滿整個空間，擴張一點。或者不只這麼被動。也許我擴大了孤獨的時間，以我自己的意思揮灑，以寫作，或者不論我所做的一切，填滿整個空間。在破曉之際，我有時覺得自己是世上唯一的人，這給我愉悅的自由之感。

我在時鐘的滴答聲之間，在夢與醒之間，跋涉在知覺和思想的礁湖之間寫作，等我由凸窗起身去取第二杯咖啡或茶時，就已經寫了一或三頁，卻並不知覺它們在說什麼。往往我會到外面漫步，追尋靈感，巡視早晨，在比我強大得多的古老力量包圍之下，感受自己和地衣與鹿的關係，和大自然其餘的一切一起經歷黎明。

然而突如其來地，保羅加入了我，一起出現在廚房，這實在令人驚駭。

有時他會慢慢爬回床上再睡幾小時，教我鬆一口氣。但若他不想睡，就會要求早餐，「親愛的，還早，」我告訴他，「你還睡得不夠。」

「但餓。」這我不能不理。因此我帶著明亮皺折邊緣和曙光半醒半睡的印象派世界就此破碎、驚擾，我得集中精神，做好準備，測量保羅的血糖、給他服藥、打好胰島素、準備早餐、擔心他的食物卡到喉嚨。

在保羅中風前數十年，我總是自己旅行，也常在同一學期到不同的城市任教，因此我們兩個人的時間還是分屬於自己，我們的關係常常是靠電話、信件、包裹，偶爾才是在溫暖的肌膚、指尖和呼吸聯結。我並不想回到那些長距離婚姻的時光，也不喜歡各自過孤單的生活。但我知道我得找個方法，重新得回我所珍視的孤獨，但我不敢肯定該怎麼做。

而要我不偶爾對自己所扮演老師、服務員、護士，這種種看護的角色感到不耐和厭煩，也並不容易。看護這個詞放在書頁上，應該比其他字都更沉重，把紙張壓得更深，讓它起皺，因為這聽來簡單的工作會隨著它消耗和空竭而磨損。看護有許多邊際利益，包括滋養照顧分享遊戲的純粹感官愉悅。身為北極星，教人覺得特別滿足，感到深深地被需要，找出創意的方式讓所愛者的生活更愉快，也非常有趣。但看護別人卻也等於在你身上打了釦洞，把你縫在某個地方。對孩子，這樣的勞務是為他們未來的投資，而他們吸收所有你教的課程；而對中風病人，這樣的過程也是他們過去的紀念品，兒童是以上揚的弧線學習，像展翼笨拙的信天翁，先是跌跌撞撞，接著日復一日愈來愈強壯而流暢。保羅則沒有學習曲線，而是陷在圓圈裡，他向前猛撲，結果只是繞回原處，跌落地面。

比如，有一天我們一再地演練他接電話的動作：舉起聽筒，按下大的粉紅按鈕，把它打開，對著孔隙說話。兩天後，他站在鈴響的電話旁，終於拿起聽筒，但卻沒有去理會粉紅按鈕，火速按了一堆錯誤的鈕，只聽到機械化的聲音宣告：「答錄機**關著**。」

「哈囉？」他說，以為有人來電，正在對他說話。

我再一次教他該怎麼使用電話。

關於學習的字往往意味著吞食這個世界——**消化**、**吸收**、**沉浸**、**吞食**、**掌握**、**攝取**。保羅滑倒了，走錯了路，回頭來到第一步，摸索著幼兒可以輕易舀起消化吸收的點點滴滴。

他的工作記憶❺受到損害，而沒有那讓我們邊用邊寫下資訊的暫時心理剪貼簿，記得電話號碼的時間就短得不夠我們撥出那個號碼，甚至句子說到尾時已經記不得句頭。通常它只限於七個元素，也因此電話碼是七位數。我知道保羅得重新學習他幾天前才「學過」的事物，他記不得指示，尤其有好幾步的指示。

學習似乎是精華的技巧，但即使是最低等的醋線蟲（vinegar worm），雖然只有三百零二個神經元，依舊可以由經驗學習到該吃哪些細菌，哪些細菌又會使它生病。果蠅學會避開沾有奎寧的橘子果醬（研究人員可能會如此神奇，又如此殘酷）；藍樫鳥（亦稱「藍松鴉」）學會如果咬了帝王蝶的翼會使牠嘔吐；螢火蟲能學會其配偶所發的摩斯密碼。任何有神經系統的動物都能學習，只要它有足夠的時間，而且不會因無聊而放棄，不會因互相競爭的刺激而不知所措。這讓我產生了很大的希望，但保羅能重新學習多少？

是的，看護這個工作自有其希望與魅力，但不利之處是，看護別人的每一個小時，都可能會被干擾中斷。我的日子不再包含可以一長段工作的時間，但我還有背景是二次大戰波蘭的新書要寫，幸而它在時地兩方面都無比遙遠。因此當保羅努力重新學習語言時，我則努力學習在一個又一個段落的時間中，專心工作。這是為人父母打從一開始應付孩子，就學會的手法，他們非得學會不可。此外，他們還學會了一邊工作，一邊豎耳聆聽有沒有吵架或惹事的徵兆。除了這種教導的技巧之外，還有其他許多對我來說都是新作法，比如教他如何用湯匙或叉子，他用了幾十年的電燈開關在哪裡，以及如何爬進車裡，跨過人行道的邊欄，打開牛奶拉環。

一天早上他抱怨道：「我連怎麼擦屁股都不會。」因此我得耐心地解釋，他還是習慣用半麻痺的右手，最好改為用未受影響的左手。那天稍晚，我看到他坐在馬桶上，聽從我的指示。

「好一點了嗎？」我問道。他點頭說是。

這一切都使他驚訝得不知所措，尤其是家用器具機件，部分是因為他的視野受損，部

❺工作記憶（working memory），短期記憶的心理運作層面，用來儲存及提取短期記憶的訊息。

分也是因為這些機件有許多教人無法忍受的黑色按鈕。我努力重新設計我們的房子，讓他可以安全地居住，盡量保持獨立，而不受到挫折。比如凸起的馬桶座、微波爐面板上標示一或兩分鐘的大紅點，讓他能熱食物，爐子則是禁地。由於他連幾個簡單的數目字都記不得，因此我買了有大按鍵的電話，預設號碼，讓他能快速撥我的手機、九一一、他的醫師和兩位朋友。還有比較大而簡化了的電視遙控器，只是他依舊不能把遙控器運作自如，上面的標號看起來就像幾何臉孔，他總按錯按鍵，然後再開始一連串的亂按，使情況更糟。他難為情之餘，常常只為了開關電視機而呼喚我，或是要我再一次教他怎麼更換頻道，調整音量。

用安全剃刀握拳剃鬍子讓他血跡斑斑，因此我幫他買了電鬍刀，但他連用電動的都有點困難，常常由浴室出來時自以為剃了鬍子，但其實只剃了三分之二，一叢叢的白色鬍根由剃淨的部位冒出來。他右頰的右側（他看不見的那一側）依舊是茂密的鬍碴。要他回去重剃往往也是徒然。

這些小事都影響我們關係的質地。保羅依舊不明白自己喪失了什麼，但是有一天，突如其來地，他告訴我，他覺得生命中有很重要的一大塊已經消失不見了。

「什麼？」我問道。他不知道，記不得，但他覺得有東西消失了，他所想做的，只是坐下來，凝視窗戶外。

「你悲傷嗎？」我問道。

「不。只是……」他想繼續說下去，但接下來的那些話卻似乎由他嘴邊被奪去、帶走。

最後他只說：「只是坐著，凝視。」

我相信他。要盡情思索，必須要大量的文字，因此他不知道自己喪失的是什麼，反倒可說是福氣。

在《此時此地的無限》（*The Immensity of the Here and Now*）這本我垂涎書名已久的小說中，保羅寫一名在九一一事件後喪失了哲學信念的哲學家，他的好友為他提供了新哲理；路德維希・維根斯坦（Ludwig Wittgenstein，1889-1951）的哲理。面對一位已經喪失語言的文字大師，我該怎麼辦？

我們現代人和以前的人差別之處，就是我們有非常大量、甚至古怪的自我意識。我們的科學標籤就說明了一切。我們不只是智人（Homo sapiens，意為「有智慧的人」）——知道的人，而且是晚期智人（Homo sapiens sapiens，又稱新人）——知道，而且知道自己知道的人。如今，這所有的知道都需要語言、說話能力和書寫的文字——三種截然不同的任務。保羅的全球性中風幾乎剝奪了他晚期智人中sapiens的能力。他在學新的文字，但知道你知道需要更多的聯結，遠遠超過一堆名詞而已。知道如**降落傘**、**分枝燭台**和**舅舅**這幾個名詞，在你偷走舅舅的降落傘，而遭他以燭台攻擊時，並不能拯救你，那需要一個瞭解的網：純銀燭台有多重，你和舅舅平常有什麼樣的嫌隙，知道降落傘是用來做什麼的，要能算出他追你的速度，以及你是否能跑贏他，記起你母親總提醒你要注意他，還有其他許多顯示你和這世界、以及世上人物曲折關係的事物。

和大部分其他動物不同的是，我們並不是被侷限在迅速、反射，而有限的立即感官經驗之中。活在當下的確是別有韻味，教人著迷——如果你是人類，而且能逃避許多自我傷害的疑惑。對永遠綁縛在每一個消失時刻的動物，或許就非如此。我們同樣也活在消失的剎那，同樣也受我們的感官束縛，但我們可以**想像**此時此地我們感官無法察知但卻明白清楚存在世上的精神，無法察覺但可以想見，因為有人曾經提過或寫過它們，歷史、幻想、宗教、未來、可能、雖不存在但應能發揮作用等等的世界。

我們用文字協助自己記得自己是誰，在做什麼。我們用文字昇華自己如何去愛，用文字解決問題——部分是因為能提出**問題**這個詞的語言，必然包括「**解決之道**」這個詞。兩個詞都包括人是可以用解決問題的方式在世界上發揮作用的動物。運用這些字就教我們明白：我們可以藉著瞭解世界而掌握它。文字愈複雜，故事愈多層，我們的瞭解也就愈精細。有些瞭解的分子顆粒唯有透過細心安排文字的篩網，才有可能發生。保羅在《天鵝人生》（*Life with Swan*）一書中描寫我們：

> 我們最喜愛的詞是「突出」，因為某件事物特別突出，因而成為你的特點。我們永遠都被「突出的特點」圍繞：世界聳立、閃耀，迎向我們，而我們也迎向它……

保羅坐著凝視庭院，再也不能說：「這是個晴朗而霧濛濛的天氣，和昨天不一樣，或許它會燒掉，或吹走。」他的嘴巴僵硬，然後放鬆、僵硬，然後放鬆，最後終於說出來：「半透……透……透明。」接著他靠向沙發後背，歡喜地微笑。上個月他變瘦了，他身後的墊子正好符合他脖子的曲線。

哦！我心想。**他知道半透明和透明之間的差別——很亮，但不清楚的狀態，和光線清澄穿透的狀態。他的腦依舊知道如何運用文字來表達細微的差別。而微笑呢？因為他知道他知道。**

「我的小**新人**。」我邊說邊擁抱他，這話令他非常歡喜。

14

房子裡充滿了低語，因為保羅的大腦無法協調肺和臉部的肌肉，在說話時產生共鳴的呼吸。我們擺出各種如橡皮般的彈性臉孔，練習發出我們字母的聲音，並且噘起嘴唇，彷彿要親吻似地練習發出w的音。晚上，我們舒適地深陷在覆滿玫瑰花圖案的長沙發裡，保羅可能要花半個小時，才能找出他想要說的字，而我則努力猜出他的目標。我學會以分類法問他問題。

「Light house keeper。」保羅以同樣毫無起伏的粗啞聲音說了這三個字，既無手勢，也無高低起伏、重音或臉部的表情作為指引。

他究竟是什意思？如果他要說的是管理燈塔（lighthouse）的人，就會強調light這個字，如果他的意思是只做一點家事的人（housekeeper），他該強調的是house這個字，如果他的意思是皮膚髮色淡的僕人（housekeeper可作僕人解），他就會強調light這個字，並且在說後面的housekeeper之前，停頓一下。

「是個人嗎？」

「不……」他不耐煩地拍著沙發。

「和你有關係嗎？」

「是。」他朝前傾身，我有個感覺，我們已經接近目標了。

「你的藥？」

「不……」

「食物？」

「不……更差……」

他的臉現在扭曲了一點，擺出通常意味著「有點」的表情，並張開雙手手指來回搖擺。

「是一種感覺？」

「是一個物體？」

「不……light house keeper……」

我們這樣兜著圈子，終於接近了他的意思，近得不得了，最後保羅終於接受了一個同義詞，而非他所要說確切的詞語。究竟近到多近？我不知道，只除了看到他非常得意地說出「replica（酷似）」一詞。我所能揣測的只是，他的大腦感覺就像過去一樣，或者：它從前是燈塔管理員，現在卻只能做些輕巧的家事。這樣的詞語讓他專心致意，最後都冒出汗來。

「會不會太熱？」我問道。

令我欣喜的是，他回答道：「不，一道和風在院子裡徘徊了約一分半鐘，感覺很舒服。」

我笑了，他也笑了。但卻停頓了一下，在他明白他說了逗人開心的事之後才笑。我欣賞地捏捏他的手臂。

他的意思是一道微風吹入了紗門，但由於他說不出來，因此他就用同性質的字——任何他能掌握到的字迂迴地形容。**他的描述多麼如詩如畫**，我想道。**身為詩人，我總得努力構思，才能想到這樣的意象**。我朝外望向院子，想像一個像人一樣的小小西風，幾乎看不見的風，長著眼睛。

我累得像泥一樣癱軟，但這不要緊。很少有比靜坐在星幕之下，張開所有的感官迎向世界這般美好的感受。月亮是東方天際點起的燈籠。更多的星星開始閃爍，映照著鑲嵌鑽石的黑色絲絨散放光芒。我聽到輕拍的聲音，循聲透過牆追蹤到房子另一側有兩扇大窗戶的臥室，原來樹枝輕叩著玻璃，就像吵鬧鬼一樣。在我的心眼之中：一根瘦骨嶙峋的彎曲手指，一枝樹枝，一根手指，一枝樹枝，**拍**，**拍**，**拍**。一隻貓像風一樣悄悄穿著樹叢，也許是風召來了貓，很難說，因為太陽褪去，大腦喪失了它在世界上明燦的鏡片。我們並非生來在夜裡漫步；我們的感官動搖衰退，不像花園裡的束帶蛇，展示著背上長長的紅帶，棲息在溫暖的泳池襯布和芬芳食物的土壤之間。

我揣測保羅在想什麼，並試著感受他的感覺，但並沒有費事去問他。他整天都費力忙著找適當的文字，總該休息一下。幸好他喜歡坐著發呆，從不覺得無聊。在《天鵝人生》這本以我們的生活為主的小說中，他曾寫道：

可以花半小時觀察窩在餵鳥器裡母紅雀動靜的夫妻……也可以做其他的事，比如靜坐在擺放著孤挺花和大麗花的桌前，假裝春天已經到來，或者凝視著剪指甲的彎曲弧度和迴旋。

我們一直都能欣賞這種沉思冥想的滋味，並非我們期盼渴望或者在書上讀到的滋味，而是等著我們體認的自然悸動，它主要的意涵是：即使在日常生活中，也永遠有比我們能注意的更多事物，讓我們凝視或讚嘆。對我們倆而言，這就像投入不斷的神奇事物當中，其元件組合無法計數。我總稱之為「凝視」，毋需多言。因此經常有人看到我們一起久久凝視著羊、鳥、草，或者巢鼠（harvest mouse）……

一起凝視很容易，但若要溝通，卻困難到殘酷的地步，而並非僅只於我。幾週後，我取得了財產永久授權書❶，可以在法律上為他發言，並幫他付帳單。他完全忘記該怎麼開支票，因此由我幫他寫好，再由他簽名，用左手簽出奇特而難辨的潦草字跡。這讓我回想起我要上大學時，我父親教我開第一張支票的情景。保羅試了一整天，想要告訴我他在等一張支票，是醫療保險公司寄來的理賠金，但他找不著適當的文字，因此愈來愈焦躁。等幾天後支

❶永久授權書（Durable Power of Attorney for. Property），法律文件，讓當事人授權給他人代理當事人的利益，替當事人做出財務決策。

票寄到，我才終於明白他要說的是什麼。書寫信封、付帳——全都成了累人的挑戰。而當他說話時，在找到他要說的字之前，任何字都可能由他嘴裡冒出來。

最教人困惑的可能是他無法正確地運用代名詞，而代名詞往往是一個句子裡的第一個字。我努力闡釋他在說什麼，卻一直到最後才發現他指的是女人而不是男人。或者他會把自己說成「他」，而不是「我」。這究竟只是語言的問題，還是更嚴重的毛病，喪失了自我意識？會不會是因為他對自己感到陌生，認為所有和他接觸的人都該改正，因此他對自己的想法由「我」變成了「他」？

他的語言治療師來做第一次的評估時，在筆記中包括了如下的紀錄，一再地重複「嚴重」一詞，強調保羅受限的程度，到最後這個詞喪失了它的力量，使她不得不用粗黑體來強化它：

> 病人有**嚴重**的語言表達不足……
>
> 病人有**嚴重**的閱讀理解困難……
>
> 病人可以大聲讀出大寫印刷體文字，不過卻無法表現出理解這些文字的能力。病人有**嚴重**的書寫表達困難。

保羅的語言治療是遵循標準的程序，包括大聲念出字母和音節，學習常用物品的名字，表達基本的需要，讀短句子，瞭解談話。但我很快就發現，這樣的治療是針對迫切的問題，要教導中風病人如何面對日常生活的各種主要活動，而不是協助失語症病患重新獲取他們喪失的文字寶藏、表達細膩的差別，或者聽出幽微的不同之處。我明白語言治療師努力要重建保羅的字彙，由最基本的開始，但保羅卻覺得這樣的做法壓力沉重、無聊，而且屈辱。他喪失語言能力，並不表示他不再是沒有成人情感、經驗、憂慮和問題的成年人。經過這麼多年的教育，保羅現在卻要重新開始研讀相當於小學一年級生的作業本，真是情何以堪。而且由於他大腦受破壞的區域，使他連把簡單的物體和它們的名字連結在一起都有困難。夜裡，在他熟悉的藏身所——書房之中，他努力進行當日的作業。

我趁他不注意時窺視他，燈光由一旁落到他的書桌上，看來就如荷蘭大師的畫作，一個人影彎身在工作檯上，努力要搞清楚幾張冥頑不靈的圖表。他全神貫注，根本沒有感受到我的存在，而且也因為反正他無法看到右方的事物，因此我伸長脖子，靠得更近一點。他非常嚴肅地端詳椅子、燈和狗的圖畫，彷彿這是他原先一眼就認得出來的家人畫像一樣，只是他無法把這些圖和書頁對面的文字連結在一起。最後，他的額頭上刻著如影子般的皺紋，把椅子的圖和狗這個字連在一起，盯著看了一會兒。這四隻腳的動物究竟有哪裡使他困惑？這讓我想到雷內．馬格利特❷的《夢的鑰匙》（The Key of Dreams），其中四個物體中有三個標示錯誤，馬稱為門，鐘叫作風，大水罐稱為鳥，只有手提箱稱為手提箱。馬格利特故意要讓看

---

❷ 馬格利特（Rene Magritte，1898-1967），比利時超現實主義畫家。

畫的人感到混淆，所以把不相干的文字和圖像連結在一起。

下一頁，有些範疇對他有意義，有些（比如，「舉出五種水果」）則令他煩悶無比，我躡手躡腳地離開時，他只想出了四個，其中三個是錯的。半小時後我走了回來，發現他全部都修改過，幾乎用立可白和修正帶把它們塗成木乃伊，而修正過的版本依舊是錯的。

他不情不願地翻過一頁，看到更多的分類，就像殺死一隻龍，沒想到卻生出一打龍子龍孫一樣。他嘆了口氣，用兩手揉揉眼睛，然後拿起簽字筆（felt pen，筆尖是氈材），筆身已經加上了橡皮製的好握把手加寬，他用黑線畫了兩條，就把「星期一」和「月」連在一起，而「八月」則和「日」連在一起，接著他翻了頁。

大腦的分類器受了傷，下班休息，因此分類思考就成了夢魘；然而語言勢必要分類，否則就會變成一堆名詞和動詞，而沒有結合它們的觀念領域。在這方面，我們並非獨一。其他動物——由黑猩猩和鸚鵡到邊境牧羊犬到南美栗鼠到獼猴，到鵪鶉，也同樣會把重要的事物群集在一起，著迷似地把一團混沌放入有用的心理箱籠之中。大腦把這些箱籠貯存在不同的位置，而小小的損傷就會造成大災難。有些病人在特定範疇上會有缺陷：他們說不出顏色，或者動物、水果、名人、蔬菜、花朵，或者工具的名稱。

保羅深吸了口氣，把雙頰鼓起，就像老地圖上的北風圖案一樣，然後再邊思索，邊呼氣。在「不透明」之旁，他圈了「顏色」的分類。顏色？它當然可以當成顏色，就如眩光好像在南極刻畫了新色彩一樣，而那正是他從前可能幻想過的。但他現在並沒有在玩弄這樣的想法，而是在心靈的大風暴中，摸索著文字言語。

保羅終於因疲憊而停止，他的心智宛如長久考試之後的鉛筆一樣平鈍。這些作業耗盡了他腦裡剩餘的精力，他步履蹣跚地沿著走廊進入房間，累得連話都說不出來。通常，學習之後的睡眠會讓事實鎖在記憶之內，但就他的例子，他差點就沒有力氣，讓身體的城邦運轉。就像美洲鶴回家棲息一樣，他也追尋睡眠的靈藥，好恢復自己的體力。

趁著他打瞌睡之際，我翻閱他改正過的作業本，簡直難以置信。書上要他用筆，圈出正確的文字，他卻在這字上打叉，此外，他做的五題中，有三題的結果是錯的，而另外四題連猜也沒猜。在另一張紙上，他把「收音機」和「用來聽的東西」連在一起，又把「氣象播報員」和「指揮交通」連在一起。

是的，他勾出，「**鹽是綠的**」。

他不太確定人能不能看穿鏡子。

對於「你在晚上能不能看到自己的影子？」這個問題，他的答案是不能。我苦笑了一下。「不能」是正確的答案，但有些事情可能是正確的，但卻不是真的。夜裡有月影，何況黑夜本身就是影子，並不是落下來的影子，而是隨著轉動的地球把面孔轉移太陽而聚攏的黑暗。這些都是他原本可能會拿來開玩笑的細微差別，或許會拿來說故事，更可能在我們的餐桌上當作閒聊的話題。如今他卻連基本的差別都還要努力摸索。

「說出合適的詞語完成下列句子。」這是另一個習題，提出俗諺的上半段，讓他說出下半：

「光陰似____。」
「三思而後____。」
「早起的鳥兒有____。」
「熟能生____。」
「孤注一____。」
「見樹不見____。」
「狗是人類最好的____。」

保羅非常盡職地以錯字填進了空白，在中風前，他根本不屑重複這些陳腔濫調，現在它們卻輕而易舉就浮現在他眼前，因為它們通常是貯存於右腦半球熟悉用語的圖書館裡，是日常生活中語言與文字的自動機器人，其中還可能包括了（對美國政府的）效忠宣誓詞（Pledge of Allegiance）、聖誕頌歌、咒罵的口頭禪、和廣告歌。最奇特的舊詞語可能留在未受傷害的右腦，比如保羅會突如其來地以賓州荷蘭裔口音唱出：〈賓州荷蘭區的黃金禮讚〉，這是當年他住在賓州州學院市（State College，地名）時所聽到的蛋麵廣告歌。

☆　☆

次日，他在廚房找到我，指著他張開的嘴。

「餓了？」我問道。

他點頭稱是，張開雙唇準備說話，但什麼字都說不出來。又試了兩次之後，他拉起我的手，彷彿要在狹窄的小徑穩住自己似的，輕輕地搖著它表示強調，然後說：「好冰。」乍看，或乍聽之下，**好冰**聽來很可愛、古怪，而且童稚，讓人覺得安慰，而忽略了他是非常聰明的成人，正在努力彌補他失常的能力這個事實，正因如此，他才會用形容情感的**好**字來形容**冰**，我拿了一小紙碟的無糖檸檬雪酪給他。

「謝謝妳……妳……啊……啊……噢……」他的聲音沉下來，變成深沉的哀傷。

「黛安。」

他不敢置信又難為情地搖頭，重複著說「黛安」。

人名——包括我和他母親的名字，特別難由他大腦的乾涸河道中冒出來：一群脫韁野馬，不斷地疾馳而去。

後來他告訴我，「**在極稀少的時候，我所尋覓的字會像天使一樣乖乖地躺在那裡，懇求我用它們，即使只是用在不成調的心靈小曲上。我掌握了一個字的開始，究竟我是用這幼稚的幽靈欺騙自己，還是它真的有什麼意義，也許有一段距離，也許在海角天涯，非我們習慣所用，而它會一直是捉摸不定的黑夜先驅，是尚未完成的字，註定說不出口，就如嗯——或啊——，由於我的失語失能，因而無法完成它自己。**」

語言治療的許多練習——文字和物體連連看，填空，都強調詳細的、線性的思考，要造訪保羅私人地獄中張開大嘴的廢墟，他受損的左腦。運用他最弱部位的練習卻為他帶來深切的失敗感，一輩子都在追求高成就，同時也是傑出學生的他知道一半錯誤是非常差的成績，而在簡單的作業上有這麼糟的表現，令他不由得再度深感沮喪。

一個天空蔚藍白雲朵朵的日子，我走進起居室，卻見保羅失神地凝視地板。當天早上我們曾相互對對方喪失耐心。我與人有約，急著出門，他攔住我有所要求。

「拿……拿……拿……」他的臉因專心而泛著光，接著他在空中比畫一個方形……「一隻長馬……不！不是長馬，另一個……」

「信封？」我匆匆地問。

「不……不……另一個……」

我打斷他，「我們還有夾心冰淇淋，我知道。郵票？」

「太快！」他慢慢地集中心思，而我卻心急如焚。我開始往門邊走去，他跟著我。「不……妳知道，……那……那……」他再一次地在空中比畫了一個小方塊。

「紙？」

「不！」

「起士？」

「不！」

「你可以畫在紙上嗎？」

「太快！……什麼？」

我放慢速度。「你可以畫在紙上嗎？」

「不！」他的眉毛像烏雲一樣升起，我幾乎可以看到怒氣由他的耳朵裡冒出來。但我不能再逗留。

「我已經遲到了。我兩小時就回來，到時你再告訴我，好嗎？」

「喔咈！」他怒目而視，揮手要我走。「女人！」

我覺得氣惱，但也因阻礙了他的努力而感到歉疚。保羅雖然生氣，但他卻因無法和我溝通，而對自己更氣惱。

等我回來時，他已經完全忘記他要我幫他拿什麼，但卻沒有忘記他要告訴我什麼卻沒成功。我為自己的匆忙道歉，他認命地、陰鬱地點點頭。我們一起在長沙發上坐著，沉默如同冰箱一樣籠罩。俗話常說，美好婚姻的祕訣在於溝通，然而當你所愛已經喪失了他大半的語言能力之時，你又該如何是好？

我握著他的手，以不疾不徐的聲音說：「我知道你很努力想要溝通。」

我急切地想要鼓舞他的情緒，同時也要提振我自己的心神，因此有一連串的論點要說，而我又不想讓他覺得困惑不解。

「但是說話和溝通是兩件不同的事，」我繼續說。「就算你不能說話，我們還是可以溝通。……是的，要多花點時間，也比較困難，不夠完整，但這是可能的！……改進就意味著待在一起，而待在一起就意味著溝通，就算沒有全部都說出來……你是誰並不只是和你說什麼相關，即使你現在有這樣的感覺……我們一起來努力。」我藏在心裡沒說的是，要是他沒改進，就得進療養院的恐懼。

我的台詞是由《面對失語症》一書借來，取材自中西部一家失語症住院醫療計畫的說明，照理說該能安撫他。但保羅身為作家和教授的自我認同非要文字言語不可。這一輩子，他都靠著它們撫慰心靈、運用它們賺錢維生、舞文弄墨表達自己、像捉蝴蝶一樣捕捉稍縱即逝的想法和情感。透過信件和電話，語言文字讓他與隔著汪洋的家人聯繫，也和不論是在他身邊或在電話線那頭的我連結。語言文字是他組織自己世界的工具，他擺脫其他，選擇了所謂的「心靈生活」，保留他的精力，獻給寫作和對文字同樣熱情的妻子。剝奪保羅的文字就等於清光他的玩具箱，讓他遊手好閒不務正業，改變他的身分，切斷他與所愛的臍帶，竊走他的荒漠甘泉。

文字是這麼小的事物，就像腦中的五彩花紙，但它們卻為一切著上色彩，使一切清澄，它們可以為心智染色，或者扭曲情感。小說家威廉・蓋斯（William Gass，1924-）對聖路易華盛頓大學（我曾在該處執教）的學生演講時，曾如此稱頌：「詩人談到熱情、歷史學家釘鑿時間，或者心理分析師在推測我們的欲望之時，就像在我們夢想底層留下的茶葉中摸索搜尋。」

我們用文字捕捉事物，縱使是片刻也好，把它們由錯綜複雜的關係中撕扯下來，凍結在時間裡。比如在我的凸窗之外，掛著二十簇紫藤花，每一朵都是戴著淡紫小帽的小小灰紫臉龐，看來彷彿二十世紀初的淑女，坐在教堂長椅上。「紫藤」這個詞無法捕捉藤蔓連結在結著紅蕾樹上的關係，那紫色的花朵沿著樹幹盤旋攀緣，用纖弱的美包圍住它，這個詞也無法表達紅色的沃土、如南方般燦爛的陽光，以及花朵懸垂在枝頭搖擺的盛況，還有雨和風和百花齊放的花園、這房子及住在裡面的人，以及鳥、蟲、鄰居，和其他所有隨著「紫藤」一詞而來，在它那活躍而充滿意義的生命之中不斷演化無盡關係的「以及」。在我稱它為「紫藤」之際，它就縮小，變成我與同類溝通時所用的象徵，而他們自己的紫藤版本很可能與我的不同。然而文字是我們靈魂的萬能鑰匙，沒有它們，我們無法真正分享生命的廣大無垠。

保羅以前總在夢幻狀態下一寫數小時，輕敲他無意識的小桶，讓文字傾瀉出來。我記得他像黏在廚房流理台前，吹著口哨，像鶴一樣曲起一腿，而柯普蘭（Copland，1900-1990）的第三號交響曲已經連續播放到第五次。我也記得他把一張棕色的包肉紙塗成藍色，最後終於拿起他這張即興製成的地圖：鹽田、紅海、沙漠區。他邊笑邊標示出達那季爾（Danakil，位於衣索匹亞）族和兩名迷失飛行員漫步最後衝突的沙丘，接著再次哼起柯普蘭的走調旋律。最後，潛伏在他心靈附近的新小說終於醞釀成形。我多麼愛看他這般邊工作邊玩耍，灌下浸泡了蘭姆酒的想像碼頭，其中任何的小挑夫，都可能變成誠實的勞工。

沒有文字，保羅怎能生存？我們怎能生存？

15

趁著保羅熟睡，我赴麋鹿林（Moosewood）和友人珍妮共進午餐，這是在綺色佳鬧區的一家素食餐廳，由我學生時代起，就提供符合我所想像的「安慰食物」。我們坐在一張光澤發亮的橡木桌前，身旁是一壁爐架的麋鹿紀念品，上方則是一塊寫了今日特餐的黑板。珍妮是小說家，留著金棕色短髮，眼睛是淡褐色，從小就在鄰近的紐約州小城「日內瓦」（Geneva）長大，在那裡上學，後來才遷到綺色佳，嫁給畫家史蒂夫，他在康乃爾大學教授藝術，業餘擔任特技雙翼機的飛行員，也是高空特技藝術家❶。她熟悉過去時代的日常生活特色，懂得的比任何人都多；她擅長廚藝和園藝，還會手縫精美的百衲被。但最妙的是，她能在一瞬間由傻氣到認真再到傻氣。

我把保羅的情況告訴她時，她的眼神憂傷地擁抱著我。

「他能多說一些字，只是它們不是奇特就是神祕。」

「比如說？」

「嗯，讓我想想……我最喜歡的是eldritch（怪異的，可怕的）。」我不由得笑了一下。

珍妮露出耐人尋味的模樣。「這字聽來有點像elf（小精靈）和witch（女巫）的合體！」

「的確如此。但它的意思是**奇特**、**可怕**、**詭異**。比如飛碟靜悄悄地由 eldritch 的沼澤中飛起。」

「他什麼時候學來這個？或者該問，他從哪裡學來的？」

「天曉得。」

我的記憶回到前一天，保羅站在起居室窗前，透過樹頂，望著夜幕的灰煙。有很長一陣子，他露出痛苦的表情，摸索著正確的字彙。最後他一臉滿足地轉向我，發出了一個字：「eldritch」。這字雖似曾相識，但我還是得求助於字典。之後我再度發現保羅站在窗口，望著灑水器對著花園行著韻律的額手禮。我拉住他的手臂，虔誠地重複：「eldritch」。

「但他依舊不瞭解人們對他所說的大部分話語，」我繼續說，「閱讀、寫作——一切都進行得這麼緩慢。他和語言治療師的進展不多，而他也依舊吞嚥困難……但我不想因為我難過而讓你憂傷。」我突然中斷我的說明。

「妳這是說的什麼話？妳是我在城裡交情最老的朋友，要是妳不告訴我怎麼回事，我才會傷心。這太糟了，我無法想像萬一史蒂夫發生這種情況，我該怎麼面對。」我看著她的臉因恐懼而發白，接著再次柔和下來，滿心同情。

「妳最近怎麼樣？」我聽到她問。

---

❶ 在空中藉著噴煙畫出四度空間的物體。

這是個大問題，而且難以回答，至少表面上如此。我一點也不清楚自己怎麼樣。客套的問候用語不足以回答（「我很好，妳呢？」），而我那已經負載不了的心靈又沒有新鮮的告示。我只在忙碌的漫不經心和無所不在的悲傷這狹窄的範疇之間移動，悲傷的粒子進入了每一個細胞，把它壓沉，每個細胞一粒，恰恰足以讓我垂下頭，放下雙肩，拖著我父母親年邁時的步伐，而不再像還在盛齡的女子。我像幽靈一樣飄浮在焦慮的島嶼（**我自己的工作做得這麼少**），以及使我的熱忱遲鈍、流失殆盡的疲憊之中。憂傷就像大理石做的大衣，我無法甩脫。

「我不**知道**我怎麼樣。」我玩弄著白扁豆、包心菜和番茄丁的混合沙拉。「我可能受了驚嚇或有創傷。有時我感覺自己好像身處在慢動作的車禍中，車子不停打轉，我努力想該做什麼——把腳移開煞車，對，朝旋轉的反向轉動，但都沒用，而失控的車子還在不停打轉。」

「哦，親愛的，這聽來很嚇人！」

「我的胸口和胃裡一陣陣看不見的**翻攪**，然而也有時候，我彷彿行屍走肉，不知道怎麼卻能說話、行動、發揮功能，甚至為照顧保羅而做決定——但這一切發生之時，我都陷入不斷以新的角度伸展、愈長愈深的真實夢魘之中。有時我覺得很虛弱，就像天天被搖晃來搖晃去的破布娃娃……懂嗎？我告訴過你，我真的不知道自己怎麼樣，只知道我是一團糟。」

珍妮的眼睛湧起了雲朵。「妳知道，我打賭有很大部分的壓力，是因為妳覺得自己該為他的復原負責。」

「我的確覺得自己該負責。他原本可以照顧自己，現在不行了。這和以往完全不同，非常奇怪。很大的問題是：更多的進步究竟有沒有可能，或者我不應該再逼他？」

我不記得上回我警覺的那一部分自我擅離職守，在四周巡遊。

「他的醫生怎麼說？」

「他們也不怎麼清楚，因為他的病還在初期。我們對大腦的瞭解太少了，對受傷的腦研究更少。」

她傾身向前，直直地凝視著我，「我該怎麼幫你的忙？」

我想了一會兒，把湯匙浸在香噴噴的燉菜裡。最後我迎向她的眼睛，它們依舊表達著關懷之情，「我一點也不知道。」

☆　☆

在家裡，我在否定和焦慮之間浮沉。否定的情況經常發生，時間短暫（但有時會占掉一整個下午），其中有一次，我看到從前的保羅，那熟悉的伴侶，在經歷戰爭的冶遊之後，回到家裡，回到他以往的自己。

他在書桌前，看著一九一九年凡爾賽會議時的照片，一邊咯咯而笑。一個生病的老人和一個年輕的男孩肩並著肩由他的眼睛朝外望。我不用問他要做什麼——我知道他的腦在構想新故事時所散發的迷霧。他必然感覺到我在他身旁。

他突如其來地旋身朝我，說：「美極了……說幾種花名……」

「玫瑰、紫丁香、水仙、鬱金香、芍藥──？」

「芍藥，」他打斷我，「黃色的。」

我的心開始四處追尋──哪些芍藥？哦，我們的芍藥，種在屋前的芍藥。「它們真的美極了，我愛它們蓬鬆的黃翻邊。」

「翻邊。」他緩緩地重複，品味著這個詞，也許在想像一九〇〇年代初在曼哈頓晚間的聚會中，穿著長袖襯衫，袖口翻邊，戴著黑瑪瑙領帶夾的男人。這是亨利．詹姆斯❷小說的絕佳背景。

「我在五年前種了那一叢芍藥，你知道我搬了三個位置，才為它找到合適的土壤、光線和鄰居。非常容易受刺激的植物，但很美──就像玩具展的狗一樣。」

「妳很勇氣！而我……」他為接下來要出口的話微笑起來，「運氣。妳很勇氣而我很運氣。」他為這句子押韻而咯咯發笑。

通常接下來該輪到我滾動這文字的骨牌，比如「你很運氣，而我神氣，寶氣。」接著他會說：「妳很運氣而我神氣，寶氣，不是臭氣。」以此類推，誰最先接不下去就輸。這回我卻並沒有逼迫他繼續；我不確定他能不能繼續。

不過在那希望芬芳洋溢的時刻，我相信生命還沒真正在我周遭崩潰，我不會只因我們關係中僅剩的一丁點碎屑而感激涕零，我們的生活會回到原狀，回到迷失在霧中的那原本的模樣。

稍後我躺在凸窗前，更坦白地面對我所喪失的一切，接著它強烈攻擊我，沒有任何事物，就連在美好的紫藤下或鵪鶉的歌聲，都無法拯救我步出絕望的深淵。

信心如酒，有不同的濃淡，而且往往靠機會調味。我望著草地，正午的太陽已經在其中製作了一幅光影圖，令我不由得生出信心，認為每一朵苜蓿花都必然蘊含花蜜。但我對保羅進步、復原，重獲語言能力的信心，卻時時改變、日日更替，在它消失之時，沒有任何事物能填補它的空缺。我在心底不斷重複一行詩句，那是我最愛的羅勃·佛洛斯特十四行詩〈林鶯〉（The Oven Bird）的最後一句：

有一隻人人都聽過的歌者，
在仲夏的林間歌聲嘹亮，
讓堅實的樹幹變成迴聲。
他說樹葉已老，而對於花，
仲夏與春，就如一與十之比。
他說初春的花雨已經灑完，

❷ 亨利·詹姆斯（Henry James，1843-1916），美國小說家，著有《碧廬冤孽》、《仕女圖》等書。

梨花和櫻花如陣雨般落下，
讓晴朗的日子籠罩片刻陰霾；
接著又一個我們稱為秋天的秋天來臨。
他說路上的塵土鋪天蓋地。
這隻鳥也會和眾鳥一樣停止歌唱，
只是他知道在歌唱時不要歌唱。
他用除了言語之外的一切所提出的問題，
就是該如何面對已經失落衰退的事物。

該如何面對已經失落衰退的事物，那就是問題。保羅的傷害是永久性的，我告訴自己，而且保羅也必須瞭解這點。如果幸運，他的技巧或許還能再改進一些，只是就算如此，也可能要耗費經年。但他大腦的破壞並不會消失，他永遠不可能回到中風前的生活，不論對我或對保羅，那都是不切實際的目標。他必須對自己是誰展開新的視野：不是他舊有自我無望的褪色照片，而是進展中的作業，而我同樣也必須接受這點。

先前我不明白自己的意識中還保有多少希望，在小小的進步中，我賦予了多少過高的估計，多麼斷然地拒絕承認保羅、他的天賦、我們過去在一起的生活，這些都已經喪失。如今我看得非常清楚。他所剩下的，會慢慢成形，但我們所喜愛的許多事物，我所喜愛的夫妻生活，都已消失無蹤，不論是假裝、希望、祈願他回到舊有的他，而我回到過去的我，都是徒然。我指的是曾經住在我們的房子、曾經填滿我生命的我們，共生同長且珍惜的伴侶生活。再也不可能回復過往人生，這是很難接受的殘酷事實，即使我知道沒有任何人、任何事物會永遠不變。

不論我望向何方，大自然都是密不可分的一連串原子，保羅僅僅向宇宙借了4×10^{27}碳原子，總有一天要歸還，或者就如地衣和樹木，兩者都是行星的作品。「我把自己留給大地，讓它生長我所愛的青草，」惠特曼在《草葉集》中寫道，「若你想要再找我，看看你的靴底。」沒有任何事物會永恆不變，草葉或自我都不會像片刻之前。

我盡力不要把他的現狀和中風之前相比，而是和他中風當時的慘狀對照。中風前的他不再存在。但很難隱藏我的苦悶煩憂，而他經常望著我，眼神明白地說：「**妳在騙誰，妳這愚蠢的人。**」

16

一名我稱為佛萊德的中年居家照護助理最先加入我們，他是個沉靜的男人，理了光頭，臉上長了雀斑，舉止彬彬有禮，他收集古董，喜愛烹飪。他有辦法既堅強又細膩，可以一把由床上抱起成年男子，又能溫柔精準地在小花盆裡插花。

在他認識我們一陣子之後有一天，他告訴我們他讀高中時，他母親得悉他永遠不會有傳統的婚姻之後，鼓勵他去修一門「單身漢理家」的課程，而他上得很有心得。他是個學識淵博的助理，對醫療保健體制也頗為瞭解，經常準備保羅的藥丸，協助他穿衣，並且讓他在室內安全地走動。他的確是個不錯的助理，但我不會對他著墨太多，因為不久我們就發現他偷竊保羅的現金，用保羅的信用卡去刷他個人的消費，還有其他種種不端行為，我們只好讓他離職。

這是我們頭一次體驗到「虐老」的經驗，花了最長的時間和最明確的證據，才讓我相信。保羅更早就懷疑佛萊德，後來我才知道有些像保羅這樣左腦中風的人，闡釋人們臉部表情的技巧反而會有進步，能抓到別人說謊。不幸的是，我也才知道虐老非常普遍，而且不容易逮到，因為原本就沒有人會料到這樣的事，何況施虐者可能魅力十足。受害者是我們之中最病弱的人，這點教人更感痛心。

佛萊德的順手牽羊教保羅對請助理的想法大感失望。他很難瞭解為什麼家庭幫手對我這麼重要，他不明白就像他覺得努力說話教人筋疲力竭一樣，解譯他的言語也教我疲憊不堪，那意味著要改變我的心理步伐，放慢速度，但過程卻並不平和，讓時間聚攏再流逝，十分費勁，好像需要全神貫注的解碼，我成了愛情情報的間諜，無法機敏地、匆忙地，或者毫無倦意地完成它。經過數個小時，我的心靈保險絲就斷了，我的大腦就停止解碼，頭也疼痛起來，非休息不可。原本毋需太費心思的夫妻閒聊，如今變得十分費力，我提醒自己這對保羅會是多麼可怕而教他畏懼。有時我滿懷歉疚地等著他花五、六分鐘尋找適當的文字來表達簡單的思想，不免覺得焦躁不安，就像要身體力行「**忍耐下去！**」一樣的感覺。如果正好在焦急忙碌的情況下，我就不一定有**一直坐著**等他表達自己的耐心。但通常我能瞭解，為他感到難過，因而靜靜地等他說話。

佛萊德可以等待比較長的時間，任保羅搜尋他要用的文字，或者該說他花了大半的時間靜靜地幻想。他和保羅不常說話，而我知道保羅就像實驗室的老鼠，需要「豐富」的環境刺激大腦細胞長出更多的連結。我希望他在清醒的每一時刻都沉浸在文字之中，而且他也必須利用閒聊，集中注意力，而不要讓文字變成背景的聲音。

我想起了那精力充沛、技巧高明的護校學生麗茲，她天生愛說話，又和保羅處得那麼好。我致電給她，請她來照顧保羅，並向她說明工作時的衣著條款是超級隨意，必須時時閒談，而且有很多時間都要和保羅一起待在泳池裡。

一個夏日，純淨蔚藍的天空讓你不由得瞠目結舌，在如日曆、大衛．霍克尼❶的游泳池，或者影星保羅．紐曼眼眸的湛藍之中，麗茲穿著一件熱帶印花圖案的明豔紅洋裝到來。奇特的是，雖然保羅自己只穿游泳短褲或者絨質的慢跑服，但他卻很有時尚感。她一走進來，他望向她的衣著，再回視我，點頭表示他的肯定。那件洋裝沒有袖子，展現出她肌肉虯結，十分強壯的手臂。她的臉曬成深褐，一副非常享受扎扎實實人生的模樣。

麗茲將擔任保羅的兼職護士、文學助手和能幹的女祕書，而且一開始，她就似乎非比尋常地歡欣鼓舞。每天早上，她測量保羅的血糖，如果他的飯前血糖值顯示需要控制，就為他注射蘭德仕（Lantus，抗糖尿病藥物），這是每天注射一次的長效型胰島素。要保羅自我監測是絕不可能的，就算他或許能自行注射，也無法讀出注射器的加注線，或者安全地解讀測試表上的數目字。數目對他不再有任何意義。8很可能被他當成雪人，而1很可能被看作電線桿。他不知道自己的地址、電話號碼、生日。數目字不只讓他困惑，而且他還把它們搞得亂七八糟。

麗茲坐在廚房桌前填裝針筒，把每一個針筒放在視線齊平之處，讓光透過來，注意是否有銀色的小泡泡，輕彈一、兩次讓它們消失。保羅和我則站在觀景窗前，望著一群歐椋鳥飛過天際，來來回回，整齊畫一地掃過天空。接著牠們如漏斗一般往下飛，站穩在籬笆上。

「有多少隻鳥？」我問道。

「四百……不，五十。」他不安地說。

「哪個比較多，」我慢慢地比畫：「五十……還是四百？」

他想了很長一陣子，然後張嘴欲言，我卻突然福至心靈，和緩地問他：「不要用猜的，你能確定嗎？」

「五十。」

「不，四百比五十多得多。」

「五十**比**四百多——多。」他厲聲堅持。

保羅一向是數學高手，也自然擔起家裡大部分和數字有關的家務工作，由計算該交多少稅額，到查水錶上的數字。從前我們常為我數學雖不佳，卻在飛行員筆試拿到一百分而互開玩笑——這個筆試包含了許多駕駛和載貨的題目，必須用圓式計算尺（circular slide rule）而非計算機或電腦來解。我在算術、代數和幾何各方面一點也不行，我可以背乘法表，但不能很快，也不能在承受壓力的情況下來背。因此一邊要在陣風中飛出考試要求的「淚珠形」圖案，一邊要保持飛行速度穩定，同時重新計算我的方向，真是夢魘。而且在練習時我總是算錯，在空中畫出的是變形蟲，而非淚珠形。

另一方面，保羅卻很喜歡數學，數學既不會使他迷惑，亦不會使他膽寒。曾有一次，在

---

❶霍克尼（David Hockney，1937-），影響深遠的英國藝術家、攝影家。

參加無聊至極的研討會時，他甚至算出自己的時薪可以換得多少罐的康寶濃湯！他這輩子所做的數字、比例、衡量大小尺寸所做的練習，是否全都消失了？他的右腦因為這次中風，而造成了多大的損害？左腦的網路辨識我們分派給數目字的文字，但接著右腦則協助想像那數字的規模，只是現在保羅似乎已經捉摸不到這些了。

他靠近我，近到我們的手臂可以互相接觸的距離，我聽到他低語，「兩塊錢。」

「兩塊錢？」

他把一隻手指朝後彎，指著麗茲。

「我們為了某個東西欠麗茲兩塊錢。」

他斜眼看著我，發出：「**妳的記性是怎麼啦？**」的惱怒嘆息。

「**烹飪**。」他再次強調，彷彿在疑惑如果連我自己都記不得一小時前才發生的事，怎麼能協助他康復。

「因為她幫我們買印度菜？」

「對！」

「那是二十塊錢，不是**兩**塊錢，二十，二再加個零。」

他扮了個鬼臉，搖搖頭，「不——**兩**塊錢。」

不，他至少暫時不能讀自己的血糖值和胰島素。數字或許和文字的形狀不同，但它們對他不再是有意義的記號。

此外，超過幾步的指示也會教他困惑。他的程序記憶（procedural memory）——該「如何做」的「長期技巧記憶」在中風時受到太嚴重的傷害，我們不能信任他能做這樣的推理：如果血糖超過一百五十，**就**注射胰島素；如果不到一百五十，**就不要**。

我們也不能信任他能明白什麼時候該吃哪些藥。我恨自己要看他這般無助，但我們還是預先以十為一組準備好針管，把它們貯存在冰箱裡。

我們養成了標準的早餐程序，首先是無糖的冷「熱可可」（兒時的最愛），以「增稠」讓它變稠，這個靈丹要準備可真奇難無比。「增稠」在熱水中會結塊，而可可粉在冷水裡也會結塊，因此我們嘗試了各種各樣的攪打，混合，用右手或用左手攪拌、搖晃，一邊跳莫利斯❷、肚皮舞、佛拉明哥舞和倫巴的奇特版。經過多次的嘗試錯誤和歡笑之後，我們終於學會用熱水混合巧克力粉，把硬塊攪散，然後再加入預先增稠的牛奶。不過要他吃東西還是不容易。

凱莉和其他語言治療師都警告過保羅飲食誤入肺部造成肺炎的危險，這的確有其道理。而這樣的恐懼讓保羅膽戰心驚，教我無法讓他吃太多食物，甚至連多喝點水都不行，然而這卻更加危險。他的體重總共已經減輕了四十五磅（約二十點四公斤），而由於他先前明顯過重，因此現在看來健康得多，血壓也較低。但我們已經到了他該維持體重的地步。由於他無

❷莫利斯（Morris），英國土風舞，由膝上綁著鈴鐺的男人跳。

法飲用一般的飲料而不嗆到，因此總是口乾舌燥，令他渴望牛奶，經常去冰箱偷取，必須一而再，再而三地向他解釋（因為他馬上就忘了）為什麼他不能喝冰牛奶止渴——這種如絲緞般光滑新鮮，帶著一點香草氣味和美好口感的液體。他曾告訴我他愛牛奶潤澤口腔，在吞嚥之後還流連舌上的感受，他愛它來自女性的乳房。他再怎麼喝都不夠，但湊合著每天最多只喝半加侖，如今添上了非加不可的「增稠」，他再也不肯喝了。

驗過他的血之後，安醫師撥電話給我。

「他還是脫水。」她關切地說。

「是啊，他就是不吃不喝，」我悲嘆，「我試盡方法，」不知怎麼，這好像是我的錯。

「妳覺得如果我和他談談，會不會有幫助？」她問道：「我可以下班時順道繞過去。」

親自訪視的家庭醫師如今已成了難得一見的古風，我很感謝她的親切。

「會，」我鬆了口氣，「妳能來嗎？」

所以當天稍後她親自來訪，和保羅坐在長沙發上，而麗茲和我則在一旁忙碌。保羅面對我們，露出被溫柔的蛇髮女妖逼到角落的表情。

「我不想要你疑心是不是有什麼陰謀，」她單刀直入地告訴保羅，「我乾脆直截了當告訴你，的確是有陰謀。我們正在合謀要你多吃多喝，好讓你不要回到醫院去！你得多吃點，這非常重要，你現在比以往更需要營養和液體。我知道你只能流吸進食物，但不吃不是辦法。只要坐直或往前傾，慢慢吞嚥就好。」

過去多次，保羅都仰賴安醫師救他的命。我看著這幕情景，一邊想這是多麼親切，多麼地像部落中的景象：生病的小男孩讓三個關懷他的女人忙成一團。

次日，不論我怎麼努力，都無法掩飾我的悲傷和疲憊。我覺得自己好像成了保羅的教練、啦啦隊、隊友、老師、翻譯、好友和妻子，這些角色全都融合為一，沒有人能扮演這麼多角色，而不筋疲力竭。

「怎麼回事？」保羅問。

我雖忍著不說，但到頭來還是說了出來，「我吃不消。」

過了一會兒，教我吃驚的是，他問道：「妳……唔，唔，唔，……要外屋——不！傻，不是**外屋**……外**面**……屋外面吃飯？」

「是，我懷念我們出去吃飯。」我嘆息著，因為保羅想要讓我開心而感動。我的確懷念那些外食的日子，而且因為他能鼓起勇氣外出而歡喜，但這其實是要他吃東西的計謀。我們一起去了本地的一家日本餐廳，保羅鬍子刮得亂七八糟，穿了一件方格法蘭絨短褲和短袖藍襯衫。保羅向來不修邊幅，不過我們初識之時，他還曾講究地穿著寬鬆的長褲、襯衫、皮帶、薄襪、繫鞋帶的牛津鞋。一九八〇年代他在柯爾蓋特大學（Colgate，紐約州知名大學）擔任訪問教授時，曾經穿藍絲絨運動外套、麥棕色燈芯絨便褲、領口略漿過的白襯衫和彩色領帶，表現男裝的華麗光采。他常哀嘆男人的打扮多麼淡而無味，不像女人能用豐富的色彩和質料來表達自己。

但逐漸地，他愈穿愈少，彷彿蛻下死皮。現在他只光穿著矢車菊藍的短袖襯衫就夠了（幸好他有兩件），便鞋，不穿襪子。原本他常穿的白色休閒短褲，已經被當成一般短褲穿著的方正及膝游泳短褲取代了。自中風之後，游泳褲又變成不同色調格子呢製作的格子花紋法蘭絨短褲，鈕釦前可能有也可能沒有褲襟。有時——如果釦洞鬆開了，他就把短褲反穿。他堅持要穿得盡量舒適，我也無法用**溫柔的**態度說服他做別的打扮，因此我不願在這麼小的事情上和他爭執。選擇爭執的題目，**不要為小事抓狂**，是我長久以來奉行的婚姻圭臬。因此他的衣櫥就像往日服裝的神殿一樣，供奉了他從未穿著的外套、便褲、長袖襯衫和數十條領帶及領巾，包括二〇一〇年他為自己選擇的最愛：花俏的領帶，上面有H1N1禽流感的分子圖案。

在餐廳裡，我帶著他穿過桌椅，到僻靜的包廂，讓他能坐得略微輕鬆一些。菜單上印有主菜完美無瑕美輪美奐的照片，他仔細研究，彷彿它們是郵購新娘。

「有沒有什麼吸引你的菜？」

他緊張抬頭，我明白他不知道該怎麼辦。他會不會出醜？跑出餐廳？在服務生來的時候因為挫折而讓自己難為情？我沒有把握。我穩穩地握著他的手說：「今天你要不要我幫你點菜？」

他的前額皺起，因為室內高掛在牆上的電視機和圍著滋滋作響木炭火盆慶祝的學生一片嘈雜，而他努力要由其他聲音中分辨出我的聲音。我知道重複重要話語的價值。

「今天你要不要我為你點菜？」

雖然他努力嘗試，但卻似乎不能由交互作用的聲音中隔離出我的語音。我傾身越過桌面，緩慢而大聲地用嘴把這些字再說一遍。他放下了菜單，感謝地嘆了口氣。

我點了他中風前愛吃的菜：燒賣，塞了蝦肉的麵團所製作的小小雲朵，和一口一個的蝦子與蔬菜所製成的肉串。我們大半時間是默默地用餐，偶爾誇張地瞪大眼睛微笑，做出「味道不錯！」的表情。他因我們的生活恢復一點常態而歡喜，而我則因為看到他多吃一點固態食物而鬆了口氣。

回家的路上，教我開心的是，他禮貌地結巴說：「謝謝……日本……柴。」他想說的是「菜」。

雖然保羅恢復正常飲食，但卻又變成堅持每天要吃同樣的食物，一點也不肯變化，不論是為了興致、假日、健康，或者任性的樂趣都一樣。我給了他我知道他絕對無法拒絕的食物。晚餐的菜單是著重健康者的夢魘，卻是英國怪人夢寐以求的天堂：罐頭白馬鈴薯搗成泥，淋上瓶裝的肉汁，加上罐裝雞肉或火腿。早餐：盒裝蛋液（Egg Beaters）做成的煎蛋、橄欖油香煎吐司、大豆製的素食培根。晚上他直接由半加侖的桶裡吃大量的無糖香草冰淇淋。這並非他應該食用的低鹽、糖尿病飲食，但只要他肯吃，我就很高興。這些冰淇淋讓他迅速增加體重，因此為了分量控制之故，他非常科學地嘗了一打無糖冰淇淋三明治和冰棒，大部分他都皺著臉表示不滿意（沒味道），最後選定了「克朗代克苗條熊」❸，個別包裝的

「未添加糖」巧克力糖衣包著香草冰淇淋的正方形三明治冰磚。但他卻記不得「苗條熊」這個名字，因此不斷用其他字來替換。

「瘦象。」渴望甜點的他說。

我想像這個圖像，忍不住笑出來。「瘦象？」

「不，」他咕噥著，為自己著惱，也為他所創造的圖像感到有趣。他一手揮去這些字，彷彿它們寫在天空上似的，說：「不是瘦象。」

他用雙手在空中比出一個方塊。

「一個……一個……一個……瘦象！不……瘦象……」

第二天，他一臉嚴肅地確信自己這回一定會說對，要求要「小熊」。他的要求實事求是。他心裡說的是正確的名字，並不是要一個冬天的星座。

「它的名字不是小熊，」我帶著有趣的微笑解釋，「小熊是 Ursa Minor 星座，是小北斗。」

他想了一會兒，微笑重覆，「Ursa。」並且理解地點點頭。

但失語症另一個奇怪之處是，它雖然可能無法以母語來說出想要的字，卻能用你曾學習過的外語來保留它。保羅在半個世紀多之前學過拉丁文和法文，而且他對天文學很有興趣。Ursa是熊的拉丁字，天文學者把小北斗稱為 Ursa Minor，大北斗則是 Ursa Major。

「苗條熊……」我用特別的抑揚頓挫說，意思是，**跟著我念**。

「熊，」他重複道，「熊。」

「苗條……熊。」
「苗條……熊。」

但他的大腦卻根本不肯記下品牌名稱，只記得某個大生物被描述成小動物。因此他還是用各種各樣的名字來稱呼晚上的點心，由「大老鼠」到「侏儒象」，他一說完，就知道自己說錯了，因此笑了起來，然後要我說正確的字，我也說了。但它們沒辦法留在他腦海裡，我也可以試試用「克朗代克」，但過不了多久，我們就放棄了，寧可欣賞由他吃角子老虎似的腦海裡不斷掉落出來的文字。

有時他只是和我打啞謎，在空中用雙手畫出四方形，但不論他找到任何文字，也不論這東西的形狀是什麼，他都用同樣的手勢——郵票、快遞信封、放錯位置的手稿，因此這沒什麼用處，即使偶爾能夠猜對。到後來，我開始把方塊想成 templum，也就是英文廟堂 temple 的拉丁字源。古時候預言家會把四根棍子組成的方塊舉在空中，然後由他所見飛過這個空間的物體來預言未來，不論飛過的是麻雀、蝙蝠、星星、太陽，或是像龍頭形狀的雲朵。這比較像是神聖的圍欄，而非任何具體的事物，是空中的廟堂或保護所，而非大建築物。他不必用四根棍子來做占卜。占卜師同樣也可以用他的棍子來畫出空間的輪廓，而每當他畫出那個方形，它就框住了未來。不論保羅渴望的是什麼——瘦巴巴的熊或是一塊起司，它們都存在

❸克朗代克苗條熊（Klondike Slim Bears），美國冰淇淋品牌。

他腦海中一塊類似的奉獻空間，一個完美的欲望方塊。

保羅肯進食，教我如釋重負，但飲水依舊是大問題。這段時間以來，保羅進步到可以喝如蜂蜜般稠的液體，但他仍然覺得它們就像機油一樣，黏得不自然。一壺壺稠糊糊的無糖檸檬水是他主要的止渴飲料，再加上用「增稠」增到如鋼般硬的可可和牛奶。每週幾次，我們就會重調新的一批飲料，把上一批喝剩的倒進水槽裡，完全沒想到這後來為我們帶來了多大麻煩。

一天，排水孔又堵了起來，我請了水管工人來做檢查，我以為這是例行公事，但他坐在廚房地板上，把一碼又一碼的捲曲金屬通管「蛇」塞進下水道張開的口部，勾出似乎沒有盡頭的黏稠黑淤泥，一而再、再而三，教他驚嘆不已，直到那忠心耿耿的蛇終於伸到一百呎開外的街道。桶子滿了的時候，看起來好像鑽油平台或捕鯨船上的景色，冒著臭氣沖天的大塊柏油。水管工人不停地搖頭，喃喃自語說這太奇怪，**從沒見過**……一直到他離開之後，我們才敢笑出聲來，因為我們剛才明白，我們丟棄了大量的「增稠」，結果它把所接觸的一切都變得濃稠不化，因此創造了多麼巨大的油膩沼澤。水管工人離開之後，我們全都擠到水槽邊，觀賞水再度流下排水孔的奇蹟。

「我想他煮了它！」保羅洋洋自得地誇口，他的意思當然是：「水管工人修好了排水孔。」著迷的能力是藝術家的天賦，顯然這並不會隨著語言而消失。保羅的渴望或許有了改變，但他對渴望的渴望卻並沒有變。教他想起英國童年時代的魚漿、鮭魚和乳脂鬆糕等食品已經不再教他垂涎。中風後，他對巧克力有迷戀般的渴望，而由於他是糖尿病患，因此巧克力必須無糖。

這回他再次嘗遍了各種品牌的無糖巧克力，最後選中一種無名品牌的無糖黑巧克力棒，在本地不容易找到。只要存貨一減少，我就會急吼吼地向紐約市或羅徹斯特訂購，大量購買。有時麗茲和我會走陸路到雪城或康寧市去買，老闆吃驚地看著我們像銀行搶匪似地衝進店裡，要他們拿出**包括**倉庫裡的所有存貨。我們可能帶五十條走。

保羅每晚吃一、兩條，認為這是醫學所需，因為它們含有麥芽糖醇，商標上還印有警語說，如果攝取過量，就可能會造成軟便。有很長一段時間，巧克力棒成了他的豪華軟便劑。一家購物中心的時髦巧克力店認出我是按箱購買的常客，我不敢讓他們知道這被我們當作軟便劑使用，後來換成麗茲經常光顧這家店，擺出同樣的飢渴，唯有這種特別的巧克力礦脈，才能夠讓她滿足。

很久以前，麗茲的房東葛斯塔夫曾經推薦過簡單方便的晚餐「好滋味」（Tasty Bite），這是預先包裝好的印度咖哩，他在蒙古和全世界流浪時帶在身上，以備不時之需。麗茲和她先生一嘗之下，覺得非常喜歡，因此常大量採購，作為露營時之用。一天麗茲帶著兩包「好滋味」：馬德拉斯扁豆和孟買馬鈴薯讓我們嘗嘗。這種食物可以冷的吃，但熱一熱味道很好，我喜歡它們，而保羅更是著迷，它填補了如巧克力和咖啡一樣強烈的渴望。或許這讓他想到自己在英國童年時的過去，或許勾起在牛津的學院時代幾乎天天供應的咖哩牛肉。

不論它的魅力何在，由那天起他晚餐什麼別的都不吃，只吃「好滋味」。他會倒兩袋好滋味到碗裡，加上原味優格，以降低辣椒的威力，徹底攪拌，然後微波三分鐘（按紅點三次）。這成了他最愛的晚餐，一連五年，只偶爾換成外賣的中國菜，或是一碗剝殼蝦。幸好「好滋味」是健康的素食餐點，因為迄今他已經一連吃了一千五百多天。我們的食物櫃總保持三個月的存量，成了咖哩豆子的勝地，不論是暴風雪或颶風，我們都有備無患。

保羅喜歡的除了它的味道之外，也因為它是印度製造，裝在設計給阿波羅太空計畫的包裝裡，經過測試，可以承受極端的溫度和高度——由海平面下到月球上。「好滋味」曾隨著印度空軍登上艾佛勒斯峰，也曾和康拉德．安卡❹一起赴南極，當然也應該適合他這位失語的英國怪人、前板球投手、退休教授、作家？

---

❹康拉德．安卡（Conrad Anker，1962-），美國攀岩家、登山家。

17

在圖書室的壁櫥裡，我存放了紗線、包裝紙和形形色色（由可愛俏皮，到享受的極致）準備送給親友的禮物，全都是我在旅遊中，或正好看到什麼東西適合某人時收集得來。等到他們的生日或聖誕節來臨之時，我就可以拿出完美的小禮物。但現在每當我走進壁櫥，眼睛就落在為保羅收藏的語言標記，比如那本為他而買的迴文❶書，該怎麼辦？「Madam, in Eden, I'am Adam. Rats live on no evil star. Do geese see God ?」他一定會很愛這些，或者由華府佛傑莎士比亞圖書館（Folger Shakespeare Library）收集來的馬克杯，上面有莎翁罵人的話：你這叛徒的孽種。或者歐洲各大城市文學導覽。這些禮物如今看來如此殘酷。

從前我們活在由文字構成的房子裡，我們個人的字彙由意思是胡說八道的flaff，到想要找到對方的mrok呼喊。就如有些夫妻是透過子女建立關係，而我們則是透過文字的喧鬧家族建立聯結。我們在密碼和私密的慣用語中打滾。

比如有一次，我用一隻手兜著滿懷的郵件和雜誌宣告我的到來，沒有任何特殊的原因，

❶迴文（palindrome），就是不論從左到右或從右到左都是一樣的字串。

只是正好有突如其來的靈感，於是我喊道：「郵件鱒魚！」

「郵件鱒魚！」保羅由走廊那頭的書房玩笑地回應我，他很快地微笑著走了出來。

「這是我的郵件鱒魚嗎？」他會問我，為新的暱稱而歡喜，在我的額頭印上一個魚吻。

從此以後，鱒魚就成了郵差和運送所有想要物品的使者。

依你所運送的物品，你可以是咖啡鱒、貝果鱒，以此類推。倒不是因為鱒魚以運送能力，或甚至減少日常不便的能力聞名……（不過，鱒魚）的確有樂於助人的特性……我看不出有品味、感情親密的家庭怎麼可能會沒有這些有趣的怪名字，這些名字讓親人之間的關係更鞏固，也讓聲音的範圍更寬廣，雖然陌生人會怎麼看這小小的和音巴比倫……我不知道。

——《天鵝人生》

每一個字都很輕易地按照我們所彎曲的方向有趣地扭曲。一週的每一天變成了：Mondalsday、Tueselday、Wendelsday、Thurselday、Fridalday、Egg Day（我做炒蛋給他吃），和Sundalsday，手變成了把手，早餐變成了breaklefast，漱口水變成了mousewash，lens變成了lensness，self成了shelbst，sleep成了schluffy，還有強尼．卡森（Johnny Carson）的節目成了Carsonienses。看皮膚科醫生成了「mole patrol」，「Are you a cyclamen?」意即「你

是否不舒服？」（字源：「sicklamin」= sick的減少），這字和仙克來「Cyclamen」的發音很像，教人想到像小花一樣的病人。我們特別喜歡的一個聯想是A.C.H.M.的簡寫，通常寫成Achmed，紀念我們畢生所見最小的老鼠，在聖路易的植物園：「A Certain Harvest Mouse.（一種禾鼠）。」「我們親密的動物寓言集，」保羅寫道，「讓我們擁有一個如倫敦押韻俚語❷般教人揣想不到的私密世界。」

> 常常，穿著室內拖鞋，她在我的腳上步行，而我則慢慢地向後倒退。我們一起發出一種讓我們聯想到本地醫院實驗室候診區水彩畫上所繪的粉紅琵鷺所發的聲音：喀啦——喀啦——喀啦——喀啦，我們成了雙棲雙飛走進走出潮池的鳥兒。

所有的夫妻都有私密的口頭禪和密語，但我不知道為什麼我們會覺得有必要採用這麼廣泛的方言，除非它和我們玩弄文字，把它們按合律合法的方式堆砌起來的工作相關。或許是因為即使我們不工作的時候，也愛戲耍文字，把它們排列組合，以淘氣、推擠的方式，任意地重新安排，既不擔心它們是否合乎文學的形式，也不在乎它們有沒有意義。或許因為我

❷倫敦押韻俚語（Cockney rhyming slang, Cockney rhyming slang），用與單詞韻律相同的片語來代替這個單詞，其中最後一個字與該單詞押韻。

們偷偷地渴望躋身史前的先祖之中，他們出於必要和樂趣，必須創造許多文字，如今這些文字結合成看似毫不相干的語言，如梵文、希太文❸、英文和立陶宛文字，如「太陽」、「冬天」、「蜂蜜」、「狼」、「雪」、「女人」、「敬畏」等文字。

這些文字的先驅很可能是以稀少、粗魯、野蠻的聲音說出。在運動方面，保羅曾把愛國歌曲《美哉美國》的歌詞譯為原始印歐語，並且在康乃爾大學的「宙斯神殿」（Temple of Zeus）這間文學系師生常用的咖啡廳把它唱出來，這咖啡廳裡擺滿了盡是灰塵的希臘雕塑石膏複製品（確確實實地缺頭斷手，少了身體的部分）。文字為我們服務，而我們也為文字效力——有時我們是主人，有時則是奴僕。我們是住在人的社會中，但卻在文字的**文化**裡，文字提出了它們自己的要求，也有它們特殊的陷阱。

☆　☆

一天清晨，我衝去標靶（Target）百貨，為保羅買製冰淇淋機。要走到小家電販售區，得先經過辦公用品區，這回保羅不再吩咐要我買他常用的文具（黑筆、牛皮紙袋、膠水、修正液和高明度影印紙），我卻覺得胃部糾結。**他永遠不會再需要這些東西了**，我想，一邊回憶我們多麼常「像老鼠一樣」，在這些辦公用品的走道上出沒。這只是偶然而不經意的動作，卻是長久以來我們形影相隨的另一印證。如雨水一般熟悉，它是對寫作的禮敬、是記憶中的缺席、是已經中斷的小小歡樂、是家庭生活中喪失的片段。我所感受的痛苦，言語難以形容——在文字之上、之下、不受文字的迷惑。甚至也不是渴望。即使是一百次也無法捕捉掌握那發自肺腑和全新的痛苦。

在那裡，在「標靶」百貨——在亮閃閃的粉紅色筆記本、動物貼紙、亮片、堆積如山的各色彩筆、五彩繽紛的膠帶、推著滿載購物車的母親和興奮的孩童環繞之下，在教人心跳加快的購物音樂中——我呆若木雞僵硬地矗立著，因為我們最喜愛的遊戲已經消失而心驚，所有我們分享的即興文字遊戲，包括保羅即席做的小小歌曲。

在鳥類的世界中，有時一對夫妻會以二重唱譜出牠們特屬的歌曲，雙方各唱自己的那一部，配合得天衣無縫，教人以為這旋律是一隻鳥唱出來的一樣。如果其中一隻鳥死了，這首歌就破碎而消滅逝亡。不過常常獨留在世的悲悼鳥兒會獨力唱出整首歌的兩部，好讓歌曲繼續流傳。而在不知不覺之間，我也發現自己接下了保羅原來的家雀角色，開始創造一些傻里傻氣的小曲，和保羅分享。

我倆一起坐在廚房桌前，看到一隻活潑的藍樫鳥進了院子，由櫻桃樹枝跳到滿是樹葉的地面覓食，於是我開始吟誦：

藍鳥藍鳥在樹上，

---

❸希太文（Hittite），小亞細亞古代民族所用的楔形文字。

你要來和我遊戲？
你在鳳仙花裡舞蹈，
難道不想再看我一眼？
你是這麼個漂亮的小東西——
會不會因為不是黃毛而心癢？

保羅為了這小曲的韻律而哈哈大笑，但我不能確定他是否瞭解這些字的意義。

「你是這麼可愛的小果蠅，」我迸出這麼一句，他回我一個愉快的微笑，因為他明白「可愛」的意思，而且也還能做出社交的反應。但我問他：「你知道果蠅是什麼？」時，他卻搖頭說不。

「我並不笨。」雖然已經說了無數次，但他又再說一次，他的聲音半自憐、半責備。

我耐心地、再一次地向他保證：「不，你並不笨，你有溝通的障礙，文字在你的腦海，你只是沒辦法找出你要的那些文字。」

接著我描述果蠅是一種小小的蒼蠅，總是在一塊塊的水果周圍盤旋。他知道水果是什麼嗎？知道。他明白「盤旋」這個詞的意思。

「Drosophila melanogaster（果蠅），」他宣布，一副漁夫撈到一尾空棘魚❹的洋洋自得。

「天老爺！那個字是由哪裡冒出來的？」我吃驚之餘盯著他看，彷彿他剛表演了魔術。

我的記憶跳到在牙買加的一個午後，在我們頭一次一起度假出遊之時，在一家海濱旅館，其餐廳的菜單到處都是錯字，令我們一連好幾天都笑不可仰。「主廚沙拉」寫成「主便沙拉」，一聽就教人毛骨悚然。但我最喜歡的一個例子是：「烤到像你一樣的牛排。」讓我們想像烤得像羅斯福夫人面貌的牛排。

一碟新鮮的甜鳳梨塊招來幾隻果蠅，其中一隻在我上翻的手掌上慢慢地走。

「Drosophila melanogaster。」保羅興奮地說，回想起他大學新鮮人時代修的希臘文。我以前就喜歡這個詞的韻律，但更愛它的翻譯。

「嘿，你知道它的英文嗎？」我問道。

他想了很長一陣子，我可以聽到在他腦中林間的蟬鳴。

「以前知道。」他終於惋惜地說。

「黑腹吸露蟲。」

他的臉上顯出靈光一現的模樣，努力想說出這些字，不過只來得及在忘記「黑腹」之前說到露，最後一個字還是忘記了。

「黑腹吸露蟲。讓我們想像一隻黑腹吸露蟲的模樣。」我低語道，希望壓抑他的挫折感。

---

❹ 空棘魚（coelacanth），腔棘魚。化石最初出現於泥盆紀中期，生存在古新世及中新世，原以為在白堊紀末完全滅絕，但一九三八年又於南非被發現的活化石魚。

有片刻時間，我們沉默地坐著，想像腹部如茄子的醬紫色澤，茸茸的細毛，磚紅色眼睛的折光體。

那天早上，保羅一直在摸索「皮夾」、「支票」、「吞嚥」這幾個字，挫折感愈來愈重。在他茫然摸索之際，我可能會問他這字屬於哪個範疇，想要幫一點忙，但這樣做未必奏效，因為他可能會說吞嚥屬於拼音的範圍，因為它會用到嘴。如果保羅不能指出他要說的事物或身體部位，我就會問他是否能在心裡看見它的圖像，因為就算沒辦法使用文字，依舊可以產生印象和感覺。如果連這也沒有，那麼還剩下什麼？心靈的痙攣，無法說出的想法或感覺。在他心靈的喧囂中，用一個偶然的字來為另一個偶然的字下定義，就等於是在激潮中說話。文字失去了它們的下錨之地，就像暴風雨的船隻一般漂浮，繫索座鬆開了，護舷扭曲了，再也無法依附任何事物。

保羅常常可以劈頭說出句子的開始，前半句說得很好，接著突然停下來，在最後一個重要的名詞前卡住，突然不知道這句子要朝向何方。這樣的情況闖入了我們最簡單的對話。由於他對數字的運用有了一點改進，知道華氏八十度（攝氏二十七度）的天氣比六十度（攝氏十六度）更適合游泳，因此他在冒險到戶外去之前，非常勤勞地去檢視後窗上的溫度計，然而溫度計受陽光直曬，總是比真正的溫度高華氏四十度。保羅會看到表上是一百二十度（攝氏四十九度），開心地咧嘴而笑，想起他在土桑市亞利桑納大學駐留的那段時間，當地總是破華氏百度，空氣好像要爆出金星來似的，人行道在你的鞋底下燃燒，就連仙人掌都一副烤焦的模樣。來自寒冷多雨海島的保羅這一生都愛戀熱度。我們留著那不準的溫度計，不顧它的不可靠，或者該說，根本是為了它的不可靠而留著它，為它取名為我們的「樂觀溫度計」（和掛在多蔭前院涼得多的溫度計相對照）。

保羅會一邊去拿大毛巾，一邊喊出溫度讀數。在六月的幸運日，他會開心地喊道：「七十五度！這錯的……唔，取消。這棒……」

我等著他再試，雙臂懸在身旁，計算著時間。

他再次露出慌亂的模樣，因此我決定該是幫他的時候。「**溫度計？**」

「這錯的……這錯的……唔。」

「**溫度計**。一百度。」保羅鬆了一口氣地宣布，他往外走時身體明顯地放鬆，握著欄杆，終於朝游泳池的階梯走去。

但這天的氣溫只不過是華氏六十度而已。

說到一半的句子成了新的標準，這表示我毫不動搖地聆聽和他毫無結果痛苦的嘗試。他一波波的言談、珠璣諺語和輕鬆的閒聊都已經消失。他對自己發怒，如今他結結巴巴、不得不模仿別人的言談，或者改換辭句才能表達意思，**怎麼可能不發怒**。我默默地在心底吶喊，**這痛苦的一人聚會**。

保羅備受折磨地搜尋文字，令我想到山繆．貝克特的作品，這位狂放而荒謬的愛爾蘭劇作家、小說家、二次大戰中法國地下反抗軍的成員，作家詹姆斯．喬伊斯的文學助手。在貝克特最知名的劇本《等待果陀》中，他把上帝的不可解描述為「神的失語症」，而上帝也發出如失語症一般不可解的話語，如「呱呱呱呱」。我對貝克特小說中的角色瓦特有了新的理解，他說話就如失語症患者一般奇特，文字的順序、字母和意義混亂複雜，扭曲歪斜，無人能解。「在他的腦袋裡，」貝克特這麼描寫瓦特，卻不知怎麼教我想到保羅，「聲音就像老鼠輕快的腳步一般低語它們的規則，彷彿塵土中疾奔的小小灰爪。」

貝克特是靜寂的監護人，總是創造出受語言失能折磨的角色，他們張口結舌，無法言語。他這一生以幽默、樂趣和頑固的荒謬，敘述那無法言傳、個人啟示的生命，以及幾乎屬於人類語言的每一幕啞劇，由第一片樹皮，到最後的沉寂。保羅欣賞貝克特，尤其狼吞虎嚥他宛如失語症的有趣小說，並且和學生分享。如今在命運奇特的撥弄之下，保羅說話就彷彿貝克特劇中的角色，彷彿他活在貝克特的小說裡。

我重燃起對貝克特的喜愛，結果無意中發現他最後的作品：一首失語的詩，談的是所有的人在語言的喧鬧和拯救之外的終局！一九八八年七月貝克特在廚房跌倒（很可能是因為中風）之後，教他迷惑而震驚的是，他醒來之後就失語，一直未能完全康復。他最後一件作品：〈那是什麼字〉以冷酷無情的失語症狀自我折磨。有五十行，它不可自拔地呼應著支支吾吾的哀嘆：「在那遠方模糊的什麼……那是什麼字——」

在這首詩奔流的重複、省略、遲疑和結巴之中，我聽到保羅的聲音，聽到他轉彎抹角地尋覓那失落的文字。保羅不知道貝克特中風後的失語症，也不知道他最後一首詩的背景，我決定不要告訴他。貝克特中風一年半後去世，他在世最後的日子是失語的，待在沒有多少家具的小小房間，看電視上的足球和網球賽，只有他兒時的義大利文版《神曲》為伴。

這情景太淒涼，不能植入保羅的腦海，他依舊相信有復原的希望，我也要他繼續朝這個方向努力，而我也是。只要我們倆都能由衷地嘗試，至少我們之中有一人一定能夠勝利，而不論是誰，都沒有關係。

18

我們很高興接到一位朋友寫來的打氣信函，其中用了印尼的片語 Holopis kuntul baris（赫洛必斯庫土巴瑞斯），這個句子是在抬重物時，用來召喚額外的肌肉力量，或者在經歷心理或情感的重擔時，召喚更多精力。我習慣對自己喃喃地念著這個片語。在美國，我們有口號、有戰歌、有帶動唱，不過我們依舊可以用屬於自己的片語，其唯一的目的就是集中消逝的力量，一種聲音的丸藥，完全是為了鼓舞決心而發。

保羅的重大危機或許已經過去，但卻有許多較小的危機繼之而起，並且伴隨著揮之不去的恐懼。他會不會跌倒？憂鬱是否會再度襲來？他會不會放棄語言治療？他能不能學會撥九一一電話？他肯不肯用手杖？讓他烹飪是否安全？會不會有藥丸吞嚥不當，卡在他的喉嚨裡？這些事往往比我們預期的更常發生，那灼燒的藥丸會像吸盤一樣吸附著，要天長地久才會落下來，讓他喉嚨受到化學藥物的燒燙。會不會造成另一次駭人的流鼻血？他會不會刮傷他的腳，踩到小碎片，或者因蟲咬而抓搔（這些全都會造成感染）？會不會染上肺炎（有時只是源自單純的感冒）？高血糖？高血壓（通常先由頭痛開始，但頭痛也可能是很普通的毛病）？把食物吸進氣管而無法咳出來？萬一他摔倒跌斷骨頭？每一天，我都不知道會發生什麼樣教人擔心的狀況。

另外還有其他比較小的危機：想要揣測出帳單和稅的來龍去脈、撥電話號碼、操作影印機、草擬信件的措辭、外出（銀行、餐廳、診所），或者保羅想要回應陌生人的要求說話。度過這樣的日子，就像在鄉間小路上跌跤，而其他的日子則像駛過滿是大洞的街道。哪一種會震壞車子的底盤？

若是沒有我們每天早晨的甜蜜依偎，恐怕很難面對這樣的考驗。保羅的睡眠逐漸回到晚睡晏起的規律模式，但新紀元該有新的儀式。因此黎明即起的我往往在上午十一時爬回床上，喚醒保羅，我們互相擁抱依偎大約半小時。接著很快就會聽到**乒乒乓乓**、**嘁嘁喳喳**、**劈哩啪啦**——那表示麗茲開門進屋，微波熱水，準備泡咖啡，把洗碗機裡的碗盤拿出來歸位，準備藥物、開始做保羅的早餐，並且安排她早晨該做的雜務。

感謝老天讓大腦有它自己的心智，因為每逢週末假日，或者在麗茲的各式旅行而不在家的時候，我就得身兼潛艇指揮官兼船員，常規的早餐、餐後的藥物、然後也許是刮鬍子或淋浴，或者是協助他穿衣，午餐的藥物，游泳並小心翼翼地照顧他進出泳池，準備晚餐、晚餐藥物，用那複雜無比的電視遙控器不斷地轉換頻道，遙控器上一排一排的按鈕和箭頭看來好像外星賓果的神祕符號。或者我會為他讀信，幫他處理帳單。幾天下來，我累得五臟六腑都翻騰不已，睡得如地層般深沉，而不只是幾小時就夠。

除了和保羅相處的此時此地之外，還有不時上演的家庭肥皂劇。比如我外出一個下午，回來發現房子遭了雷擊，斷路器（circuit breakers）跳掉了，火災警報器唧唧作響，電視短路了。雷擊時獨自在家的保羅洋洋得意地告訴我，他看到一球閃電由地板上升起，穿過天花板，爆出火花，讓他跌回沙發椅上。我們的家庭咒語「從沒有片刻沉悶」變成了古怪的輕描淡寫。

為了安全起見，我一再重新安排家裡的配置，以配合保羅所喪失的平衡、肌肉力量和視力。任何他可能撞到或摔倒的物品都移走了，尤其是小塊的地毯。我把他的盤子和杯子放在最容易取得的地方，並且把他的刀叉放在餐具抽屜的上方，讓他可以分辨這些餐具，並放在它們摩登流線、卻很難使用的丹麥兄弟之旁。

他最喜歡的食物永遠放在冰箱的最前排。雖然他會自己用有嘴的牛奶盒倒牛奶，但卻經常灑翻；除了可以清洗的餐墊和圍兜克盡職責之外，我還準備了多餘的抹布。電話線已經用粉紅色的絕緣膠布貼在餐具櫃上，以免他絆倒。

我還另外請人裝了凸起的馬桶座，因為他右側的肌肉不如以往強壯，恐怕起身不易。長沙發上也另外多放了枕頭，提供他支撐。就連廚房垃圾袋這樣的小東西都得做改變，因為上方打結的袋子令他困惑。

一點一點、一滴一滴地，生活開始配合他的疾病，而他的病也有了它自己的生活，成了這家裡的另一名住客，一位重要人物，有特殊的飲食和日常作息。就像里爾克唯一的那本小說《布里格手記》（*The Notebooks of Malte Laurids Brigge*）中那段如詩般的段落，戴特勒夫

（Christov Detlev）之死。他寫道：「戴特勒夫之死，」他的意思也包括戴特勒夫之病，「已經在烏薩戈達活了多日，和每一個人都說過話，並且提出要求。要求別人把他抱來抱去，要求住進藍色的房間……要求狗……要求，並且叫喊……他的死急不得，它來了十週，也待了十週。在這段時間，它比戴特勒夫這輩子以來更像是一家之主。」

大學時代，我把這整段德文原文全部背下，因為它刻畫入微的句子深深打動了我。當時我並不真正明白人的病怎麼可能會填滿家庭的每一個角落，怎麼會有它自己的生命？在它的奴役之下，逐漸擴及一切：日程時間、**出場人物**、三餐、家具、旅行、常規、氣候、對話、房間的配置，甚至連「鎮靜」、「獨立」、「自由時間」或「休閒」的定義，都有了改變。平和沉靜躲在小小的角落，當你找到它時，一定要好好珍惜，因為你知道它是會再度溜走的幽靈幻影。日常生活的定點起了變化，有時，就如戴特勒夫的例子，病或死就彷彿存在屋內，比病人本身更真切。這不是我們能選擇的住客，但我們卻能適應它，就像適應其他人一樣，直到新的常規成為習慣，新的憂慮刻畫在我們心裡，新的面孔成了習慣，而日常生活的紋理質地再次成為我們熟稔的一切。

理智上，我明白這點，但各種各樣的新常規使一切都顯得臨時而不確定。許多日常的瑣事——比如準備保羅的藥物，需要嚴謹的注意力，一個不小心，就可能會有可怕的後果。我不能容許自己有崩潰瓦解的奢侈。生命原本就是神祕的旅程，如今更在毫無預警的情況下有了變化，由輕鬆淡定到如臨深淵。我得面對醫護訪客和員工，應付新的生活規則往往意味著找出我潛在的指揮官，讓她主持一切。但有些日子裡，我心中所期望的就是蜷縮在一旁，受人照顧。正如照顧者常常感受到的，往往沒有多少空間可以容我擔心憂懼。

中風改變了家裡的每一個人。我驚訝地發現照顧會使人化為定型的角色，而非再維持人與人之間的關係。人通常扮演多種角色——由情人到雙親、寶貝、舞會王后、戰士、花匠、八卦王、僕人、學者，等等——全都是明確的、固定的，如由露營營歌轉至長笛獨奏那般明確。有什麼改變？如今我不但失去了從前的保羅，也喪失了和那無法得回的他那部分在一起的部分的我。比如像空間迷畫家埃舍爾（Escher）那句說我們各自是對方孩子的雋語，如今我卻看到它產生了多麼大幅的偏移。

「你依舊是我的孩子，但我卻不再是你的孩子。」一天我淚水盈眶地向他說。

他張開雙臂擁我入懷，用他不便的右手撫摸我的頭髮，再以左手摸我的頰，吻我的鼻梁，低語道：「哦，小甜心，」接著他把手放在我的胸骨，猶豫地像念咒般地說：「安全。」

我的習慣也在改變。我比以前更容易表達情感。在這樣脆弱的狀態，他需要我對他更親密，而我也需要更親密的感受。

有一次他說：「妳不知道……想妳……不在。」

「我不知道我不在時你多麼想我？」

是的，他點頭。我知道他指的是我外出一、兩小時，而我是他最近混沌人生中唯一不變的常數。

在許多方面，我都成為他發揮功能的那一部分。雖然我並非故意，但偶爾我卻會發現自己代他說話，彷彿他不在面前似的。我很容易就會這麼做，尤其在多年同處之後，我們其中一人憑直覺就知道對方會怎麼說完一句話。

「你的手感覺怎麼樣，保羅？」我們例行就診時，安醫師問道。

失語症病人在緊張或壓力之下，說話往往會比平常更困難，就像口吃的人一樣。我不假思索代他回答道：「還是讓他覺得困擾，但他堅持要用右手吃飯，而不改用左手。」身為照顧者的我在反射動作之下，成了他的聲音。

「是這樣嗎？」她重新把對話導向保羅，一邊檢視他依舊曬成棕褐色的右手，輕輕地張開他彎曲的那根手指，再彎折其他手指，測驗它們的動作範圍。「你用右手吃飯？」她的視線直接對著他的眼睛。

他點頭說是。

「那很好。」

他露出驕傲的微笑。

「我想這能協助你重新訓練你的手，所以你該繼續這樣做。」她慢慢地以尊重、關懷的聲音說。她穿著一件鼠尾草紫的長洋裝、深綠色的外套，塗著相配的綠色眼影，用線繩把及肩棕髮綁在一邊。綠色很適合她，我由保羅欣賞她身上草綠色彩的眼光中讀出他的心思，知道他想告訴她，她看起來多美，但他找不到文字。

「你的手能用是好事，雖然我知道它有時可能很難控制。」她邊說邊繼續檢查，檢查他的心臟和肺臟。我知道保羅不懂她所說有關新藥和分量的內容，但現在她的話是針對我們倆而說。

談到代保羅發言，我只是想要幫忙而已。當所愛的人有了困難，另一方就會接手，但這樣做可能會有反效果，使他顯得無能無助。因此後來我盡量讓保羅參與對話，彷彿他懂得我們所說的一切，以免他覺得自己好像幽靈一般——不只是寂靜，而且好像愚笨而無意識，好像隱形人。

因為保羅的身邊有助理、醫師，或語言治療師，因此有時我就用保羅出生時，母親為他取的聖徒名稱來呼喚他，這是個公眾的名字，並非我們自己創造的那些有趣的綽號。而且我會按照傳統的方式來說話，就是我們置身陌生人之間時的說話方式，而不用像家人那樣親暱的話語。這不只使我們的交談顯得非比尋常的正式，也擴大了我們之間的距離。因此每當沒有旁人在場，我就會回到我們宛如爵士那般的抑揚頓挫，創造充滿情感的音符聲響，因為我們依舊可以不用一般的文字而能溝通，而感到欣喜。每天晚上晚餐之後，我們坐在長沙發上互相偎依，一邊看著如壁爐火般明滅閃爍的電視機。這些都是當天最甜美的時刻。

「想聽猴子寶寶的聲音嗎？」一天晚上我們獨處時我問他，在我知道他完全不能用言語表達之時。

要，他點頭。

我發出嗚咽的嗚聲，配合無助的嬰兒表情。他把我拉近身邊，擁抱著我。任何人對這樣的聲音都會回應，就連狗也會。有些聲音對哺乳類是放諸四海皆準的揪心——尤其是受苦的嬰兒或者痛苦的人，有些聲音對猴子和猿則特別容易有反應，因為牠們透過充滿情感的聲音、臉部的表情和手勢，傳遞許多資料和細膩的情感。就連雄糾糾氣昂昂的鱷魚，在聽到你模仿哭泣的鱷魚寶寶高調的聲音之時，也會趕忙跑來。這些原始的哭號嵌在我們的腦海裡，自動就引發反應，或許這就是語言的起源，由不由自主的喜樂、痛苦、歡愉、好奇，和其他生動的表達。

我們整個晚上都忙著發出情感純粹意味深長的猴寶寶聲音，嗚咽、咪嗚、啜泣，為這新的溝通之泉而歡喜，並且因為不管有沒有文字語言，我們在一起依舊能傻里傻氣，而開心歡笑。

19

保羅每天都會依照安排，乖乖和語言治療師在圖書室半小時，出來時已經筋疲力竭、灰心沮喪，因為他努力以各種習題懲罰他的腦袋：填空、列出同類的字（你可以列出多少種花？一種也不行……你可以列出多少種動物？一種也不行……），文字與圖畫連連看，以及其他種種語言技巧。她想教他自問：一個字屬於哪一種範圍？這個物體是什麼顏色或形狀？如果他可以排除其他許多互相競爭要他注意的事物，他所追尋的目標就能清楚得多。雖然這些習題很簡單，但他卻覺得它們很費心思，而且有時根本無從回答。

稍晚，我看到保羅對著作業簿苦苦思索，想要把文字像撞球檯上難以掌握的撞球，堆成屬於同一觀念的三角形——**他堆砌折磨的是他的大腦**。

「碗能游泳嗎？」作業簿上問了這個問題。我知道他們想要的答案是「不能」，但碗可以漂浮，即使是沉重的碗也行，只要它夠平夠大，比如像油輪那般平底的大碗公。如果保羅的想法也是像這樣，那麼他的答案就會是錯的。他們指的是無生命的家用小碗，不是深洋中擁著潮流、珊瑚、植物和生物的碗——而就連這碗自己，也漂浮在地球上鐵和鎳的液態核心之上，它的搖擺創造了地球的磁場，而非地球漂浮在太空中的碗——或者，既有這許多生物在其中，也許它是在游泳？

「水會結凍嗎？」這題簡單，但其他的問題卻視文字的解讀，比如不是日常俗語中所用的意思，就會產生不同的意義。「子彈會長大嗎？」有些子彈在撞擊爆炸時會擴增，這可以說是**長大**。「珍珠會飛嗎？」如果有人拋擲它就會。「海狸會說話嗎？」，艾派納❶牙膏廣告中的海狸還會唱歌哩。「警報（siren，亦作海上女妖解）大聲嗎？」空襲警報當然大聲，但希臘神話中長相如鳥，魅惑船員走上死路的女妖則未必。「石頭會燃燒嗎？」它還問：怎麼燒。陽光炙烤海灘上的石頭，或是圍繞營火的石頭就會燃燒。「袋子會皺眉嗎？」經常如此，尤其在雜貨塞得不夠均勻之時。「長尾鸚鵡溫馴嗎？」店裡買來的——是。但野生鸚鵡卻在數大洲上作窩，並不受人類馴養。保羅很喜歡棲息在佛羅里達棕櫚樹上愛嘰嘰呱呱的和尚鸚鵡（monk parakeet）。「馬鈴薯是空心的嗎？」不……但我一讀到這個題目，就想到一個空心馬鈴薯，那是日本師傅精雕細琢的工藝品，它的皮是金銀絲掐製，細看就可看出城市的景象。「維他命油膩嗎？」有些維他命當然油膩。小時候，媽媽餵我的那種濃稠糖漿狀的金色維他命就會。「優惠折價券（coupon）貴嗎？」我猜他們指的是在超市兌換的折價券，但coupon也可做息票解，市政府必須用息票來付債券，因此它們也可能昂貴。「絲緞會黏手嗎？」如果你的指尖像保羅一樣粗糙，那麼你的手指就很容易劃破絲緞和其他光滑的布料。

---

❶ 艾派納（Ipana），二十世紀頗受歡迎的美國牙膏品牌，一九七〇年代初停產。

選擇**正確**答案就像把貓趕成群隊那麼困難。但就像大部分的人一樣，我的確知道眾人所**接受的**答案，選擇這樣的答案，就得忽略其他所有我想到或者體驗過的答案。保羅可以這麼做而不傷害他的頭腦嗎？他能理解一個字平凡經常的用途，並趕走其他混亂的用法嗎？或者他的腦海已經變得比這一切都簡單？他已經喪失了以一些文字的拉扯來連結一切事物的心靈彈性嗎？這又重新回到了問題本身。拉扯是另一個意義模糊的詞語，我由保羅後方悄悄上前幾乎不讓他感覺地拉扯他的袖子，一邊想像我們所玩的遊戲，接著我又想像一艘小船拉扯著哥利亞般大巨人似的油輪入港。

保羅一臉迷惑地把他的家庭作業單拿給我，他已經回答了一些問題，我默默地看下去，不敢置信地搖頭。有些問題看似簡單，但實際上卻十分曖昧，沒有前後文，沒有我們據以猜測這句子意義為何的線索。

「你喝一**杯水**，還是一**杯河**？」我大聲讀道，雙眼因亞馬遜河盆地的回憶而濕濛濛，在滿是各種生物的天篷華蓋下，經過了數週的漂浮，穿過滿是藤蔓的叢林。一天晚上晚餐後，一些船友和我提著水下提燈到如石英般陰暗又清澄的水裡潛水，除了偶爾出現的魟魚之外，沒有什麼東西可怕，沒有多少東西大到能看得見。我出於好奇，緩緩地、細細地品味了一口河水，味道有點臭而淡，混雜了布袋蓮、機械銹，和河豚的味道。此舉其實大錯特錯。

「記得我喝了一點亞馬遜河水，結果得了可怕的寄生蟲嗎？」我問保羅。

「嘎！」他的下巴垂了下來，雙眼大睜，模仿我帶回家的藍色部族面具，一起帶回來的還有磨到油光水滑的紅棕色蝙蝠紅木雕，和薑黃、赭紅及黑色製成的樹皮布蝴蝶畫，其黑色是來自慧多（huito）樹。它會產生如隱形墨水一般的液體，用透明的畫筆畫上，但在空氣中卻會氧化，形成豐富如緞般的黑色。

接著巨大而大範圍蔓延的亞馬遜由我的心眼中消失，我跟著保羅的手指，指向作業本上的習題：**坐在桌前，還是坐在桌下**？他指著另一個習題：**混凝土是硬的，還是軟的**？接下來他把手指僵硬地張開——除了彎曲張不開的那兩隻之外，表示出備受折磨的困惑。接著他又做出測量農產品的手勢，最後他不穩定地嘆氣，彷彿所有的空氣都被吸出了房間。

我瞭解。**倒出來的**混凝土是軟的，**固定的**混凝土是硬的。

「那些呢？」我指著**橋梁可以搬動**，還是**收音機可以搬動**，以及**縫頭髮還是梳頭髮**。

「**對！**」他說，並在空中比出織補的動作。

當然可以用頭髮來縫。在機器大量製造之前，人就是用動物的毛髮來縫衣。

「桂，」他又加上一句，光是一個字而已。有片刻時間，我的心中漂浮這個字**桂……桂……**起先只有它的聲音，直到後來，文字才浮現。《桂河大橋》是保羅最愛的二次大戰電影，片中囚犯一邊建造，一邊也暗中破壞緬甸鐵路沿線的一座木橋。

「你讀這句子的時候，想像了這些事情嗎？希臘的一座橋，或者用頭髮縫紉？」

「**有。**」他興奮地用力說出來，一邊用行動方便的那隻手摩娑著自己的眉毛。

就算他瞭解這習題上所有的文字——而且我不敢確定他能瞭解，對這樣的練習，他的想像力還是太豐富，這需要另一種思考的習慣。他一聽或一讀到這些習題，就會自動想像**帶包心菜散步**、**穿戴詩文**、或者發現一**堵滿是金錢的牆**。不論告訴大腦什麼，它都會開始想像，而試圖壓抑某個想法的結果，就是讓你心心念念都是那個念頭，縈懷不去。試試不要去想北極熊，結果你就會滿腦子都是北極熊。

「要不要帶包心菜去散步，」我帶著誇張的笑容開他玩笑，「我想我們在哪裡有一條包心菜鏈條。」

「好啊！」他露出無動於衷的模樣，就像一般夫妻問對方要不要去遛狗時的反應。

總計起來，保羅共經歷了五個語言治療師，他們大半都以相同的方式教他相同的技巧，沒有一個能協助他有多少進步。頭一個是凱瑟琳，一個靈巧的中年婦女，黃褐色的皮膚，總是帶著歉意的微笑，習慣由她的無框眼鏡抬頭窺視，彷彿她一再地由深思中恢復神智似的。

「你能用這些字造個句嗎？」她問保羅，一邊把五張卡片排在桌上，上面各自寫了下面幾個字「拍」、「約翰」、「下」、「吃」，「坐」。

保羅默默地盯著卡片很長一段時間，卻沒有碰它們。後來他告訴我，它們看起來好像在浮冰上玩耍跳躍的蠕蟲，或是墓室中的象形文字，他不能確定究竟是哪一種，不過這也無所謂，因為閱讀不再是不費吹灰之力只憑下意識就可做到的本領。他的大腦不再能一口就把整個字吞下去，而是把它分解為細枝，然後再重新組合為不同的字母、音節和聲音，創造意義。這些心理的步驟在他中風時全遭破壞。不論如何，他不知道這些零零落落的字為什麼在這裡。他該拿它們怎麼辦？把它們排列起來嗎？不久它們就失去新鮮感，於是他往椅背靠，用無聊的手指頭敲著桌面。

「欸，欸，不要這麼快就放棄！」她說。她朝卡片傾過身來，把兩張卡排成「約翰吃」。這樣的句子。「約翰吃，」她刻意慢慢地念道。「看吧？很容易。現在換你。」

接著他以一手在這些卡片上盤旋，然後慢慢地降下來，抓住卡片，以各種方法排列組合，最後終於排出「拍下」和「約翰坐」。

這是他們第五次治療，到這次治療快結束時，她突然令我們大吃一驚地宣布：「恐怕我不能再和你合作了，魏斯特先生……」

我不無疑問地望著保羅，出了什麼差錯嗎？他也一臉困惑。

「因為我本週末就要結婚！」她神采飛揚地說，「而且我們婚禮之後馬上就要去度蜜月……去歐洲。我們整個夏天都不在這裡。」

第二號治療師羅傑是個留著鬍子的年輕人，他一來總是熱情地握手，只是我覺得他的手濕濕的，而且瘦骨嶙峋。我猜保羅可能也有同感，但不知道該怎麼以他懂得的方式措辭。

「下一個活動，」我在廚房忙的時候，聽到羅傑對保羅說，「我們練習子音後面跟著母音。」他說話時，每個字都間隔很遠，使他聲音自然的抑揚頓挫消失。

「我要你仔細地聽，然後跟著我說。讓我們先由子音M開始。準備好了嗎？」他張開嘴，誇大嘴唇的動作，一邊像唱出音符似地發出「MA」的音。

「M-M-MA。」保羅結結巴巴地重複，像山羊咩咩叫。

一陣刻意的停頓。

「MAY。」他把嘴唇緊緊地嘟在一起，就像沒有假牙的老爺爺，接著再張大。

「MM-MAY。」他說，兩個部分——M和A都拉長尾巴。

另一陣停頓。

「MY……MY。」

羅傑繼續說了ME和MO，然後再回到MA，一再重複，想要協助保羅的大腦把字母和語音連結起來。

我們喜歡羅傑，他又教了保羅幾週，只是綺色佳學院的新學期開始了，他得回學校去。第三號治療師是茱莉，一名二十多歲的纖細女性，凸出的藍眼睛，還有尚未「變聲」完全的聲音，就像男孩青春期的變聲，正由沙沙作響的女高音，變為中年期略低的語音的階段。

我不經意地聽到她問保羅「是非」問題，每一道問題，他都花不少時間回答，徹底地思考，讓大腦有機會找出答案。

「你的名字是傑克嗎？」

「不，」保羅粗聲答道。

「你的名字是保羅嗎？」

「ㄕ—ㄕ—是。」

「你在家嗎？」

「是。」

「你清醒嗎？」

「是。」

「燈光亮著嗎？」

「是。」

「好，魏斯特先生，現在我要你告訴我，你在我給你看的圖上看到什麼，好嗎？我們開始。」

接著是幾張5×7吋卡片在柚木桌上翻弄的聲音。

「這是什麼？」

保羅停頓了很長的一段時間，接著猶豫地，彷彿在摸索他不懂的語言似地說：「鴨子？不，史莫德。葛拉普。魯奇，嗚，嗚，嗚，史諾克……」

他聲音裡的緊張讓我心痛，那一刻我願做任何事來幫助他，甚至願意向希臘神話中的痊癒女神帕娜科亞（Panacea）燒香禮拜。

「不，這些字沒意義，」茱莉發出短短的笑聲說，「這是**掃帚**，**掃帚**。」

「**掃**——**帚**。」保羅重複道，一邊因到嘴邊卻經別人提醒才說出而嘆息。

過了幾週，茱莉在別州的學院裡找到新工作而離開。

保羅最不喜歡的治療師是第四號，一個高壯的女人，他因為記不得她的名字，所以只稱呼她「加拿大人」。她的治療課簡直令他要發狂，才上了一次課，保羅禮貌地送她走到前門，揮手告別，露出一臉假笑，擺出游泳的姿勢，並說出「出去」一詞，解釋他要去加勒比海度假。

她緊張地調整手錶的位置，因為她把錶面朝下顛倒地戴在手上。

「你什麼時候回來？」她猶豫地問。

「我……不……回……回來。」他答道。

「我們再撥電話給妳。」驚訝的我接口道。

那是我們最後一次看到她。

保羅的語言治療師都十分努力，而且極其有禮，但他不喜歡對方擺出優越的態度，或者一心要改正他的口氣。語言治療要有效，病人和治療師就必須像冰舞選手一樣搭配得天衣無縫。他的治療師中，最親切、最有經驗的是珊卓拉，一個棕色長髮的中年婦女，抱著慈愛的態度。雖然她很有耐心，但保羅在治療課上還是備受折磨。

一天早上，在珊卓拉離開之後，保羅朝天舉起他僵硬的雙手，彷彿在召喚雷擊，或者準備跳戰舞。

「她沒有做好 postillion！」他哀嘆。

「我連 postillion 是什麼都不知道，」我說，「但我很遺憾聽到她沒有做好。」

我去查字典，發現 postillion 是馬車上駕著領頭馬的車夫，領著馬由一個驛站到下一個驛站。這回他又是記不得如蛋糕或紙這類簡單常見的文字，卻知道她該領著他，由一個階段，到另一個階段。

珊卓拉依舊按時來訪。她下一次來訪之時，除了用快閃字卡之外，還用我給她的藝術明信片，以便做點改變。我坐在窗戶旁的長沙發上作陪，靠在保羅的右邊，這樣他比較不會看到我。我看著他拿著一堆快閃卡和明信片，其中大半他都沒有回答，或者說出錯字。有一張卡片是拉斐爾知名的畫作，上面有兩個小天使，圓滾滾的小手支在陽台上。

「Chair-roo-beem（模擬 cherubim 的音）。」保羅高聲說。

「不對，」珊卓拉耐心地糾正：「這些是天使，AINGELS（刻意強調天使 angels 的音）。」

我輕輕一笑，但珊卓拉已經聽到，轉頭向我。

「cherub 是小天使，」我接下她的話尾，「複數是 cherubim。」我盡量露出我希望是善意的微笑。

接下來他們又用了幾張快閃字卡，接著珊卓拉檢查他的手寫作業，耐心地為他訂正。這堂課結束，她收拾準備離開，保羅一副筋疲力竭而悶悶不樂的模樣，對自己十分失望。

「你很有進步。」珊卓拉向他保證。

保羅搖頭抱怨：「文字來得慢似 tardigrades。」

珊卓拉開口欲言，好像就要說出：「**這個字沒有意義**」似的，但停了下來，她和我四目交接，發現我在微笑。

「水熊蟲，」我說，「極小的八腳小動物，像熊一樣搖擺而行，而且不論在什麼環境下都可以生存——溫泉、絕對零度、外太空、極大量的輻射……」

「可愛！」保羅附和，似乎因為終於有人瞭解而感到快樂。他用兩隻食指，在空中畫了個正方形。這是另一座廟堂——他的萬事通用手勢，可以用來比擬信封、明信片、盒子、利貼便條、郵票、苗條熊冰淇淋……現在連水熊蟲也包括在內。

有一次我們讚賞雜誌上登的矮胖黑白水熊蟲照片，非常驚訝地發現它們棲息在溝渠中、落葉堆和池塘裡，可以活五十年，在華氏四百度（約攝氏兩百度）可以活得很好。如果水窪乾了，它們也會跟著乾涸，變成輕飄飄的太空人，但只要再有一波水，它們就能再重新脹大，並且搖搖擺擺跟隨食物。

「是啊，它們很可愛。」我附和說，一邊想著它們墊得飽飽好像能擁抱入懷的身體。珊卓拉的臉皺了起來，彷彿看到一隻大昆蟲。

「……如果你喜歡那種東西的話。」我趕快補了一句。

一天我正好走過書房門口，珊卓拉正在給保羅看黑白照片，畫面是一張桌上放著電話。

「這是什麼？」她指著桌子問。

「Sky-LAR-gull？」保羅低語。

「不，那個字無意義，」她輕快地說。「這是桌子。那這是什麼？」她指著電話問。

「TESS-er-act？」他猶豫地答道。

「不，那也是無意義的字。」

這一刻，我的理解，他的治療，我們的生活軌道突然起了變化。我震驚地轉身走進書房。

「不，tesseract 是真正的字！」我說：「那是三度空間的物體在四度空間裡展開。就某個方面來說，這就是電話的意思。」

我並不是指時空的四度空間，而是一種實質的四度象限——就像長寬高一樣，這創造了一種莫比烏斯帶（Möbius strip，一種單側，不可定向的曲面）。

保羅猛點頭。**多麼奇怪**，我想道。他小時所學的文字——如**桌子**和**椅子**這類的文字，可能卡在他大腦破碎的母語區。但也有可能是複雜的文字，也就是他成年之後才學會的文字，是在其他部位處理，就像第二語言一樣。醫師、語言治療師和有關中風的書籍並沒有提到這點，但這卻說得通。而我明白這個想法對他的進步有多麼重要。他能運用如 plebian、postillion、cherubim 和 tardigrade 等罕見難解的字，突然統統有了意義。

由那時起，我開始重新思考保羅的治療，針對他畢生的長處、文字和創意，為他設計習題，有一點樂趣、一點敏感，不會流露出高人一等的姿態的習題，有點像傻呼呼的「創意故事」❷，提供一點亟需的幽默（中風病人和家屬很不容易有幽默感）。有些很容易，以免

---

❷ 創意故事（Mad Libs），在一個或多個句子中留下幾個空格，玩的人依提示填上名詞、動詞、形容詞、片語造句。

他挫折沮喪，有些則比較有壓力。我沒有用沉悶而幼稚的寫作練習，而是用成人的字彙，談的是他所認識的人，是他周遭的事，以及熟悉的家庭用品。要是他做過焊接工或者打過高爾夫，我就會連這些活動也收納進來。下面就是我給他的一些作業：

那胖女人坐在昏倒的沙發上時，她＿＿＿＿＿＿。

羅伯特最不想在農莊裡看到的，就是戴著＿＿＿＿＿＿的雞。

黛安的衣櫥裡可以找到＿＿＿＿＿＿。

蜂鳥戀愛時，牠們＿＿＿＿＿＿。

雖然他長得高，又衰老，但他口袋裡還是帶著＿＿＿＿＿＿。

光想到＿＿＿＿＿＿，就教我的心怦怦跳。

飛機＿＿＿＿＿＿和＿＿＿＿＿＿。

如果我有麵粉、雞蛋、香草和七隻蟑螂，我就能做＿＿＿＿＿＿。

國王說：「帶八隻銅猴和＿＿＿＿＿＿給我。」

地球上罕有如＿＿＿＿＿＿一般美麗的事物。

大部分的日子裡，我都提供這樣的填空，這種像創意故事的習題讓他做，他也非常辛苦地寫依舊無法辨讀的信函給朋友（扭曲的線條而非文字，拼錯的字、空下的字、其中有許多塗抹畫掉的記號），練習寫支票簿、看時間、閱讀。

一天，在做完一輪功課之後，他回到書房宣布：「鐵打的時候，妳最好聽從。」意思是：「既然我有工作的靈感，最好就趕快開始。」

所有的練習似乎都有幫助。保羅覺得為他量身打造的功課讓他感到解放。他這一生都充滿了活潑，甚至有時荒唐的思想，使他無從應付直截了當的習題。對於我給他的測驗，他的答案總教我忍俊不禁，比如這一個：

問：為什麼那男人的耳朵冒煙？
答：因為他坐在裝滿乾冰的桶子裡。

保羅已經開始能用一些正常的用語，而且瞭解它們的意思：「要出去吃館子嗎？」或者「我累得直不起腰來。」此外，隨著日子過去，他也愈來愈能正確使用不尋常的字，雖然未必能為它下定義。比如每當他累壞了的時候，他就會說，「我 spavined（跛了）。」

「你知道 spavined 是什麼意思嗎？」我懷疑他知道這字的意思，因此問道。

他想了好一會兒，因為用腦而臉色愈來愈紅，彷彿要把星星扣在鈕釦上般使勁。「不，」最後他洩氣地承認。「我以前知道。」

我實事求是地向他解釋，這個字是指當馬或牛的腳有點凸起，不能好好走路，而他的用法是對的，這個字的確是指筋疲力竭。

另一個他愛說的片語是skiving off，是指開小差的英國俚語，這個詞的自由之感不在沒事可做，而在於逃避了一堆煩人的義務。

人名似乎活在他腦中的另一個抽屜，是他很難打開的抽屜，而他不假思索脫口而出的文字卻常常令我驚奇。為什麼**支票簿**或**皮夾**這樣的字詞常常會找不到，就像老是掉到口袋底層的鑰匙，而spavined卻總是浮在表面？也許是因為名詞和動詞是存放在大腦這條礦脈不同的礦場。

「不要chavvle它！」正當我準備為他拆信，把食指放在信褶上，用手畫過之時，他責備我。

「chavvle？……chavvle。」我搜索記憶，保羅對著我笑。我知道那並不是無意義的音，但我是在哪裡聽到這個字？接著我想起來了，他母親蜜德蕾，雙眼灰藍的八十老嫗，站在艾金頓排屋狹窄三層樓梯上的廚房裡。絨線織的桌布上面放著空果醬罐子和各式陶器。沒有多少現代裝飾。電燈取代了煤氣燈，但是沒有電話、沒有銀行帳戶、也沒有冰箱（食物放在地下室一塊石板上保冷）。這記憶劃過我的心眼：在她身旁，四十多歲的保羅穿著褐色的燈芯絨褲和條紋長袖襯衫，切下一塊香草蛋糕的邊，這時蜜德蕾半開玩笑地責備他，「哎，哎，不要chavvle它！」

Chavvle，這個德貝郡（Derbyshire）人常用的字，是指把食物切得亂七八糟。

有一次我們外出用餐時，他的嘴裡冒出了同樣充滿異國風味的字。我們選了一間安靜而偏僻的餐館，他不用擔心會碰到認識的人，可以免掉交談的焦慮。我帶著他繞過餐廳中間的大壁爐，安全地穿過了一張張的餐桌，讓他坐進椅子。現在我們已經知道，在家裡先讓他事先練習點菜。他由襯衫口袋裡抽出範本，讀出不會讓服務生提出疑問的簡單要求：「蛋捲——**原味**。馬鈴薯泥加肉汁、脫脂奶」，我可以聽出他努力顯得輕鬆自在。

吃完一頓安靜而且託天之幸毫無意外的餐點之後，他由皮夾裡掏出信用卡，交給服務生。我們事先也已經預習過這個動作，由於他無法看到紙鈔上的數目字，也不太能記住五十元和五元不同，因此他用信用卡。不過一等服務生刷了卡之後，他就向我低語：

「多少……多少……」他一邊指著桌子，一邊努力地摸索想要找出他要的文字，最後雙手一攤，彷彿在說，**這不是我要的那個字，但是我已經盡了力，接著說出「baksheesh？」**

當然，**baksheesh**，土耳其文，指小費或者賄賂。我不確定這字來自何處——或許是我還是難以捉摸的十六歲少女和母親同赴伊斯坦堡旅行時學來，當時她已經是經驗老到的旅客，一名四十六歲的魅力婦女，帶著緊跟在旁的少女女伴。

「老天爺，老天爺，」我點頭讚許，「我幫你算小費。」

「**小費，小費，小費**。」我聽到低低地重複。

「你能不能說些可愛的話？」我們在昏暗的燈光下駕車回家時，我打趣道。他用什麼語言並不重要，我只是希望他能盡可能每天嘗試溝通。

「不知道。」他輕輕地說。這幾個字落入深深的寂靜之中，而隨著夜色的繭包圍我們，我也忘了我才剛問的這個問題。

接著突如其來地，帶著一點辛苦的思索和含蓄炫耀，他說：「妳是我生命的 hapax legomenon。」Hapax legomenon：這個拉丁字的意思是在整個語言紀錄上只出現過一次的文詞。比如十三世紀文書中只用過一次的 flother，意思是雪花的同義詞；或者只在古英文中用過一次的 slaeppwerigne 一字，這個字意即睡得很累。我是有一天正在啃字典——那永遠的迂迴之路時，碰到了 hapax legomenon 這個字。

你還在那裡！我想道，我的士氣因為他的創造精神而湧起。不論如何，不論要花多少力氣，那用文字打鐵的鐵匠依舊在他腦海的某處。

他已經將近八十，我想道，**無法預估未來會怎麼樣**。**我們倆，都該「carpe diem（活在當下）」**。我又甜又苦地微笑，因為 carpe diem 聽起來就像金魚的出差零用金（carpe 的拼法如鯉魚 carp，diem 是每天，per diem allowance 亦即每天零用花費），要是從前，這種聯想一定會讓保羅莞爾。現在呢？他依然能由 carpe diem 跳躍聯想到它讀起來如 per diem，而金魚又屬於 carp 鯉魚家族，因此 carpe diem 不是「把握當下」，而像金魚出差時，老闆會在二十四小時之內補給他的出差花費金嗎？這要繞許多彎子，對正常的大腦是悅人的遠足，但對大腦的撐竿跳竿已經喪失了一些彈力的保羅呢？效果有待商榷。接著他可能會因讓我失望而難過，說不定陷入憂鬱的低潮。**不要管這一切了**，我想。**活在當下**。

20

如果你希望你的實驗老鼠聰明活潑，就該提供豐富的環境。為此，麗茲和我讓保羅時時刻刻都忙著「對話治療」。麗茲幾乎每天都說她的鄰居古斯塔夫的故事給保羅聽，他活脫脫就是保羅小說中稀奇古怪的人物，而保羅也總是津津有味地聆聽這些稀奇古怪的冒險。

「古斯塔夫由車諾比回來了！」她說。「他為了省錢，露天席地而睡，有時睡在橋下！一天早上他醒來時，有個大塊頭的男人拿著槍，用俄文對他大喊大叫，把他嚇個半死。記住，古斯塔夫七呎高（兩百一十公分），穿著豔黃色的喇叭褲，因此不能說他不起眼。」

有時候，我聽到她說：「古斯塔夫打算非法進入一座日本廢棄的無人島……他以為只要風向對了，自己就可以乘風箏抵達，因為這島離海岸僅一哩。」

「古斯塔夫請了一個在 Hooters 餐廳巴士上畫廣告圖的德州人在他的車上畫了八呎（二點四公尺）的裸女。」

「古斯塔夫買了個新玩具！附有彈簧的抗重力靴，顯然它們很危險。原本的設計是希望穿上靴子能讓你在空中一彈三公尺高，他在腰上繫了安全帶，戴上安全帽，然後用繩子把自己吊上前院的樹枝，練習上下跳彈簧……鄰居都大惑不解！」

「古斯塔夫又去安大略湖風箏衝浪。」

麗茲是天生健談，由超自然軍事計畫到前衛藝術玻璃，到瀕危蟾蜍，什麼題目都能聊，因此我每次走過紗門，都不知道會聽到什麼話題，通常都是教人駐足的對話。麗茲經常和保羅聊到她先前工作上的故事，她說這些五花八門的經驗，讓她有了充分的準備，足以接受我們提供給她的工作：在華府擔任信差，騎著單車像滑雪一樣穿過繁忙的交通，或者在國會大廈下乘地鐵，因為她在華府也曾為全美農村電氣合作協會（National Rural Electric Cooperative Association）和美國國家標準與技術局（National Institute of Standards and Technology）工作。她曾住在猶他州的摩門拖車公園，為美國地質調查局繪製火山岩和斷層圖，也在Q-U-P-Q-U-G-I-A-Q餐廳（我聽到她一個字母一個字母地拼給保羅聽）打雜，這是安克拉治的一家咖啡屋和青年旅舍，其名稱是伊努伊特族傳說中十條腿的北極熊。她還在阿拉斯加男子遊民收容所安置遊民，並在洛杉磯為一家高樓大廈建設公司安排合約，為緬因州知名的奈辛柯特農莊（Nezinscott Farm）製作乳酪，駕駛他們的有機牛奶送貨車行駛於高低起伏的石岸。

或者她在綺色佳的第一份工作，為農夫市集採摘有機香草，不過她坦承這工作「有點無聊，因為香草的動作不太快。」接著，在上護校瞭解人體所有的五臟六腑和檢查表單之前，她還在一家純種馬場待了幾年，由清除馬糞到協助獸醫和蹄鐵匠，無所不包，而她也因此習慣應付平均體重達半公噸的馬匹。

或者她會聊最近旅行的故事：由舊金山搭嬉皮巴士到墨西哥的下加利福尼亞度新年，和她的女性朋友一起到加拿大泛舟露營，和公婆到奧勒岡去品酒，和她母親赴費城美術館看塞尚畫展，到密蘇里州博覽會參加豬肉盛宴，在華府的羅斯福紀念公園（有匹馬逃跑了，首都警察騎著腳踏車去追，不過沒追到）。還有划龍船大賽——由蒙特婁的奧運水道划到我們自己的手指湖國際龍舟節，有和尚為龍船祈福，並且點眼開光。

保羅聽這些話毫無困難，他覺得困難的是說出文字。

每當保羅說不出某個字，麗茲和我就會提問題，讓他的大腦追獵，直到他繞過障礙，找到另一條路。這要花一點時間，有時候我簡直可以感受到他的心智在迷宮裡喘息，一直撞到死巷，只好退回來，換個方向重新走。

「那天殺的什麼時候演？……不，不，不是天殺的……快攻砲打……不是砲打……球……妳知道……英國的城市……踢，踢，是，球……」

「兵工廠對曼聯足球賽？」我猜測道。

他的臉放鬆了，「對對。」他嘆了口氣。

保羅採用了一種簡單的方法讓我們知道他累了，得停下來，不能再尋覓文字。

「等一下！」邊說邊揮手，把我們趕走。他的眼睛說：**我的腦袋已經因為這麼多工作而打瞌睡了，讓我休息**。

「住在女生宿舍裡感覺如何？」麗茲開他玩笑，希望他會有個答案。

保羅抗拒不了這樣的誘餌。「我愛女人。」他誇張地使眼色回答，然後側躺下來，把臉埋進長沙發的褶縫，沉沉入睡，一小時之後再醒來。

麗茲是天生的語言專家和讀者，常常在廚房附近和我閒聊，而我也嘰哩咕嚕地回答，等著保羅緩緩醒來早餐。他喜歡一次只做一件事，而麗茲和我則一邊做雜務，一邊輕鬆地聊天，不只是我們家這樣，女人原本就比較容易通過語言的急流；如果說我們女人說話的時間是男人的兩倍，那麼這恐怕也是真的。女性說話比男性快，而且在同樣的時間之內，也可說出比男人更多的句子。或許因為女性是運用大腦左右兩半球來爬梳聲音，而男人則以左側為主。女性的大腦神經元有更多的連結，而連結較厚的胼胝體（corpus callosum）則在兩半球之間不斷溝通，這樣的結構更適合語言。不論原因是什麼，女性都比較少發生口吃、讀寫障礙、自閉症，或包括失語症在內的其他語言障礙。

大多數的早晨，保羅似乎都很喜歡我們的閒聊，聆聽我的喧鬧，同時跟上麗茲的家居生活、她先生威爾的趣事，以及古斯塔夫永不停歇冒險的新聞特報。

「太快了！」保羅責備我們，「我……還沒醒過來！晚—晚點再告訴我。」

「歡迎來到咖啡因婦女園地。」我開玩笑說，接著突如其來地，他會以從前說話的語氣說出一句教我屏息的話：「每一個家總有時候會像瘋人院。」

我的脈搏興奮地跳了起來，在時間裡振翼，過去的保羅以他挖苦的機智重新回來了，他說的是他最喜歡的雋語，出自伊迪絲．華頓❶的一篇短篇故事。

「你說什麼？」我懷疑我聽對了沒，抑或只是我的幻覺？

他花了片刻小心地把嘴裡那口蛋餅吞下去，重複說了一次：「每一隻老鼠高興惹老鼠。」

「啊……是的，我的小老鼠，」我輕輕拍著他的肩。「我們還不會吱喳亂叫吵你——暫時還不會！」

因此那完美的珠璣之言不過是我一廂情願想像的幽影，就像有時我驚跳起來，因為我很確定看到母親在陽光燦爛的街上溜達，但她早已去世多年。大腦搜尋它所喪失的熟悉記憶，它們的聲音影像和心智的習慣讓它長久縈繞心頭，留下抹不去的痕跡，這是它在不確定的世界裡所能仰賴的稀少事實。

對我而言，保羅失語症最教我難過的是他不再能描繪生命種種融合的熱情。那在所有的人之中，對保羅尤其奇特，原本他所描寫的任何事物，都是多彩多姿，層層疊疊，活潑奔放。他自由地把語言融混在一起，因此他創造的意象總是有實在感，充滿了生命的性感、混沌、懷舊、交戰般的、壓倒性的、混亂的活力。他所描繪的物體可能在其他物體中，喪失了它們自己，有時這些意象並不融合一切，而是讓它們經過一連串其他現象，暗示著在我們腦、心和細胞深處的行為，因為他書中的語言常常會反映它們的主題。就像他的同胞狄蘭·湯馬斯❷一樣，他總能在外科醫師手術後縫合病人的動作中，看到縫製壽衣的影像。他的意象

❶ 伊迪絲·華頓（Edith Wharton），美國女作家，著有《純真年代》。

❷ 狄蘭·湯馬斯（Dylan Thomas，1914-1953），英國詩人。

並不規矩，也未必明白清楚，但它們卻大膽、敏銳、狂野、感官，有時則是體貼的。

乳酪呈現了淡綠的面頰，就像白化症的猴子跌進葉綠素的溪谷。蘋果等著迸裂，就像兩隻緊握的手分開。

——《便利人》（*Portable People*）

或者：

隨著日落，一陣幾乎不經意的安靜到來，一如西方的番紅花變得深紅，而上方的天線、碟形物，就像打著旗語求救的變種生物，成為一個個的輪廓，被籠罩一切的深紅吞噬。

——《天才一舉》（*A Stroke of Genius*）

如今他有時可以用簡單的短句來描述圖畫，但卻無法駕馭類比；在他支離破碎的聯想區，很難找到形容詞；所有的分類都落在脆弱的廢墟之中。

「今天天空真美，不是嗎？」我說。我知道他喜歡豔藍的天空。「那是什麼顏色？」

「藍。」他說。

「是哪一種藍？」

他想了很長，很長一段時間，接著竭盡所能地回答：「藍。」

到下午近黃昏，白晝已經來到有些中風和阿滋海默症病人會形容為「日正在落」的時分，他們常因窮於應付白天的各種活動，而在這個時刻陷入激動混亂的狀態。我們正常人可能只會說，我們經歷一天的忙亂和咖啡因，已經快要崩潰，而對保羅，「日正在落」的時分卻帶來語言真正的消蝕，回到他所恐懼蹣跚的沉寂。

這回我無法帶領他做簡單的談話，他連看電視也不想。我們在沉寂中靜坐，月亮升起，就像肉墩墩的白色舊疤痕。他整天都想要溝通，卻頻遭挫折（失語症的路障每天都有很大的不同），現在他終於投降了。他舉拳至額頭，手掌朝內，輕輕地拍。我大吃一驚，先前我在影片中，曾見過大猩猩可可也做過同樣的手勢，牠學會以手語溝通，而那正是「真的糊塗」的手語。保羅是否也看過那部影片？我不能確定。

「你想要說什麼嗎？」我平和地說。

可可用美國手語中改編的字彙來描繪牠自己的世界、表達牠的需要、問問題，甚至分享複雜的感情。牠顯然有我們自以為是人類獨有的——抽象思想，並且把牠的許多情感告訴牠的訓練員，比如比出「這使我悲傷，」「我不好意思，」「這是假的，」「我生氣，」「那會痛，」「抱歉，」「我需要你協助，」「我要去看，」「愛，」「時間，」以及其他種種表達。牠也很有創造力，喜歡畫一幅又一幅的畫，有時還會描述牠的主題，雖然牠所畫的大紅「鳥」

有許多翅膀，不過也許牠是描繪這鳥正在飛翔？最重要的是，牠知道牠正在用手勢溝通，而且牠有約一千個字彙。和保羅一起發出猴寶寶的聲音不但拉近我們的距離，而且這種做法也是正確有益的，只是我覺得無比的悲傷，因為我明白，在日落之時，保羅所用的語言能力比大猩猩可可還低。

21

對保羅和我的一個大驚奇是我們非常喜歡麗茲——有時她就像我們一夕之間就已經長大成人的女兒，或者像姊妹，或是大學室友。麗茲很有趣：好學、健談、主觀武斷，而且古怪得恰到好處。她做什麼事都很專心——不論是地質考察或是划龍船，愛好到迷戀的地步，我們很瞭解，因為我們自己也永遠對事物著迷。她成了我們的熟人（familiar），這個字有許多意義，都符合她的角色，但主要是：（一）親密的友人，（二）一種象徵超自然精神的動物，而且協助巫婆施法（familiar 可作協助女巫的妖精解）。

中風病人，尤其是再加上失語症的患者，常常會失去老朋友。光是配偶都不知道該如何以超慢速度與他們溝通，用較少的字彙回應，不喃喃自語地獨白，或者不知道該說什麼而困窘不堪，何況朋友。有些朋友，即使是長久以來的老友，都無法適應保羅的失語症，而遺棄了他。我聆聽他對他們的遺憾，他的憤怒，他的悲傷。但我知道這是很常見的，也知道他需要結交一些在他中風後才認識他、喜歡他的朋友，而他也的確交了這樣的朋友，這其中就包括麗茲。

在泳池中，穿著色彩輕快條紋比基尼的麗茲常常和保羅分享她的醫學故事，我偶爾也能由書房窗戶傳進來的微風聽到片段。

「對抗生素的強烈反應……全身都是化膿的水泡，還在他手掌和腳底上……」

或者另一次，「我今天得做真空傷口引流，大家稱它作手榴彈！它看起來真的很像小手榴彈，你得擠壓它，創造真空，然後把它組裝好，讓它把手術部位的血水和穢物都吸出來。只要等它滿了，把管子抽掉就好……」

麗茲對保羅練習她的新醫學術語，用文字遊戲逗弄他，部分也是在慵懶的下午打發池中時光時自娛。

「我要告訴你一個字，」她玩笑地說，彷彿要送他禮物似的，「你知道 anhedonia（快感缺乏症）嗎？」

如果給保羅幾個暗示，他有時會神奇地想起來，由他的文字堆裡把它找出來。

「猜猜我學到了什麼?!」一天我走過起居室的後門時，聽到她開心地問。「Extrapyramidal（體外）neuroleptic（抑制神經）副作用！」

「你有沒有聽過 akathisia（靜坐不能，藥物引起的一種副作用）？好，好。你知道……dystonia（肌張力不全症），dysphoria（煩躁不安），akinesia（動作不能，主管動作的機能之缺失、損傷或破壞的症狀）？」「那麼簡單的呢……trichtillomania（拔毛症）？pneumothorax（氣胸）？還是來一點地質的字？Anhydrite（硬石膏）？Ooid（鮞石）？Syncline（向斜層）？Cataclastic（碎裂岩）？Breccia（角礫岩）？」

「想知道攝護腺手術的四大型式嗎？」她不等他回答就繼續說下去：「最不具侵入性，最舒適的方法是穿過陰莖，像導尿管一樣，但其實那是個迷你的樂通（roto-rooter，管道工程公司）……」

保羅期待他們一起的游泳聊天時光。他們共享一種有點小壞的幽默感，故事愈可怕陰森愈好。而且麗茲似乎以逗他扮鬼臉為樂。

「我總覺得，」在他聽力所及範圍之外，她告訴我，「有時候那些可憐倒楣病人的遭遇，能讓他對自己的情況覺得好過點……用我由保羅那裡學來的生字，讓他有點 schadenfreude（幸災樂禍）。我是說，他在陽光下他的游泳池裡，消磨整個下午……而那些可憐的傢伙卻在醫院裡，傷口還冒著膿液！」

由我書桌前的窗戶可以看到整個後院的景色，我聽到麗茲問我們屋裡的擺設情況，逗他多說話：「我在圖書室看到你和黛安站在另一對夫妻旁，後面是一架小飛機，這相片拍得很好。你們要去哪裡？」

這回我注意聆聽，不知道他會怎麼回答。

保羅似乎被難倒了。但麗茲並不罷休，用了刺激他記憶的線索。

「我覺得好像和加勒比海有關係。」

我看著保羅漫不經心地一手在水面上比畫了一個複雜的圖案，一邊想要找出正確的字眼。

她一口氣說出加勒比海的地點：「多明尼加？開曼群島？維京群島？……」

最後她來到特克斯與凱科斯群島（Turks & Caicos），這是我們和朋友珍妮與史蒂夫在一九八二年飛去的地方。這段行程是搭史蒂夫的雙引擎阿帕契老飛機，沿著巴哈馬群島往南飛行，一路上如詩如畫，但回程時我們卻被引進大雲雨的中心，空中閃電頻頻，發出詭異的綠光，突如其來地，一道沉重的白光閃過，我們並沒有感到任何動靜，指針卻到處亂轉。飛機被抬頭放低，在雲中打轉。

幸好史蒂夫是特技飛行員，很快就做出反應，不靠任何幫助就知道如何恢復機身平衡，即使載了四個人的這架雙引擎阿帕契，並非他在巡迴表演時經常採用的單引擎皮茲（Pitts）雙翼飛機。同樣幸運的是，這架阿帕契有很強的支柱連結機身和機翼，不然機翼早就被扯下來了。我是剛出爐的單引擎駕駛新手，坐在副駕駛的位子上，只看到儀表一團混亂，猜到究竟是怎麼回事，我沒辦法幫上什麼忙，但我卻堅信史蒂夫能救我們。我永遠忘不了他注意到我跟隨他的動作，把手輕放在操縱桿（兩支操縱桿同步動作）時，流露出含蓄的慌張表情。

「這不是學習的時候！」他大喊，「把東西全都收起來！」

我趕快把可能在機艙裡飛來飛去的東西收起來，如果把機身倒過來，掉出來的物品和隨身用品甚至還有一個字：gubbins（叫不出名字的小東西）。這是保羅最喜歡的字。接著在人一輩子很少會遇到的奇特時刻中，一個手提箱由空中浮起，就像輕木（balsawood，一種很輕的天然木材）一般穿過空中。坐在後座的保羅和珍妮一臉青藍，恐懼地接住箱子。接著右翼終於抬起，我們保持平衡，飛進傾盆大雨。

後來史蒂夫印出來做紀念的明信片是黑白的，上面是南飛之前的珍妮、史蒂夫、保羅和我，上面的標籤是：「飛越特克斯：空中藝術之旅」。

在保羅聽到「特克斯與凱科斯群島」這些字的時候，這一切有多少篩過他的記憶？

「哦，是的，和朋友與 gubbins。」

我聆聽他們的對話，心想保羅不能把這段旅程的細節告訴麗茲，心裡一定很挫折。這矮胖的字 gubbins 正拿著他的大腦開啟整齣戲的鑰匙。

麗茲繼續鼓勵他，問他有關起居室的一些小東西，比如那手工錘製黃銅大鍋是哪裡來的（我十六歲時和母親赴伊斯坦堡旅行帶回來的），為什麼壁爐前有一隻吹氣的非洲獵豹（來自華沙動物園），我們怎麼買到那個透明的太陽系星座球體（是隨保羅大望遠鏡送來的，現在望遠鏡已經摺妥收藏在一角），我們在哪裡買紫色的麂皮貴妃椅（西棕櫚灘的商店），書架上的書有沒有按哪一種次序排列（有，只是不明顯），還有他在哪裡找到那些總是躲在花布沙發後惡作劇，跳舞、施咒的霍皮娃娃（土桑）。

結果不是他記錯了答案，就是她得用猜的，再不然就是他說：「讓我們問黛安。」結束這場遊戲。

他在游泳池裡說話的能力比在陸地上好，或許是因為水中失重的情況讓他心安，或者是因為他們談話的自在慵懶，沒有壓力。他會慢慢地擺動雙臂，不斷地用清掃浮渣的網子畫無盡的弧線，而麗茲則攀在池的一邊踢腿，或者在深水中踩水，一邊瞎扯，或者等著他回答。

他們的紀錄是在水中泡三小時，泡到皮膚都起了皺。

我常常加入漂浮在水面上的這小團體。我們和池中的保羅說話時，總會注意他的心情。他會不會想避開我們，獨自沉思冥想？他是否願意接納我們提問各種問題？我們會問一些問題，會嘮叨一些蠢話，然後讓他的大腦安靜一下，有一點時間休息。接著再胡說一陣，再問一、兩個問題，讓他有許多時間可以回答。做些猜字謎遊戲，幫他想出文字，按他的需要教導他。（比如像：唔。城市……在紐約州。你是說……？上州？羅徹斯特？阿爾巴尼？水牛城？沙拉托加？）這比正規的語言治療課沒有壓力，因為在治療課上，他得專心一致，沒辦法經常有長時間的休息。他需要的是多點時間回答，少點壓力，少點挫折，更輕鬆的心情，針對他生活和興趣的對話，還有許多不同的線索——有了這一切，他發現自己在半泡在水裡時，說話最流利。

他中風之後頭一季根本沒有游泳——不論他泡在水裡顯得多麼快樂——這教我很擔心。他沒辦法釦襯衫釦子，不能操作家用的小器具，也記不得指示說明，再加上他不會游泳，表示他的**程序**記憶受到嚴重損害，（這是指事情**如何**發生或者**如何做**的無意識記憶），而不是有事情發生了**那種陳述式**的記憶，兩者用的是不同的大腦系統。如洗澡、穿衣、走路和游泳等細膩的技巧，運用了大腦許多部位（比如小腦、基底核 basal ganglia、各種不同的感官和運動通路等），避開了語言，卻能讓身體記得自己。這就是為什麼人只要學會騎單車就不太會忘記，雖然它牽涉到很複雜的平衡。人在學如何漂浮在水面上時需要思考，但學會之後，身體自己就記住如何擺動手臂和身體，毋需再探問。對大部分人而言，這樣的技巧毋需言語。

保羅記得游泳是什麼，在哪裡進行，甚至也記得滑過水中那愉悅的滋味，他失去的是如何拍擊雙臂，踢腿，滑動——要一致和諧。經過一番練習，他已經重新學會如何用湯匙、椅子、梳子、廁所，但依然不能掌握某些家務工作。他把開罐器看成是地獄來的新玩意兒，他的手指無法控制筆，刮鬍子需要力氣和專注，清理電鬍刀更教他一籌莫展，因為那需要把刀具拆開，再按順序把它們重新組合。這教我不由得希望他在醫院時多花點時間在職能訓練上。

他右手的兩隻手指依舊因中風而彎曲，必須每天把它們扳開伸直。中風前保羅腳掌就會足踝乾裂，不過後來因為經常按摩，讓他的血液恢復循環，因此腳掌柔軟得多。平常是麗茲幫他伸展按摩，週末以及麗茲不在時，則由我繼續。不論我們為他做多少伸展，都不可能再讓他的手指伸直，因為它並非完全是肌肉的問題。只是伸展和按摩的確可以讓它們短時間放鬆，足以握筆練習寫字，或者拿叉子或湯匙吃飯，而且這樣感覺舒服，能使攣縮的情況不致惡化。

日常的慣例從沒有變化：游泳前手部按摩，而游泳總在四點五十分準時結束，讓保羅能準備觀賞《茱蒂法官》[1]，這是他新上癮的節目，也是他語言重建的支柱。一小時的法院節

---

❶《茱蒂法官》（Judge Jud），是美國的實境法庭秀。

目和對話之後——買二手車欠的錢、尚未付的貸款、詐騙集團、刮對手或劈腿情人的車，為小事和前夫或前妻大吵、恐怖的女友、沒有繫鏈的猛犬、繼承的糾紛、愛揩油的男友，還有欠錢不還的債務，他接著看BBC新聞，然後是全國新聞，接著吃晚餐，努力嘗試和我說話，直到電視時間。

我們養成幾乎每晚看電視或者租影帶來欣賞的習慣。保羅不一定看得懂情節，但我不時告訴他新發展，並且回答他的問題。他覺得我們已經看過的電影比較容易瞭解，雖然許多角色的發展或者有趣的情節會使他困惑。在狀況較差的時候，他依舊可以藉著好萊塢誘人的影像和音樂，用這種比較被動的方式掌握語言，只要它們不要有太多要求。

諷刺的是，他比我更能瞭解肯尼斯・布萊納❷拍攝和主演的莎士比亞名劇中的機鋒、華美和感動，因為他幼時就已經研讀過這些劇本，那個時代英國中部的口語和莎翁的年代並沒有相去太多，他經常聽到當地的礦工互相稱呼「sirrah」，那正是伊莉莎白一世時代❸指「先生」的用詞。

我也崇拜莎士比亞，但有一半的時候我沒辦法把伊莉莎白女王當時的口語，用這麼自然這麼輕鬆的方式翻譯過來，而且和保羅不同的是，我也沒辦法像他一樣把這些劇本倒背如流。不過在《亨利五世》、《哈姆雷特》、《庸人自擾》❹和《愛的徒勞》❺，布萊納、艾瑪・湯普森（Emma Thompson）、保羅・史考菲爾（Paul Scofield）、勞倫斯・奧利佛（Laurence Olivier）和其他搶眼的成員演得如此生動，讓我的鏡像神經元得以瞭解他們的意思，即使我對他們的字彙並不嫻熟。欣賞這些名劇讓我能體會保羅失語症的心情，不論我體會的程度是如何地輕微。我能略微體會掙扎想瞭解我原本知道的字義，演員講得太快，讓我得靠著精湛演技所提供的原始線索：臉部的表情、語調和身體語言來理解。

我們所喜愛的語調恐怕全都得歸因於鏡像神經元這種名稱適切的大腦細胞，藉著它們，我們才能反映對方的呵欠或者滿足的微笑。它們在布洛卡區為數眾多，這一區就是處理人類語言、猴子手勢、與其他動物溝通的部位。在人類有文字之前，我們的祖先用手勢和表情溝通，直到他們要的遠遠超過手語所能表達的細膩和複雜，出於需要，他們福至心靈地躍向了成串的文字。有時保羅令我想到那些靈巧的人們——在他像兩歲幼兒、泰山、說「洋涇濱」語言的人那樣，把文字堆在一起，重新創造一種原始的語言。就像他向我討「**好冰**」——指的是檸檬雪酪的時候。在那些時刻，他的大腦是否穿過演化呼喚過去，輕叩語言當初演化的歷史陳跡？

只要讓他的語言磨坊繼續攪動，我想道，**這就是關鍵**。我想像阿第倫達克山脈❻的陽光

---

❷布萊納（Kenneth Branagh），北愛爾蘭著名莎劇演員兼導演。

❸伊莉莎白一世時代（Elizabethan），指西元一五五八至一六〇三年，莎翁時代。

❹《庸人自擾》（*Much Ado About Nothing*），一九九三拍為電影《都是男人惹的禍》。

❺《愛的徒勞》（*Love's Labour's Lost*），電影譯名為「空愛一場」／「愛情急轉彎」。

❻阿第倫達克山脈（Adirondacks），美國紐約州東北部的山脈。

峽谷和奔流瀑布，我們曾在週末前往古柏鎮❼欣賞歌劇節目的路上，造訪這山裡一座老式的水力磨坊。這對大腦當然是遲緩笨拙而粗魯的意象，但卻實在而且實用。保羅的磨坊需要新的配件和閘門，才能重新磨光磨石，修理篩子。而且它可能需要外包工作。但若沒有數噸的穀子，它也無法工作。

因此不論如何，由醒來到入睡，我總盡量讓保羅沉浸在文字之中，這是必需的，而且也證明它攸關緊要。當然，這讓他勞心費力，所以他白天得小睡幾次，但卻能讓他的大腦不停地豐收文字，磨成語言，不論它想或不想，我都希望它能在荒涼的神經元中，播下成長的種子。

---

❼古柏鎮（Cooperstown），紐約州小鎮，棒球名人堂所在地，夏季歌劇節十分著名。

PART 3

重新熟悉

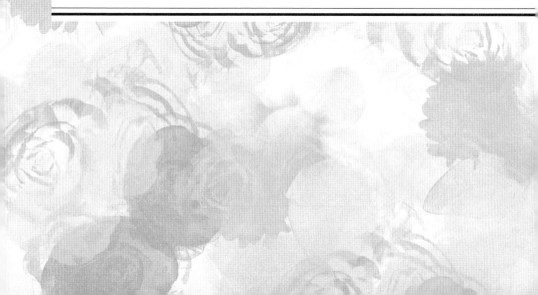

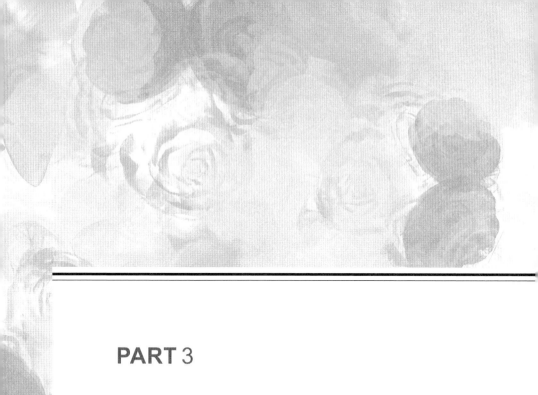

22

有一件我覺得特別奇怪但也幸運的事，就是自中風以來，保羅的性情變得溫和許多。他再也不必面對教書或寫書出版的挫折壓力，因此不會再在高血壓中醒來，更很少會有捉摸不定的怒意。當年我們初識之時，他原是脾氣火爆的迷人酒徒，是詹姆斯．喬伊斯那樣的藝術家，在文字上有耀眼的才華。我早就習慣不知道他什麼時候會爆炸，但他並不是時時刻刻都火爆；大半的時候他都非常可愛，是真正的甜心。那隱藏的地雷只是整個事件組合的一部分：他陰晴不定的爆發，我的恐懼和哭泣，我們的分道揚鑣，他的悔恨和承諾，我的原諒寬恕，我們的破鏡重圓。結婚多年來，在他身旁我總是戰戰兢兢，因為只要一丁點引線，就會引爆他所謂的「愛爾蘭脾氣」。

現在卻不再如此。在他中風之後，他的壞脾氣出人意表地消失了幾週，他變得比較溫和、比較有耐心、非常體貼，而我也為他的新態度深感慶幸。他的奮鬥和目標非關競爭，他的周遭是愛與鼓勵，而且他也畢生首次服用抗憂鬱劑（五十毫克的樂復得），這綜合起來的結果，再加上中風時他大腦中的變化，造成了溫和不易怒的保羅，令我非常欣喜。

這樣劇烈的轉變並非不尋常。人在中風之後，個性可能會一百八十度大轉變，有時轉好，有時轉壞，原本平靜的靈魂可能變得衝動、憤怒、暴躁、焦慮，或者情感淡漠，美國總統伍德羅・威爾遜一九一九年在凡爾賽和平會議時中風，就是一個戲劇性的例子：

> 雖然中風並沒有使他癱瘓，但認識他的人卻發現他的個性立即有了負面的轉變，他易怒、固執、滿懷惡意，和以往總是向前看，願意妥協完全不同。他也變得比較不合群。在頭一次中風之後幾週，他再度中風，造成左半身癱瘓。雖然他的身體明明變得很虛弱，但他卻否認出了任何問題（否定是病人極常見的反應）……他身邊的人都很沮喪。他的國務卿想要和內閣談論他的病情，他就毫不客氣炒了此人魷魚。他的中風可能也是造成二次大戰的原因，因為他中風之後，就無法再為加入國聯爭取國會支持。
>
> ——丹尼爾・亞蒙（Daniel Amen），《修復心靈》

保羅個性的變化是因為中風，抑或是因為中風之後的情況而造成？很難說。我們所謂的「個性」並非孤立隔離的存在：它的定義來自於與人的互動。它並非不受外界影響的幽靈，而是受人際之間的影響；而且自中風以來，他的人際關係有了徹底的改變。從前他有點偏執狂，現在卻覺得人們對他比較關懷體貼，經常鼓勵他。

保羅這種變化的心靈讓我覺得比較好過，雖然我因喪失了靈魂伴侶而心酸，但他能更徹底地愛我。因此或許我堅持地努力照顧保羅，並不只是要讓他存活下去，或只是讓我免於失落，而是因為就某種程度而言，他終於更注意我。

由於我時時感到筋疲力竭，因此我明白自己無法在原先說好的期限內完成工作。我必須再多一年時間，才能寫完《園長夫人》（*The Zookeeper's Wife*），而我也得取消春夏兩季的演講和閱讀朗誦會。雖然我已經答應為《發現》（*Discover*）雜誌寫專欄，但我還是發電子郵件給當時的主編史提夫．佩托尼克（Steve Petranek），說明因為保羅中風，我沒有時間和精力工作。史提夫回信告訴我他父親的例子，聽來令人鼓舞。他父親是一位指揮，也是聲名卓著的中提琴和小提琴演奏家，他大約也在保羅這年紀時中風，同樣也喪失了說話能力。其實他喪失的是他的英語字彙——他依舊能說自小在希達瑞比茲❶一個捷克社區所學的捷克語。他後來雖無法再演奏他最愛的中提琴，但經過持續的復健之後，卻能在小提琴技巧上達到前所未有的境界（雖然中、小提琴兩種樂器十分相似）。同時他也開始做兒童的字謎遊戲，在他去世前，已經可以重新享受《紐約時報》每日填字遊戲的樂趣。這是人類可塑性和練習之力量的見證。

由佩托尼克那裡，我才知道人得重複一個字大約兩千次，才能讓它深植於長期記憶裡。因此我在卡片上寫下一連串保羅覺得特別困難的日常字彙——比如**保羅**、**黛安**、**喝**、**支票簿**、**蜂鳥**、**皮夾**，這些字彷彿由他的宇宙裡消失了，而我則盡量在日常的語句中運用它們。

「你認為蜂鳥有支票簿嗎？」一天我問保羅，他笑了，點頭稱是，並且在空中比畫了最小的長方形支票簿。半小時後，他已經忘了這個單字，彷彿它的大腦用隱形墨水寫這個字似的。

「看！餵鳥器那裡有隻鳥——是什麼鳥？」

他摸索著想找出正確答案，但卻找不到，於是他說出連自己也不明白的詞語：「鋅象限。」

「不是，那是以牠所發出那種自由自在的聲音所命名的鳥。」我提示他。

「哼……哼……嗡……」

「蜂鳥！」他得意地啁啾。

「**對！蜂鳥**。蜂鳥的皮夾裡不知道放了什麼。美女照片嗎？」

「糖？」他提出答案。

「我的……丑角帽❷呢？」接著他突如其來冒出一句。

丑角帽？我想道，**他真的是指弄臣的帽子嗎**？我想像一頂色彩明豔、有許多高角，各自綴有叮噹作響鈴鐺的帽子。或者——我猜這恐怕比較可能——他指的是否從前頑劣學生受罰時所戴的**圓錐形高紙帽**？

他比了一個寫字的手勢。**當然！重磅厚紙**。最先的製造商在紙上有三個高角帶有鈴鐺的

---

❶ 希達瑞比茲（Cedar Rapids），愛荷華州第二大城。

❷ 丑角帽（fool's cap），古時丑角或弄臣所戴，綴有雞冠、驢耳、小鈴的圓錐形帽子。

丑角帽浮水印。多年前我曾看過那浮水印。但他一定記得那紙放在哪——一個小時前我才看到他由我書房裡的架上拿了幾張。

「難道你是指**支票簿**？」我問。

「對！」他鬆了口氣說。於是我領他到他放支票簿的那個抽屜。

有時這樣的推理很有趣，但有時則很糟糕，在他最想要溝通時，堵住他的思路。

「第二階段的呵欠壓在我腳上。」一天上午他猶豫半天，又嘗試了幾次之後，這樣對我抱怨。他用的字就像碰碰車一樣撞來撞去。經過一番費力的挖掘探索，和他所謂的「路障」，以及許多設計來協助他把文字分門別類的「是」「否」問題之後，我終於明白他想要說的是什麼，非常家常而平凡——我前一晚放在他那一側床邊的柔軟綠色毛毯蓋在腳上太重了。他依舊說不出像「毯子」和「床」這樣簡單的文字。我把這幾個字加入愈來愈長的單字裡，每天要經常重複練習。

這段時間，為了某個原因，我開始稱他為「袋熊」。雖然這並不太奇怪，因為我們總會互稱圖騰名字，但「袋熊」卻是全新的暱稱。我拿一張可愛的小袋熊圖片給他看，牠們正在用長爪子挖洞，還有陽光下兩隻毛茸茸的袋熊睡在一起。一位澳洲友人送我們一隻毛茸茸的袋熊玩偶，我們給它取名為「伍德洛」，它如帝王一般尊貴地坐在紫色貴妃椅上。

一天早上我們依偎在床上，我對他說：「早安，袋熊先生。」他回應道：「早安，袋熊太太。」在半睡半醒沒有壓力之時，他往往說話流利得多。

我睡眼惺忪地提出一個問題：「嘿，我不知道袋熊先生和太太的名字是什麼。我們來想想看。他名字是……**水電**……水電．袋熊。她的呢？」

他想了一會兒。「保栓通（Clopidogerel）。」他說。

「保栓通?!」這個詞是哪裡來的？我漸漸想起來：這是個藥名，他一定是由電視廣告上看來的。「好——水電和保栓通．袋熊。你猜牠們有小孩嗎？」

「六個，」他說，「一半，一半。」

「三男三女？」

「對。」

「好，那牠們的名字呢？」

這時他開始咯咯笑，最後說「德文……」他找不到下一個字，所以用一手做出一個下潛的動作。

「飛機？」

「不是。」這回他的手淺淺地向下潛。

「潛水艇？戰艦？」

「對！」他的雙眼發亮。「但是生病。」

「牠們用被打沉的德國戰艦為小袋熊命名？」

他狡黠地一笑說：「俾斯麥、葛拉夫斯佩（Graf Spee）、鐵必制（Tirpitz）……」

我們控制不住，哈哈大笑。我笑，是因為看到他能以如此豐富的想像力再度玩起文字遊戲，我們想像水電和保栓通．袋熊夫婦介紹牠們以沉沒德國戰艦命名的六隻小袋熊。等我們最後終於走出臥室，已經進門的麗茲笑著問我們：「發生什麼事？」我們依舊笑個不停地解釋。

中風的人，最難想到的就是遊戲，但這個小遊戲卻讓我們天真地玩在一起，能夠再以文字戲耍歡笑，感覺真好。

午餐後，珍妮和史蒂夫來看我們，我們聊到電視節目中的修女。史蒂夫年邁的母親十分虔誠，整天都在看《安潔莉卡修女》（Sister Angelica），這意味著幾乎每週都去看她的史蒂夫，在她那裡也得看這個節目。保羅出乎意料地形容史蒂夫的母親是「神聖警察」，讓我們所有的人全都笑得前仰後合。這真是令人開心的一天。歡笑的確是靈丹妙藥，而在不幸的陰霾中也很難找到。

他們離去之後，保羅開始沉鬱下來，整間房子又顯得熟悉而沉寂。我們刻意地坐著凝神諦聽寧靜的四周，只偶爾被均勻平滑的鳥鳴打斷。太陽已經開始把深紅的色彩灑播在樹頂。

「你在想東想西嗎？」我問保羅。

「不，」他回答，「我在看樹。頭一次注意到有多美。這麼高，這麼不同。」

「這麼多性感的綠色。」我說。他點頭稱是，認同我用的「性感」這個詞。

「植物螢光閃閃。」他欣賞地說。

我想像閃爍著螢光礦的葉子，就像色彩燦爛的霓虹花朵一般明豔。或者他正在想像森林間閃閃發光的蕈菇，其可見的部位「蘑菇」看似無邪，但它們的觸手卻侵入腐木，發出詭異的綠光，彷彿它們在裡面燃燒似的，令木材明滅閃爍。每一想到蘑菇、螢火蟲，以及手拿著「螢光棒」、不給糖就搗蛋的孩子們都燃著同樣冷冷的綠色火光，就使我不禁莞爾。

保羅小時候曾有一套化學實驗組，包括螢石，這種礦物的結晶在黑暗中泛光。羨慕不已的我有一年要求他給我一個「英國男孩的耶誕節」，果然得到一盒化學實驗組（可惜沒有會發螢光的東西）、觀察飛機指南和一組建築玩具（我們用它組裝了一輛電動車，有時會載著郵件在走道上嗡嗡作響前進），令我開心不已。

不過保羅現在這句話的意思只不過是：「花朵盛開。」

在這樣靜謐的時刻，如果我不在保羅的身邊陪他，總會覺得歉疚不安，即使我有成堆的工作要做。我很難不覺得他無聊寂寞，但後來我卻明白，正好相反，他反而是平靜地活在當下，上一刻過渡到下一刻，卻未必得緊鏈在一起。

很久之後，他告訴我：「**不經意的人乍看之下，一定以為我無法思考，但這卻大錯特錯：我活在失語的時刻，沉默無聲，但卻以我所擁有的感官努力且迅速地思考。我的大腦是活生生的，而且不斷地刺激我，感謝上蒼，這讓我能度過我不得不然的寂靜。**」

我們開始平靜地談話，這是輕鬆地相處，讓我們倆都覺得很自在。

「中風是什麼？」我不經意地提這個詞之後，他再一次問我。我和其他人已經告訴他許多次他究竟是怎麼回事，他也知道「中風」一詞，但就是記不住它的意思，記不得那是一塊血栓流到他的大腦，阻斷了某些部位和細胞的血流和氧氣。在他看來，這個定義很難捉摸，不是個句子，而是雲景。

「你的情況是，」我再一次反覆：「你的額葉和顳葉部分受了傷，造成布洛卡和韋尼克區失語症。」我指著我頭上的這兩個部位，然後列出了一連串失語症患者可能會、而且也通常會出現的症狀：

——要努力掙扎說出每一個字。

——找不到你想要的那個字。

——以別人很難聽懂的方式說話。

——某些字詞說不出來。

——以為自己說得很流利，其實不然。

——沒辦法跟上別人的對話，尤其在疲憊或焦慮之時，或者如果對方說得太快、用太長的句子，或者噪音太大。

——無法寫字、拼字、運用數字、運算。

我所說的這所有症狀他都經歷過，而他發現這一切都很常見、理所當然，而且在上百萬左右後天的失語症病人身上都會出現，令他安心得多。我重申這情況無法治癒，他不可能百分之百回到中風前的狀況，但憑著運氣和努力，他或許能夠恢復八成，這就很不錯了。我說他很幸運。

「我的大腦受到破壞……我不覺得幸運。」他回嘴道，一臉悻悻然，彷彿聞到什麼怪味似的。

「我知道，而且你中風也不是運氣，但原本你可能會死，會嚴重癱瘓、無法自主、一個字也說不出來。這很常見。」

「也難為你了，」他低聲說。他撫著我的頭髮，悵然地說：「可憐的小甜心。」他的聲音帶著壓抑的遺憾。

我的淚水盈眶，他緊緊摟住我。

「這段日子你生死交關，」這些話脫口而出，我很感謝有機會可以解釋，「你被封在裡面，中風之後的人常常如此；而我得在外面，忙著照顧你，為你做一切，一直沒有時間工作，或甚至獨自休息一下。沒有玩樂的時間、鎮靜的時間、不必擔憂的時間。沒有我自己的空間。」

「妳為我擔太多太多的心，」他很明顯地顫抖了一下，彷彿想要擺脫這個念頭。「妳需要什麼？」

在我還來得及回答之前，他眨著眼睛張開了嘴，準備說話。接著他翻找言詞，像揮舞小小的尖利軍刀似的，他敦促我說：「每個頂點，妳，一定趕緊妳的房間作者一些，不論是什麼……妳想要……粉筆什麼？」

我喜歡他用「頂點」取代「天」，「趕緊」取代「去」，「作者」和「粉筆」取代寫。

接著他出乎意料地以溫柔的笑朝我靠過來，問我：「妳的新書寫得怎麼樣？」

「我真的不知道，」我答道。這個答案讓他吃驚，「我已經失去了線索。」

他一向都熱切支持我的工作——從前他總是提供我出版的建議，在截稿期限迫近時瞭解我的急切，甚至樂於為我挑選讀書朗誦會上的衣著。現在保羅鼓勵我重新與主編和經紀人接觸，乾脆去紐約拜訪他們和朋友。

我終於決定飛赴紐約幾天，但卻非常擔心晚上留保羅一人在家。這將是他中風後頭一次，他能安全嗎？

「我不會有事，」他堅持說。「沒問題。」他聽起來很有自信能照顧自己，但其實不然。如果他不知道這點，起碼我知道。

「沒問題？你開玩笑?!藥怎麼辦？胰島素？」

「麗茲。」

「她只有白天會在這裡。萬一你跌倒呢？」我太清楚：跌倒是老年人的頭號殺手。他母親就是這樣去世的。她因有客人來而吃了一驚，跌下廚房的凳子，摔斷臀骨，之後長久臥床，最後得了肺炎。

「我不會。」

「或者出了緊急狀況？」他的視力很差，很容易就燙或割傷自己。自中風之後，他有時會覺得很難分辨景物的細節，縱使他可以看出它大體的輪廓。雖然他可看到動作，辨識出物體，但在他伸手出去觸摸之時，他的手卻四處漫遊，追尋那幽靈物體。他似乎無法找到它在空間的定點，這樣的錯置表示他常常會翻倒液體，他的雙眼來回逡巡，直到碰巧碰上它。他錯摸，誤看，意味著掌控大腦空間定位「**哪裡系統**」的頂葉出了問題。

另外他心律加速的問題也一直存在。當然，過去二十年來這個可能一直存在，但現在，尤其如果在他精神萎頓之時，我能信賴他有足夠的神智撥九一一嗎？

「我不會有事，我沒事的。」

我們倆同樣都認為這樣的獨立感對他有好處，而自由的感受則對我有益。因此我決定要去，不過只待一夜。我們展開詳細的準備計畫，麗茲上午十一點抵達，正好在保羅平常起床之前，然後待到六點，這樣就只剩黃昏、晚上和清晨需要擔心。我們在冰箱門上貼了一張救護車警示單——上面有他各種醫藥資料的表：醫藥、病情、醫師姓名和緊急聯絡人。他的藥物放在冰箱上方貼了清楚標籤的塑膠小盒裡，附上何時該吃什麼藥的單子，藥丸則如常按早、中、晚和睡前的順序，依劑量放在另外的杯子裡。為了怕他萬一把藥撒了——這不是不可能，因此我們在圖書室的餐盤上放了另一組藥。放在起居室的大按鍵電話則預先設定，只要按一鍵，就能撥給我、麗茲或九一一，不過這具電話並沒有答錄機，答錄機是在我書房的無線電話上，我在他必須按下才能回話的按鍵上貼了桃紅色的膠帶，也演練了有人來電，如果他想接電話該如何做的情況。我們也說好我們要一如往常一樣經常通話。我們已經準備得井然有序，但依舊可能有不確定的情況發生，這宛如魔鬼的「萬一」教我憂心。

以往我們分開之時，每天總會通話數次，常常在電話中互相戲謔、挑逗、毫不客氣地發誓、交換消息、傾吐憂心的事物。現在我也經常撥電話回家，一如往常，只是保羅卻記不得該如何撥打無線電話，即使接起電話來，說話也結結巴巴，找不到正確的字，直到最後他安靜下來。教人心痛的清楚事實是，今後若我外出旅遊，我們絕不可能再恢復以往我們習慣的自在閒聊。

這回我離家，保羅安然無恙，在我的書出版之後所做的大多數旅行亦是如此。他和麗茲總是祕密行事，因為不想要我擔心，因此總等到我回家之後，才透露我不在時所發生的「刺激」（比如因為吸入液體而造成肺發炎，或者小感染，或者刮鬍子時割傷）。我的思緒卻一直縈繞在家，有時我在候機室裡沒精打采無所事事之時，會發現自己正在擔心他好不好。萬一他在游泳池梯上滑倒怎麼辦？要是他在往信箱的路上摔跤又該如何？他晚上記得服用最重要的血液稀釋劑嗎？

我享受自由的時間，保羅也珍惜他愈來愈多的獨立，但這要付出代價——各種不祥的預感，擔憂我鞭長莫及的因素，還有痛苦的新真相。我原本沒有發現我們已經喪失的另一個聯結——我們在電話上的相廝相守。現在我們倆通電話十分簡短，沒那麼有趣，沒那麼親密，而沒有那條生命線，我旅行時不免會覺得不真切，彷彿自己正在消失似的。知道你所愛者的幻想圍繞著你，能令你感到十分安心。即使這些夢想並不是特別在某一刻想著你，你依舊存在它們心裡。我們藉著電話運用聲音，就像沿著電話線伸出手臂，或者就像越過重洋千哩，擁抱對方。沒有那縹緲的擁抱，家就像遙遠的星星。

23

我決心要集中心力，協助保羅學會說話，因為這才能使他的人生由黑白變彩色。但他渴望能寫作，能享受創造無中生有的角色之樂——生著櫻桃小嘴、料事如神的女人；額頭皺紋宛若爛泥路的老人；眉毛如劍的水手；白膚棕眼的地中海佳麗。他喜歡誘惑、刺激他的角色，他愛聆聽他們機智的問答，用一時的興致和回憶以及迷戀的瘋狂繫索填滿他們的心靈。

他中風之後，光是連說話都要費盡心力，為什麼還會在乎創作？數年後，他告訴我：這是因為他能說和他所能想的事物之間，有莫大的鴻溝。有些想法在他的言語中，只能碎步前進，但它們在他的思想中，卻像冰上快艇一般御風航行。

「這兩者的對照讓我對接下來會是什麼模樣有了信心。這只不過是把兩者並列在一起，讓我的思想和失語症齊頭並進。這要花六個月還是一年，或者永遠也不會發生？這才是我生命中最大的未知數。」

每天，我看著他辛勞地在紙頁上組合文字。他的書法好了一點，他也知道自己要說的是什麼，甚至好像知道該用哪些字，只是他的手所傳遞的訊息到頭來都是一串串的胡言亂語。

「**我氣得不得了，連一封信都寫不好，反正我把它毀了。我向來引以為傲、認為是跨世**

代之傑作的書法，如今成為一堆模糊的片段、亂七八糟的胡言亂語。總之，我很挫折，這世上再沒有可讓我使用的文字。」

我思索了這個問題一陣子：我要他寫作，好改進他的語言技巧，並且澄清他的思緒，但我們對活動下什麼樣的定義，會改變我們對它的感覺，以及我們花在其上的精力。或許保羅需要的不是**作業習題**，而是**工作計畫**。

「你知道，」一個下午，他覺得心緒低落至谷底時，我漫不經心地提出這個建議：「或許你可以寫第一本失語症小說，或者回憶錄。」

他望著我，雙眼突然綻放出光芒。「好主意！」他興奮到連好久不見的「嗬，嗬，嗬，嗬」都跑了出來。我以前看過他像這樣欣喜，好像在追如野兔般撲朔迷離的東西，因新書的點子而炯炯發光。這意味著他至少能看到眼前的小徑，不論它多麼蜿蜒，多麼不確定。我不敢預期保羅中風之後還能寫得多好，但我希望這樣的努力能提供往他先前自我的生命線，是一種刺激的治療形式，可以提振他的心情，讓我們倆都大步向前。

那天，在麗茲離開、語言治療師來了又走了，而且我帶保羅上診所拿血壓藥、接著又上銀行之後，保羅和我終於倒在起居室的沙發上，我們倆都因為整天要和陌生人——還有他已經變成的半陌生人周旋溝通，而疲倦不已。

「想要試試看寫你的中風嗎？」

他點頭。

我給他一本有畫線的本子和筆，他努力地畫了些東西，一些鬆垮垮的圓圈和歪歪扭扭的線條。他臉上浮現焦慮和惱怒，彷彿縮時攝影❶。

「或許平的桌面能有幫助？我們移到桌上去。」我建議。

他坐在廚房桌上，雖然手比較穩了，卻沒有多少改進。在教人揪心的一分鐘之中，他抽動放在紙上的手，他的筆像玩碟仙時靈應板上的指標一樣急抽，最後他厭惡地放棄。接著他用力地擲下筆，仰背向後靠，垂頭喪氣。

「沒用。」他吐出了這一句。

我理著思緒，想要安撫他。「或許我們讓你的大腦一次做了太多事。」

我心痛地對照當年，想到保羅在賓州州大任教時租屋那潮濕冷涼、馬陸橫行的地下室，快樂地寫《盛會》（*Gala*）那本小說（一個人造了銀河模型的故事）時的情況。在那酷熱炙人的夏日，車子的金屬摸來都燙手，花園水管噴出來的水也是熱的，學生把臀部浸在淺溪之中，喝冰啤酒解暑。有些商店則以如果凍般清涼的冷氣，引誘顧客進去。每一家店的門上都貼著貼花廣告，涼煙（Kool）的商標企鵝威利站在藍白色的浮冰上，上面寫著標語：「裡面是涼的！」我們只買得起一台小小的窗型冷氣，裝在臥室，其他的房間則是陳腐的空氣，好像流行性感冒一般教人氣悶，但聆聽亨德密特（Paul Hindemith）的歌劇《和諧世界》（The Harmony of the World）潑灑在地下室光裸水泥牆上的保羅，卻根本沒有注意到周遭的酷熱。這音樂是受克卜勒❷一六一九年同名著作的啟發，他在書中解開了星球和諧之奧祕，而保羅想像著克卜勒的聲音與亨德密特歌劇崇高作品奧祕的音符互相應和。

為了要體會天體隨著音樂節拍運行碰撞，因此保羅穿越了外太空的絕對零度，他用輕木條釘成四呎長、二呎寬的矩形，覆上一張天藍色的紙，然後展開星圖，研究他最喜愛的星座天琴座、獵戶座、煤袋星雲（Coalsack，南十字星座的暗星雲），彷彿它們是寫生課上的裸女模特兒。他用穩定的手把每一個星星的顏色塗在圖釘上，固定位置。在創造銀河的空檔，他就在一張大橡木書桌上寫作。

「要冷飲嗎？」我會由樓梯上朝下喊，然後端著一杯冰檸檬水前往。

「在聽亨德密特？」我一邊問，一邊跨過灰色水泥地上的一隻蜈蚣。

「亨德密特那種……其實真正教我驚訝的是宇宙的寂靜——但如果你走近它的組合零件，聽到的卻是怒吼的雜音！」

那時，這對他是多麼輕而易舉，把這位或那位作曲家的火燄融入天體。

而今，他卻截然不同。他的兩隻手都不能真正發揮功能，他的心智也不斷地迂迴繞行。他的大腦不知道自己在做什麼，或者，就算知道，也不會告訴他自己。

如果要寫作，保羅的大腦必須先把自己的念頭組織起來，把他在想的事物連接到正確的

---

❶ 縮時攝影（time-lapse photography），或稱間隔攝影，把長時間間隔拍攝的靜態影像（still photos）快速播放的技巧。

❷ 克卜勒（Johannes Kepler，1571-1630），德國天文學者、數學家。最為人所知的為克卜勒定律，對牛頓影響極大。

文字，想出如何拼寫這些文字，然後思考手該如何運動，讓這些字母拼出來，並告訴眼睛去注意每一頁的右角，這是他現在看不見的部位。這需要許多不同的程序，我在想，如果他省略其中一些步驟，會不會有幫助。

「我們回到沙發那裡去，我幫你寫，」我提議，「我會問你問題。」

這樣一來，他只需要專心把文字和思緒連結在一起就好。如果這也辦不到，那麼或許這樣做還太早，如果他願意，我們可以過幾週再試試。或許，這根本就不是好主意。

保羅坐進他最愛的角落，我則面對他坐下，拿著我所收集來作筆記用的記事本，一本有柔軟天鵝絨紫色封面的記事本。紫色，就像以往由他筆下流瀉的紫色散文❸。但沒有語言，他能夠想到什麼樣的程度？語言是來自外在的世界，提供了指南，簡化了我們的觀察。比如在形容兩個物體的關係之時，韓文就會用不同的文字來形容一個物體恰恰好放在另一個物體之中（信放在信封裡），或是隨隨便便放在另一個物體之中（高爾夫球放在桶子裡）。因此韓國文化比其他文化更容易辨識兩件物體安適與否的關係。

語言未必能表達我們所想要說的一切。大自然如一串不可分割的原子般流過；我們把它分割開來，再用我們自己的文字架構。但在每一句話的最後，不論多麼流暢，都依舊有一段寂靜，隨著我們所省略的一切嗡嗡作響。

「你沉默的時候，我知道你依舊在思考——你是用文字思考嗎？」我試著問他。

「是的，」保羅斷然地說。「滿腦子都在想。」

「滿腦子都在想。」我在格子簿上的第一頁寫下，並且輕輕地翻其他空白的扉頁——大約五十頁，我猜。

自保羅中風之後，我常疑惑他心裡是否還有持續不斷的獨白，像一般人一樣。現在正是發問的時機：「你腦海中的文字是什麼模樣？有一個聲音在說話嗎？」

我隨著他的視線望向天花板，一隻小蜘蛛正遲疑不決地乘著一縷細絲下降。

保羅想了一下，然後說：「不，是三**個**聲音。」

「三**個**聲音？」我吃了一驚。**多麼奇怪，這些不同的聲音來自何方？**「它們聽起來是什麼樣子？」

他邊想邊皺起了臉，片刻之後，他露出陰鬱的表情哀聲道：「我無法解釋。」

「它們聽起來**是什麼**樣子？」

他專心一致，視線飄移到右方。「一個……是BBC的播報員。」他告訴我。

「BBC的播報員？」我自忖：**這真是出乎我意料之外的答案！**

「對。」

「其他的聲音呢？」

他彷彿轉開生鏽的水龍頭一樣，以緩慢、不安的句子說：「く—く—起先是個音—音

❸紫色散文（purple prose），文學用語，指辭藻絢麗的散文。

調……**沖積**，教養好。BBC播報員……約翰，約翰，約翰……史奈格（John Snagge，1904-1996），他的腔調正直，正確，正確，而且有點有點有點自大。接接接下來通常是胡言亂語的聲音，然後是是他自己幾乎……喪失……在很多廢話中壓抑的聲音。但就像其他兩百，不兩個一樣，退到空白之中。他靠神奇虛……學會再說話這……欠欠……哦，第第一人……星，可笑，不**可可能**是未未未來失語症患者……的天……天賦。」

保羅沉默了，這是自他中風以來話說得最多的一次，我要讓他休息，但另一面，我也驚訝得目瞪口呆，屏息凝神，疑惑他能不能繼續說下去。雖然他結結巴巴，支支吾吾，有些字需要人提醒，但他的故事任何人聽了都會動容，何況他還是失語症患者。三個人在他的腦中揮之不去，的確教人驚訝。他先前心裡總有個造字工人，忙碌地編織出長句和對話，我揣想**那**就是他認為「幾乎是自我」的角色，這人很久以前就需要更大的空間，而且常常躍然紙上。但更令我困惑的是：敘述這三個聲音，而描寫得這麼好的又是誰？要做到這點，保羅的腦海裡就得要有另一個不同的幽靈，這令我覺得特別奇怪，而我不由自主地對他提出這個問題。

「你為什麼用第三人稱談你自己？」

「我聽來……和**我自己**不一樣。在我腦袋裡說話的人不是我。」

「我可以聽聽看嗎？」

「說什麼？」

「都可以。史奈格怎麼樣？」

他以BBC播報員的語法流利地說：「皇家空軍這次行動喪失了十一架戰鬥機。」

「在你腦袋裡這樣說的史奈格**聽起來**是什麼樣子？」

他停頓下來。「他說……說……好像否定轟炸機……**生存的權利**。把它們降了級，對死傷的音調**不正確**。不像灰雞，不**飛機**傷亡，而是提……提升到高，不**崇高**，不最**崇高**的神祕範疇。」

接著他又解釋自己方才所說的話，補了一句：「這對否定的句法怎—怎樣？它所代表的？斯—史—史奈格真真的京這樣說話……達到語言的形式主義……接近，脫離實體……沒有……任何任何任何……芥末、漂亮，或興奮。」

「如果你不累，多告訴我一點。」

將近一小時，保羅摸索著想要找出適當的字，這些字似乎就在他舌尖，但卻說不出來。而我則努力要瞭解他，用各種問題刺激他。聽寫句子並不容易，即使對經驗豐富的非失語症作家亦然，那需要天賦異稟。我認識幾位作家喜歡對著錄音機口述，他們覺得這樣比較像在講課；而這種毫不遲疑、迅速思索的能力，也讓他們能夠發揮得淋漓盡致。

保羅講課一向滔滔不絕，不論是什麼時候，只要憑卡片上的幾個筆記重點，他就能即席說出扣人心絃的內容，創造出完全的語句。如今聽寫卻得靠他已經受損的短期記憶摸索文字，但他的腦卻緩緩地探勘他的文學寶窟，它懸垂下降，發現了埋藏的句子、橫渡各個段落的領地、找到文法的彈弓，以及該如何鑽探子句的方法。

這是個辛勞的過程，我很快就發現不要干擾他，不然他的思緒就會脫軌。有時他會在句子當中停頓下來，如果停得過久，他可能就會忘記句子的開頭，而我也拿捏時機，把句子重讀給他聽，讓他重新找出自己的方向。

他的句子往往會混在一起，或者他會省略掉小小的冠詞、介系詞、連綴詞。他的大腦比較容易找到有實質的文字，而不是僅有語法功能的文字。不過大半的時間，他臉上明白地表示出掙扎的跡象，最後卻能夠到他所垂釣的字，或至少是類似的字。口述使他不必費心去注意手的動作，因此他只需要在那像中央車站尖峰時間的字流中，把他要的字找出來就好。大半的時候，他可以找出雖不中亦不遠矣的字替代，接著他要把這字念出來，這也並不輕鬆。

他用正式的用語念出（而我寫下）如下的說明：「有一種修辭的聲—聲音……**巧妙地說**。只是，關於，任何我想要而不撲撲——怕……不怕矛……，矛，矛盾，還有其他聲音……恐懼比較模——模——**模糊**。在我穩固，這兩百，雖然分開，但重疊。」

「如果一個……失—哭—**控**……該睡，這失控的聲音破壞你所要說的一切……幾乎每一句……石頭情況……提供錯字……甚至造成致命的勉強要刺，不，沉，不，不，說。不斷地說。而沒，你不能做任何動作來矯**矯正**它，因此你只好上床去睡，因為睡覺時，你並沒有和人溝通。……雖然對我依舊有滔滔不絕的**人造**聲音，讓我遲緩但聰明對話……和我的……我的……同年。」

同年？我想道。**為什麼說同年，這指的是同時代的人，為什麼他不用**朋友**或**類似的字？我還來不及問，他已經又說：「不知道其他……其他人體驗這樣，但我知道其他不這樣的人的生活……那是恩賜……使他們，幸運生活。感到感激，因為我不認為這是獨……獨一獨特的天賜，但對我卻如紅寶石一樣珍貴。」

「這是核子，但是合宜，而其他大半是無意義。有時我忘記文字，而這些……**人**……就會提出來。」

我們的口述聽寫繼續，直到一小時後，保羅禮貌地感謝我協助他：「我很感動妳有這天賜的能力……把這些……亂七、八糟的想法依序理清，還有妳的耐心。」接著他用了無比的力氣，就像他是生鏽的彈簧，要拉開最後一節生鏽的環節一樣：「那夠了……我可以……自**己來**。」

我不敢相信，這樣的流利是由哪裡來的？保羅的額頭冒著汗，心智就像遲鈍的器具一樣，他靠回椅背上，就像一堆鬆垮垮的衣服一樣。**可真是一場馬拉松**，我想道，既吃驚，又困惑，他倒向側面，把鼻子埋進墊子底下，沉沉睡去。

聽到腦中有聲音——這是神經分裂症的主要徵狀，百分之七十五的神經分裂症患者都不免聽到法令宣言和揶揄冷笑，他們聽到共謀的低語，受到他們逃不了的永恆法官和守衛侵擾。在那片刻之間，我不由得思索是否該關切一下這點。

然而，正當我在想這些文字時，我也聽到它們在我的心裡說了出來，這是我們一**般所常**

有的聽覺幻象，因為大腦天生就是導遊、推銷員和訊息方塊。它保祐、它抵制、它責備。**看這裡！**它靜靜地發火，或者：**我指給你看！要不是……**它嘆息。**為什麼你非得……**它責備。大腦不斷地對著它畢生的聽眾——它自己絮叨不停。

中風前，保羅就常和他去世的母親交流，**聽到**她回答，她的聲音清晰無比，甚至在沒有什麼特別需要說的話之時。他曾告訴我他們這段縹緲的對話：

「妳好嗎？」他問她。

「普通。」她答道，包容了他心智的縫隙，以她毫無改變、母性的方式說出來，帶著北方的腔調，柔和而詼諧。

「妳在的地方有陽光嗎？」

「沒有。」

「妳沒有什麼要為自己說嗎？」

「有什麼意義？」

「妳需要什麼嗎？」他永遠是照顧母親的兒子。

「為什麼要？我要的全都有了。」

「全部？」

「對，全部。」

「那我最好道別了。」

「好好照顧自己。」

「我會。」

這樣自在的聊天讓他加入了那百分之十三所謂的「憂傷幻覺者」，這些人覺得和已逝的親人談話，能安慰他們憂傷的心靈。

這些聲音來自外界或腦中，對他們有關係嗎？這兩者之間的界限可能混淆，而有些研究也說，幻聽其實是一種下意識的低語。航太總署的研究人員曾經改善聆聽人們在想什麼的方法，他們把極小的電極放在下顎下，接收大腦發出的「默讀訊號」；我們所謂的「內心的聲音」會運動語言肌肉的神經，而電腦可以解讀這些神經細微地啟動。這樣的做法在天空上的確有用，但或許在軍事上更有意義，可以防止竊聽。雖然目前還沒有把這種方法運用在中風病患上的計畫，更不用說一般人了，但有朝一日說不定會做到，接下來呢？假如我們可以和別人共享我們內心的聲音，快到我們都來不及檢視、充滿了火辣的欲望和未受羈絆的情緒？輕易運用這樣的技術，可能會造成嚴重的後果。

數年後，我再度問他在他中風之後不久，存在他大腦中的三個聲音。

「那三個聲音互相交談嗎？」

「不，它們各有不同的作用。」

「這三個聲音什麼時候會混合為一？」

「不會。」

這教我驚奇，不過我並沒有表現出來。「這三個聲音還和你在一起嗎？」

「兩個不常用，但我知道它們在那裡，逍遙自在……依舊在某個地方。就像感覺到有人在房間裡一樣。注意，聽到語音就像處理水銀，它們會有一點混在一起。我自己的聲音則大半都可以正常說話。」

「大半。」

「看什麼時間而定。」

這是邀請我嬉戲嗎？「還有食物。」

「……還有天氣。」

「和睡眠。」

「說點新鮮事給我聽！」他要求我。

「真的？我讓你厭煩了嗎？」

「沒有，我不是這個意思，但是……」保羅一手下墜，也許他是在模仿嘆息。「妳聽得太用心了。」

「我必須要……」停頓良久之後。「我已經習慣了。」

「我知道，妳有了很大的改變。我希望妳能輕鬆。看，看顧我。我很抱歉……我可以離開……讓妳得回妳的人生。」

崇高的提議，而且真心誠意。

「這就是我的人生，而且我會非常想你。」

「遠超過**和我**共度的艱辛？」

我認真地思索這兩者的比較，然後握住他的手，「遠遠超過。我們心連心。」

「那恐怕妳運氣真背。我的心臟搖搖欲墜。」

「因為喝酒太多。」

他的雙眸亮起，擁我入懷：「因為吻得太少。」

24

那個夏日，保羅口述聽寫的效果讓我們感到吃驚且興奮，因此次日下午我們繼續聽寫。我很高興能再度聽到他的「心聲」，那些縈繞在他心智華廈的幽靈說話者。聽寫使我再一次感覺過去的保羅以他無法用言語形容的方式，由他的身軀裡向外探看，一如門廊燈照亮幽林。迄今我們依舊還未用備忘錄之名來稱呼這個計畫，我們倆都沒有這樣做，因為天知道這個計畫會不會有什麼成果，如果會，又會產生什麼樣的成果。目前它們只是試射彈，是他思想的探測汽球，任何人類用以傳達希望、猶豫、不能預知會變成什麼的事物。保羅和我都知道，目前最主要的是要讓他能夠調整語言。

再一次地，他打開大腦的聲音之書，時而躊躇時而隱晦地說了將近一小時。這回他沒有前一天那麼流利，而且更努力掙扎才找得到所要的字，這些字來得緩慢，但他還是繼續努力，我們一起創造了他的第二條日誌條目。

「在復健中心第二特—天，我特——聽，聽到這個施—聲音，」他遲疑地說，「而那並不是胡言亂語的施—聲音，而是清楚明白的施……不，不是**施**……清楚明白確實……理性……單調嗡嗡，沒有聲音的嗡嗡……而……而……我知道，立刻，我會成為錨……軸……，沒關係，雖然發生……在我身上那噁，不，壞事。」

他停下來，張大了嘴，卻沒有發出任何聲音，彷彿接下來的字是被逼出來似的：「我是指……雖然我還沒有嘗試要說……而整個呼呼世界卻有抽象的小曲，要等著我領頭，開或闢。我會沒事的，因為我的語言……即使即使它走向巨巨，巨大的私屬宇宙……或……或充滿全套的言詞。」

他的**語言**？我想他是指，至少他能在心中構思出協調的想法，在他私人的宇宙……即使他無法以「全套的言語」表達它們。

「所以，他的那一面……還在，」他思忖道，以醫師——檢察官的角色評估自己。

接著他又突然改變了觀點。「只要我想說話，就可以開——開它。這。很。怪異。妳幾乎可以說好像強迫我會第二語言，一個是ＢＢＣ播報員平淡而有點正式的聲音，另一個……」

他只停頓了稍長呼吸的時間，但我卻疑心他的大腦是否正在換檔，會不會重述一切。結果並沒有。相反地，它卻提到他年輕時的莎劇角色。

「……另一個惡棍卡利班（莎翁《暴風雨》劇中粗野凶暴的奴僕）似的語——語言，或者法斯塔夫（莎劇《亨利四世》中的流氓丑角）替代言談……不用說我喜歡哪一種。」

我不禁為這兩個角色莞爾。**惡棍卡利班**，我想是指「惡作劇似的夸夸其談」，而**法斯塔夫的替代言談**，是指「愛模仿的愚人」。他也回我微笑，知道他的大腦找到了一些有趣的事物。

他接著說：「其實是有三個聲音。一個是有智慧的模——模糊的聲音……他……在我碰上這個智慧關頭之前……不知道他究竟，存在，存在與否……翻筋斗好手……日常時間，如果我行，不，幸——幸運……能夠歡喜和諧。第二個史奈格廣播的聲音。第三個……妳已經很熟悉語無倫次的聲音。他的莫名其妙胡言亂語，還有幾乎目中無人……」

這個句子落到懸崖下。我望著他努力要讓他腦中正確的文字成形。

「我很吃驚，」他突然冒出一句。「我已經證明……我有兩三個聲音。」

因此，這些聲音留在那裡。在保羅的大腦中，依舊停放著由他生命三個不同部分而來的三名說話者：BBC的播報員約翰．史奈格，這是他童年和念牛津時常聽廣播的播報員；舌頭打結的失語症患者，因為自己胡言亂語而深感挫折和羞愧；還有那熱愛語言運用美語文句的作家。三個角色都像老友一般努力支持他，或者像他個性中最堅強的那一面。良久之後，他告訴我：史奈格的聲音「**不知道為什麼，對著我的內耳說話，有時會把正確的字提示給我**。」我覺得這雖有點教人混淆，卻很有趣，而且雖然說話者不同，但他並不是多重人格。不，他所用的措詞是連貫的，而且語調有點平淡，很少表現情緒。在口述時，他似乎十分專注在大腦深處，所有的動作都集中在這裡，看不見的隱形人輪流做內心獨白，或者該說三人各自的獨白。他所說的是來自這三人的劇場，而由第四個聲音說明。

這教我想到多年以前所讀的一本書，心理學家朱利安．傑恩斯（Julian Jaynes，1920-1997）所著的《心智兩分過程中的意識起源》（*The Origin of Consciousness in the Breakdown of the*

Bicameral Mind）。傑恩斯認為，早在人有能夠自我反省的現代心靈以前，我們的本能就對我們下令，教我們如何生存。我們以為自己內心的聲音是來自諸神，因為它們充滿了智慧、捉摸不定，但卻侵入了我們內在的心靈。他這段話頗引人爭議：「曾有一度，人性被一分為二，」他說：「發號施令的部分就稱為神，而遵從追隨的就叫作人。兩者在意識上都不自知。」

我們忘記了在古代的文章裡，常常寫到聽見聲音——尤其是神的聲音。不只希臘和羅馬的神對人說話，連他們的塑像也會說話。所有一神宗教的創教教主，都發誓有神對他們說話，下禁令、頒布規則和文告（當然，還有聖女貞德要同胞作戰的知名呼籲。）《聖經》上說：「太初有道（In the beginning was the word）。」這道就是知道所有方言、親自和崇拜者對話，時而憤怒、時而與崇拜者討價還價的神。如今，如果有人說他聽到上帝由燃燒的草叢裡（上帝由燃燒的草叢中對摩西說話）對他說話，八成會覺得這人瘋了。在法庭上，辯方律師如果要稱被告精神失常，往往只要證明他的客戶聽到許多聲音，就足以教陪審團酌情考量。因此保羅說他腦袋裡聽到三個聲音，八成會教人心存疑惑。

傑恩斯的理論是，這些獨特鮮活的聲音是來自右腦半球，來自與左半球語言中心相對應的部位。在保羅經歷左腦這些部位嚴重的傷害之後，可不可能他的大腦藉著釋出右腦原本壓抑的聲音，來作為補償？說不定是為了維持自我意識的存在？畢竟總有人得當家作主，告訴他要做什麼，即使他長久以來苦心削減的「自我」暫時分裂為數個聲音，但比起其他人所描述的大群烏合之眾來，這還算是少的。

「我已經分裂為百萬個人和事物，」弗拉基米爾・納博科夫❶在一篇寫聲音的散文中這麼寫道：「今天我是一個；明天我會再度分裂……但我知道全都是屬於同一的音符，都有同樣的和諧。」

「我們所居的大腦是個幽魂縈繞的鬼屋，」哲學家威廉・蓋斯（William Gass，1924-）曾字字珠璣地說道，充滿了「如映著黑暗般的烽火燃燒的文字。」其核心則是「這祕密的、迷戀的、傻呼呼的，並且幾乎是持續不斷的聲音……我們沉靜的低語，我們歡喜的、凌亂的、粗魯的、華麗的、對自己談的閒話，我們人性中聽不見的低哼。」

我們必須說話，別無選擇。孩提時期，我們含糊不清地喋喋不休，而且即使成年，依舊如此——只是變成默默地在心裡說，對我們自己。我們大腦中鬼屋裡的文字永不停歇，即使在失語症病人的腦裡亦然。不和你不認識的人交談，會被當作輕視，而如果不和熟識的人交談，則是憤怒或殘忍的盲目箭矢。不和人談話是消極的暴力，也因此英文稱之為「cutting someone」或「cutting someone dead」（徹底忽視某人）。我們用文字記得自己是誰，做了什麼，感覺如何，即使大半的時候，我們並不知道誰在對我們不知道的誰，說著我們不知道的什麼。我們整天都對自己說話，即使當我們在吃東西或親熱之時，夜裡，我們在睡夢中對自己說話。我們說話，以便和其他人合作，或者交換想法，這是我們人類之所以生存的方式，但我們也和那混合的幽靈——我們所謂的「自我」說話，瞭解我們的感受是什麼，思索我們所做的事，分析某人可能是我們的殺手、對手，或者伴侶。有些不幸的中風患者不是受想像中的聲音，而是受想像中的四肢折磨。這是一種罕見的神經問題，手似乎有了自己的意志，自行伸出去抓握某物（最教人難為情的是去抓握身體的某些部位），需要另一隻手把它抓回。有時這樣的症狀稱作「奇愛博士症狀」❷，這樣的肢體似乎與其主人毫不相關，完全不受意識控制，令病人不由得為它取名字，或稱之為「它」。「它」甚至可能想要勒死主人。其原因不得而知，但似乎是來自大腦的多重損傷，使它在許多地方都和自己分離，遠超過它能置之不理而依舊感覺它屬於自己整體的程度。我認為保羅的大腦也可能有類似的小損傷，不是針對四肢，而是對其中滔滔不絕的演說者，那我們對「自我」說話時，屬於我們家常的幽魂。

☆ ☆

「七天中有三天，我能直線上升，」第二天，保羅大聲地自言自語，「其他時候，不行。」他指的是說話、交談。

---

❶ 弗拉基米爾・納博科夫（Vladimir Nabokov，1899-1977），俄國小說家，著有《羅麗泰》、《說吧，記憶》。

❷ 奇愛博士症狀（Dr. Strangelove syndrome），根據彼德・謝勒（peter Sellers）在《奇愛博士》（Dr. Strangelove）一片中的角色命名，他的手在片中會不由自主突然伸出做出「希特勒萬歲！」的姿勢，這種症狀也稱異手症、他手症。

他的語言能力似乎也受到他睡眠的長短所影響，甚至因天氣的變化和一天當中的時間而有不同。所有的人都一樣，我們的大腦也有循環，也需要休息。一天當中，運用腦力的最佳時間隨年齡而有變化，兒童的生理時鐘會自動在晚上八、九點時呼喚該睡眠，而青少年則較晚才會想睡，大約十一點；需要九小時的睡眠時間，即使他們常常都睡眠不足，而且惡名昭彰，很難叫得起床。大學生常說他們在夜裡最有精神，老年人則是在早晨最為敏銳。負離子——湍流瀑布、拍岸驚濤，或雷電春雨之後自然產生的分子，能夠在大腦中創造更多氧氣，使我們覺得歡喜而警醒。

保羅的「口述」能力也許日日不同，這有其道理，一如他的說話能力一般。此外，這也提供絕佳的語言治療機會，讓他不斷地刺激大腦創造語言，直到大腦疲累為止。而且對於這從前總讓他快樂無比的活動，他總是十分專注：沉醉在寫作計畫中，這充滿創造力和建設性的活動，讓他有動機繼續下去。當時我感受到、現在也知道，復健應與人心之所嚮互相結合，大腦因為集中注意力而逐漸學習——可惜是透過不斷的重複。

就在早餐之後，是保羅覺得說話最流暢之時，通常這也是他和我在長沙發前同坐，手上拿著小小的紙片，上面有他短短的筆記。有時候他坐下來研究自己精心準備的字跡，卻無論如何費心，都無法解讀自己歪歪扭扭的書法。有時候則連我都能看得懂他的單字，上面可能記了莫波格這樣的單字提示，而當然，在這一小時中，他就會念出如「莫波格醫師的腳發出唉叭聲」這樣的句子。

這樣的聽寫教我們倆都感到疲憊不堪。這一小時左右，我得專心致志，解讀漫不相關，往往是錯誤的文字。我得用我自己的語言技巧來彌補不足，在可能的意義上攀山越嶺，尋找立足點。多年來寫詩的經驗使我並不至於對奇特的文字組合感到奇怪，而且我也知道保羅的文字和思考習慣，因此我接得到他口述時投出的曲球，但我愈來愈感覺到我不可能扮演他的祕書，這會耗盡我所有寫作的精力，改變我們的關係，抹除我創造的自我，破壞我要發的聲音，在我需要自由前行時拉住我、縮減我，讓我只能在原地踏步。因此我婉轉地提議請麗茲協助，抄寫他的心血，幸好她答應了。

日復一日，保羅繼續口述，有時以愚公移山的力氣，有時則輕鬆自如，說出他所經歷的一切，失語症患者內心所感受的世界。這是保羅的訓練課程，是讓他組織心智的掙扎奮鬥，而這也讓我們大家深深了解他的大腦受到多麼大的傷害。構思他的敘述，同時還要一邊說給別人聽，是任何人所能開立的最好的語言治療法。他每天一小時生氣蓬勃固執地做苦工，強迫大腦吸收新細胞，建立新連結，找出適當的音來搭配適當的字，串成整個句子。次日辛勤地和他一起重看文句，讓保羅有機會澄清他的思緒，也讓他能修補文中失語症患者的一些印記。在這些時刻，他凌駕了自己的腦傷，能夠重新保有自己，敘述和重新整理自己的生命。有時候，他所說的聽起來沒有意義，但，不論有意義與否，麗茲和我都一絲不苟地切實記錄他所說的一切。

我們已經知道當有人罹患失語症之時，要設計看似簡單，但卻是新的練習，有多麼困難。聽寫亦然。一天，我在廚房聽到保羅和麗茲碰上了典型的路障。

保羅要求「換新段落」。

麗茲拿新打好的段落給他看。

他卻顯得失望，而且堅持：「不對，是新**段落**。」

她強調說，「這是新的段落。」

他說，「不，是新**段落**。」

他們倆你來我往，雙方都覺得灰心喪氣，直到最後，麗茲才想出保羅**真正**要說的是「新的一章」。

他也有其他一些不規則的替代，比如他說「句點」，其實意思是逗點；「full stop（全停，英國說法）」是句號，而「句號」則是問號。標點的旗幟全都是象徵，而它們不聽他的指揮。為了某種唯有他自己的大腦灰質才知道的原因，他的分號倒沒有錯誤。

情況雖然已經混亂不堪，但火上加油的是，保羅還成為用錯字大王，並且自創新詞，有時用錯用法，還常發音錯誤到無法辨識的地步，比如，他想要說「cloud」（雲），卻念出「loud」（大聲）；「skeleton」（骨骼）變成了「skellington」（骷髏），「mold」（類型）變成了「mole」（痣）。他說「pillar」（柱子），但其實他的意思是「pillow」（枕頭），而他想要說雨傘時，卻只能說出「pagoda」（寶塔）。像「hurt」（傷害）這麼簡單的字卻突變成了「hearse」（靈車），他想說「obsess」（著迷），卻說成「abscess」（膿腫），彷彿著迷是大腦中的一種癖子。而另一方面，我們也經常發現，我們雖然按照發音忠實記錄，但卻以為是無意義的文字，比如pallaisse（草荐，稻草鋪的小床）、corybantic（瘋狂的）、halma（跳棋）、fatidic（預言），結果卻發現它們雖然罕用，但卻是真有其字。

這個計畫最後的成果是，由大腦閣樓中拉出來失語症患者的日記，在他駭人新心理風光中蹣跚而行的敘述，搜尋不知在哪裡的電燈開關和上鎖房間的鑰匙，一邊避開數目字的蛛網、被蟲蛀的邏輯花環、滿是灰塵、裝滿老照片的鞋盒、新聞影片的記憶、還有搜羅一生得來，如今卻四處散布的碎裂文字貝殼——左旋香螺、蓮花青螺、雞心蛤、字母芋螺、金拳鳳凰螺、珠貝、虎斑寶螺、鋸齒江珧蛤、鱗片岩螺、褐帶蠑螺、舞袖渦螺，還有其他成千上百——全都在寂靜的斜坡上擠在一起，眼看著就要灑出來了。他把這本書取名為《影子工廠》（*The Shadow Factory*），是他失語症頭幾個月的獨特紀錄，由魯門公司（Lumen Books）出版，這是新墨西哥州聖大非（Santa Fe）的一家前衛出版公司，以建築、設計的書籍、小說和詩，尤其是翻譯，名聞遐邇。

25

教

我驚訝的是，保羅每一天都有創作的欲望。雖然歷經如西西弗斯的困難，但運用語言表達他自己的習慣依舊堅持下去。保羅大腦中的語言磨坊或許因中風而受損，但繆思的臨時住處顯然無恙。這些善變的女仕們究竟住到哪裡去了？

一般認為右腦主司創造，但這個說法值得存疑，因為只有在大腦受到損傷時才能證明這點（右腦中風者往往喪失詩歌、音樂，或繪畫的天賦）。保羅的大腦一向都喜歡以圖像思考，而他也花了畢生的時間創作，在他想像、直覺的右腦耕耘了更多的神經風景。這是常見的成就：每一個腦都以獨特的方式迴旋、楔合，而性情習慣則常常造成不同的嗜好、偏愛——對某種事物的洋溢才華，就會令人覺得花在其上的時間使人舒暢，而這也就使大腦的灰質有了改變，更加鞏固。身體運動能鍛鍊肌肉，心理運動則重塑大腦。畫家會發展出更豐富的視覺聯想山脈，音樂家則培養出聽覺的峽谷，而作家則得到語言的果園。

保羅一輩子舞文弄墨，結果創造了稠密的語言之鄉，在小村莊之間有更多的小路，即使主要幹道摧毀破壞，依舊有更多的神經網路聯結可以派上用場。我的直覺是，他的大腦依舊有可以耕耘的山坡和谷地，依舊有文字可以蓬勃生長。這就能說明為什麼他的電腦斷層掃描結果雖然很糟，但他依舊能說話。充滿創造力的大腦敏捷地搜羅兩半球，尋找材料——這是全腦的事業。人需要左半球來檢視右半球所完成的結果，決定這成果是否合適、原創、有效。因此兩半球之間建構良好的橋梁（胼胝體）在創造上必然也扮演必要的角色，而保羅的胼胝體恐怕是為了頻繁的交通而建，因為他數十年來一直都在加強它、鞏固它（甚至還畫了壁畫）。

這種說法聽來有理，尤其保羅幼時在學校就學了法文、拉丁文和希臘文。學習多種語言能夠在他左腦的語言能力之外，加強他右腦的語言連結。由對雙語人士的大腦造影結果，我們知道大部分人並沒有完全利用我們所繼承的所有語言空間，其實這些空間還可以再擴大。由大腦造影結果中可以看出，只會說一種語言的人，在左腦的語言區有活動，但能說雙語的人，在兩種語言之間迅速地轉換，可以看出他右腦和左腦的活動都增加，運用更多的區塊，結果也開發了更多的腦細胞。此外，能說雙語的人就像計程車司機、耍把戲的人和交響樂的樂手一樣，與他們技巧相關的灰質更加稠密，這樣的轉變年紀愈小愈好，在五歲之前學習第二種語言的人，大腦的改變最多。

一名神經學家朋友曾告訴我，他的一位挪威同僚很驚訝地發現美國中風病人罹患失語症的病例比挪威的高得多，而這位同僚提出的解釋是，挪威人之所以情況比較好，是因為他們小時候就學會了幾種外語，使他們在日後占有優勢。的確，就像前述會說捷克語的小提琴家一樣，喪失母語能力的失語症患者依舊可以記得外語。保羅十歲開始學法文，十七歲學拉丁文和希臘文——雖然比較起來晚了，但依舊耕耘了灰質，因為顳葉（充滿了處理語言和情感的區域）依舊還在伸展，直到十六歲之後，才會有另一輪的修整工作，雕塑大腦的架構。而即使到那時候，練習新技巧，或者甚至以新的方式思考，依舊能滋養神經元，增加它的體積。

理想的情況下，中風後的復健應該針對每一個病人的長處，一輩子以來所用的稠密灰質結節和網路，這就像專屬個人的私密食品室或者海外銀行帳戶。在大學裡，老師常會見到「全都得要學習」的評語，但若能找出每一個學生怎麼做才能學得最好，這樣的做法會有效得多。這要花較多的時間，而且在理想的情況下，學生和老師應該能夠搭配得「天衣無縫」。而中風後的復健亦然，並不是由無中再生有，而是去找出額外的，或者是偏遠的貯藏室，重新接線通往它們，如果需要，就以非傳統的工具開道，發現失落或蜿蜒的小徑，藉著隱形甚至直覺的地圖導引。

保羅天生就充滿創造力，是個狂野而粗獷的思想者，因此他對傳統的語言治療卻步不前，也就不足為奇。傳統的語言治療是線性的，充滿填空、是非的習題，中風前他的大腦就不是以那種方式運作，他的長處不在那裡。不論如何，透過遊戲學習的結果總是比較好，雖然在嚴重的中風之後，要找到遊戲場並不容易，得視先前他所喜愛的領域，並且開闢路徑，如果必要甚至要以蝸牛的速度，來到那隱藏的水庫。在保羅的病例中，他的進步只能由蝸牛留下的黏液，也就是蝸牛在求偶時所用含鈣的「愛之箭」、以及沿路古怪的風光來探查，因他喜歡怪異的譬喻。

即使只是要創造這樣一個小小的譬喻，大腦都必須到四處搜羅，越過大腦兩半球的神經網路，連結看似不相干但卻有共同點的小小花絮。不同的知識領域被併在一起，這是一種圖像式的思考，先於理性，充滿情感的濃度，就像畫出思想和感情一樣。比如拜倫爵士稱呼他未來的妻子「平行四邊形公主」（the Princess of Parallelograms）時，就一針見血地道出她罕有的數學天賦和富有的家庭背景、嚴格的道德規律、優雅的美和沉靜的舉止。

我們輕鬆地稱為「**創造力**」的事物，其實混合了許多特性：冒險、堅忍、解決問題的能力、願意接納經驗、分享他人內心宇宙的需要、同理心、掌握某個技巧的細節、機智、紀律分明的自動自發、擁有大量一般知識的心靈，又能夠受到特別事物的吸引、專心一致、能夠積極運用著迷時的廢寢忘食、雖然是有學問的成人依舊抱著赤子童心、彈性地掌握現實、神祕主義（未必是神學）、對現狀的反應（以及對獨特創作的偏好），以及通常至少要有一人的支持——這些只是在許多成分之中的一些而已。

在創造力作用之下，精力充沛的腦就和一團記憶與豐富的知識扭打，既祕密又公開地攻擊它們，有些想法它隱藏起來，直到羽翼已豐的見解成形展翅。其他的想法則經過刻意的操縱、旋轉、揉捏、或者遊戲，直到全新的解決辦法出爐。唯有藉著在無數的知識點滴之間摸索，接著忽視其中大部分，創意的心靈才能創造出原創的事物。而就這方面而言，所牽涉的遠遠超過語言的區位。舊的想法沒有效，因此傳統必須推翻，險必須要冒，可能性必須解放，想法必須說明，問題必須重新定義，白日夢要受鼓勵，好奇心要跟隨迂迴曲折的小路。任何未曾考量的小事都可以接受抨擊挑剔。這是兒童遊戲，名副其實，並不是只限少數菁英的天賦，而是散布天下、人類認識世界的自然方式。我們的學校和社會雖然出於善意，卻扼殺了我們之中大半的這種能力。幸好我們之中有一些人，這方面的能力特別強，因此還能夠把它留下來。神經學家佛洛德．布魯姆（Floyd Bloom）說：

學校一面倒地強調教孩子正確、而非創意地解決問題，這種偏斜的制度主宰了我們頭二十年的生命：測驗、成績、大學入學許可、學位和求職全都要求並且酬報邏輯思考、實際能力、以及語言及數學技巧——全都屬左腦的範圍……大腦是習慣的生物，運用已經建立好的神經通路會比創造新的或者用罕用的通路方便。此外，若是不訓練這些創造能力，也會使這些神經連結凋萎。

創造力是進入這些叢林的知性冒險，在這裡，甜美笑聲的獵豹低哼輕吟，願意原路折回、不顧圍籬，也不在意因為椰子落地而改換方向。

如果把所有的條件都納入考慮，為什麼保羅還能夠做得這麼好？說來奇怪，有一小片拼圖可能是在於他先前的那一次中風——小中風（稱作TIA），反倒對他有利。瑞士科學家帕夏洛尼（Paciaroni）、阿諾德（Arnold）、范．梅勒（Van Melle）、布古斯拉夫斯基

（Bogousslavsky）等人在研究了三千多名中風病人之後報告說，「在大中風之前發生的小中風，和較好的預後有關係。」他們提出了幾種解釋，其中一種是，血管緩慢阻塞造成的小中風——就像水管變窄堵起一樣，使大腦必須找出其他灌溉通路，而隨後在大中風發生之時，血流就有替補的路徑，此外，這些病人已經因為小中風而服用抗凝血藥，這帶來了雙重的結果，雖然使他們不能用 tPA，卻依舊對他們有保護作用。

當然，這還沒有納入大腦各種手段中，其他化學物質的作用。毫無疑問，抗憂鬱劑樂復得的確發揮了作用，利他能也協助保羅專心。但還有一種心臟藥物可能也促進了他的創造力。佛羅里達大學神經學家肯尼斯．海爾曼（Kenneth Heilman）針對大學生做了一項研究，其中有些學生接受一種刺激藥物「麻黃素」（ephedrine），有些則接受一種常用來防止怯場的β受體阻滯藥品（Inderal）。令人驚奇的是，服用β受體阻滯藥品的學生在需要彈性思考的測驗上，表現得比較好。多年來，保羅的心臟醫師禁止他食用咖啡、茶、巧克力和其他刺激物，不過卻開了 Inderal 來降低他的血壓，並且減緩他顫動的心臟肌肉。他雖因 Inderal 而比較嗜睡，但卻充滿了創造力。

雖然我喜歡濃重、深色法式烘焙咖啡的滋味，但加快腦部運作未必就能刺激創意思考。警戒的鎮靜效果更好。畢竟，精彩的即席創作並非選擇你腦海中想到的頭一個念頭，而是選擇最好的念頭，這通常意味著要產生不同的可能，旋轉心理的圖像、變戲法、安排、重新安排、測試心裡的每一個想法，最後才達到一個解決方式。

因此，基於這種種原因——修習外國語的時間、他大腦兩半球之間堅強的聯結、他幸運地服用了這些藥物、先前的小中風……等等，使保羅即使不能好好處理語言，依舊能維持創造力。由於他自己有很強烈的動機，因此鼓勵他的大腦去偏遠的區位吸收健康的勞工就有其意義，甚至讓它到更遠之處徵募其他的流動工人，他們依舊能夠協助他想出一、兩個字。

26

「Ma BÊTE，MA BELLE BÊTE。」（我的野獸，我美麗的野獸），一天，我正對著保羅綿綿情話，這是引用我們倆都熟悉的一部電影。

在尚・考克多❶一九四六年手法細膩精緻的電影《美女與野獸》（La Belle et la Bête）裡，一隻欣賞玫瑰、收集藝術、心思敏感的野獸是王子的化身，巫婆把王子變成了可怕的野獸（直到醜陋的他能夠找到真愛為止）。這是以十八世紀一個尋找失去丈夫的歐洲童話故事改編。我們倆都很欣賞這部精彩的電影，一起欣賞了十一次，次數多到足以讓保羅解讀出野獸所坐椅子上的拉丁文：「如果沒有愛，所有的男人都是野獸。」

「我的野獸，我美麗的野獸。」我低語。

保羅自重地回應我，彷彿引用電影中的那景似的：「Je suis un monstre. Je n'aime pas les compliments.」（**我是野獸，不喜歡人家恭維。**）

正如我從前偶爾會稱他為「我的野獸」一樣，他有時也會稱我為「我的美女」，但這是

❶考克多（Jean Cocteau，1889-1963），法國詩人、劇作家、製片家。

他為我取所有新穎奇特名稱中，最簡單的一個。對他來說，玩弄語言的沙盒就如建造華麗的城堡。隨著他的用字遣詞愈來愈多，他的言談也有了進步，不過在連結文字塑造意象上，還是有困難，而他也深深遺憾喪失了數十年來每天常用親密和愛意的暱稱。他總愛創造各種各樣的名字——天馬行空乘一時興之所至、合理的、或者切題的：π、**月亮**、**小辣椒頰**、**樹叢貓**。我們都欣賞美洲原住民的命名法，霍皮族的女人可能被稱為「越過山坡美麗的獾」、「重要兒童」、「中年蜘蛛女」、「棲在花上的蝴蝶」、「滿溢的春」、「美麗雲朵升起」，而男人則可能被稱為「風吹過溝之處」、「短暫彩虹」、「雲朵王座」、「由水聯合」，或者「吹哨者」。

很久很久以前，所有的名稱都是形容人的特色、來源、或者父母的希望，名字可能是決定某人命運的寓言。在那個時候，命名是魔術、知識、擁有，巫師如果沒有好好處理人的姓名，就可能造成傷害。在那個時候，你只把姓名告訴你完全信任的人。保羅和我各自用祕密的名字為對方下了什麼樣的符咒。

我走過後門，麗茲和保羅正涉水走過游泳池的淺水處，只聽到她問他：「你有沒有為黛安取什麼小名？」

他的臉沉了下來，彷彿被電棒打到一樣。「以前有……好幾百個。」他流露出無限的哀傷，「現在連一個也想不起來。」

的確。曾有一度，在那往昔之鄉，保羅為我取了許多暱稱，彷彿我是一人動物園，然而現在卻好像經歷大滅絕，我們所共有的所有圖騰動物全都消失了，我們愛的草原不再那麼嘈雜，水泉邊的動物群也稀疏得多。他明白我多麼懷念那些浪漫、活潑的小妖精，比如他為我發明的名字「精靈心」，他用暱稱逗引出來森林和天空逗人喜愛的奇特生物，用作我們私屬的樂趣。在我們的神話中，有金貓頭鷹寶寶、環尾狐猴、墨西哥蠑螈、肩上兔子、蜜小兔、兔皮（又稱 **peaux de lapin**）、跳蜘蛛、粉紅琵鷺，以及其他諸多名稱。

他期望能夠重訪那通往超自然世界的私屬橋梁，當年我們曾經以儀式般的虔誠來回跨過，但如今他在互相推擠要引起注意的文字暴民之中，再也找不著它。

因此我開始教他一些他最喜歡的名稱——**天鵝**、**試驗詩人**、**天使寶貝**——而他也還認得它們。其他時候他嘆息：「我的珍寶」、「我的小甜心」，或者「我的小可愛」。他真的重新掌握了皮諾波（piropo）那阿根廷的追求遊戲嗎？皮諾波是一種街頭詩句，由匿名的追求者在意中女孩走過時，以戀慕的感情、充滿挑逗的恭維傾吐訴說，既公開又私密。

「如果美是罪，那麼妳永遠不會受到寬恕，」布宜諾斯艾利斯街頭的男人可能會對一個女人這麼說。「妳的動作就像波修瓦芭蕾舞團。」或者：「這麼多彎道，而我沒有煞車！」

或者乾脆說：「女神！」

「我的豆子（legume）。」保羅浪漫十足地低語，他想說的是「我的淑女（lady）」，我來不及阻止他，只是咯咯而笑。

「豆子！」

接著我們倆都想到他對利馬豆或扁豆含情脈脈的模樣，而哈哈大笑。但慢慢地、全心全意地，過去的親暱重新出現。失語症患者常常願意重複，而如果我告訴他，我願當他的小樹叢貓，在這樣的提示之後，他會模仿我說：「我的小樹叢貓，」於是我會感謝地低鳴以加強他的印象。我知道在保羅文字荒的這段時期，他需要命名的連結；而他也知道在我長時照顧他的期間，需要這些親暱的滋養。

「你為什麼不造些新的名字？」一天早上我向保羅提議。

他的頭一個成績——思索了幾分鐘之後，是「白屈菜（celandine，又名金鳳花、毛茛）獵人。」不是刻意選擇的結果，這幾個字像骰子一樣摔了出來。

「**白屈菜**？……哦，是的，金鳳花（buttercup）。多可愛！」我們的花園裡滿是白屈菜，春天時我總是在園裡逡巡採集它們。

「這個字是由**哪裡**冒出來的？」我問道。

他不知道，但卻很高興也驚奇。失語症病人的文字旋轉木馬可以色彩繽紛而又創意十足的方式，在這個新碼頭受到歡迎。他不再想要阻礙錯誤的字冒出頭來，而是為它們創造空間。在中風之前，他得刻意地「自由聯想」，才能有同樣的效果。如今他卻打開了創造的閘門。為了追尋皮諾波，他可以放開失語症的獵犬一、兩秒。他告訴我，他一次只能應付一個皮諾波，因為它壓力太大。但我認為真正的原因更深沉，是因為要讓失語症更進一步未免太駭人。像活門一樣把它開來關去能給他力量。他不想要的是亂七八糟文字的脫漏涓流。

第二天，我一醒來就哄著保羅再來一次，他反芻了一番，提出「燕子避難所。」他未必每天都能為我找到好聽的綽號——「抱歉，等晚一點。」如果他沒有靈感，就會這樣道歉。

但許多早晨，他都能創造新的暱稱。如果這些名稱的模式太過相像，比如是「——的——」，我就會抗議，懇求他想個新的變化。我的用意，除了戲耍之外，也是為了要以創意方式來做趣味練習，這是他似乎喪失了的天賦。由於失語症患者的大腦經常會卡在一個字或句子或者某種方式上，因此這對他並不容易。（我疑惑如果平常的通路斷絕之後，有些訊號會像走進死巷一樣一繞再繞）。但由那時起，名字一個接著一個而來，在我們依偎在床上時傾吐出來，精彩如下：「風滾草工廠的小攀月者」、「我的雪封坦干伊喀湖」、「清晨哈里路亞的間諜精靈」、「我的小小香料貓頭鷹」、「保羅寫給羅馬尼亞歌鶇的書信」、「阿拉比的歡樂病」、「人藏在裡面的天使寶寶」、「小黃酮神奇」、「善感夢幻的變阻器」、「我白日的剩餘，夜晚的遺跡」、「早晨可愛的&符號」，和「輕盈星星的長尾鸚鵡」。

多麼教人驚喜！我珍惜這些奔放不羈、充滿魔力的暱稱，疑惑他每天早上不知道要鼓起多大的勇氣，才能組成這些神奇的詞語，雖然有些似乎有點差錯，比如「阿拉比的歡樂病！」

「我喜歡**歡樂**和**阿拉比**，」我說，「但……你能不能找個別的字來取代『病』？」如果他想不出什麼可以取代的詞語，他就聳聳肩說：「我盡力了。」它們就像汞合金一樣冒了出來。

「我的小秧雞。」他溫柔地低語，而我對著他的脖子，發出滿足生物的聲音，任他撫摸我的頰和耳，並且緊緊地用手臂環抱著我，把我納入我們愛的圓圈。在這樣的時刻，其實往往是數小時，我終能休息，因他不規律的心跳而溫暖，擺脫了憂慮，終於感到安全。

不論是古怪或是溫柔，這些名字都足以教我歡笑，讓我感受到愛，重新受到追求的方式盤旋環繞著我。中風之前的暱稱和皮諾波——「天鵝心」，或者「公園」（意思是「你是我眼睛的公園」），已經隨著時間延展，得到了多層的意義。但我也珍視這些新的、更充滿幻覺的名稱，應我的要求所構思，是由他鳳凰羽毛大腦發出的失語電報。

而保羅也愛再度扮演求愛情郎的角色，雖然這意味著困難而教人疲憊的文字技巧。他享受調製新奇語言的樂趣，把它們提供給我作為迷你的禮物。這也保證了不論發生什麼，每一天我們都會在親密和歡笑聲中展開。

27

「嗨，袋熊。」我向保羅打招呼，他跌跌撞撞地走出臥室的睡夢洞窟，彷彿遭到小精靈伏擊似的。他的頭髮全都立正站好，法蘭絨四角褲穿反了，走起路來搖搖晃晃。但他臉上卻帶著人醒來時都有的表情，就像泡泡眼的嬰兒，而我們天生就覺得這個模樣可愛。

「今天我整天都聽你差遣，」我宣布——一如所有的週六、週日和麗茲不在的所有時候。

他把右手放在胸前，包括蜷曲的小指，彷彿剛開始播放國歌似的，接著他說了今天的新暱稱：「我的小桶頭髮。」

我聽了笑不可仰，不得不停下正在倒牛奶的動作。「喔，我愛這個名字！」

「我的小桶頭髮。」保羅再次以單調的節奏唱出，這回他咧嘴朝左右笑，接受想像中旁觀者的掌聲。

接著他以一九六五年「小貓，有什麼新鮮事？」那首歌的曲調，他以走調的音唱出「袋熊，有什麼新鮮事？」的詞句。

今晨我有十分有意思的新聞，要和我的袋熊親人分享。

「我發現前拉斐爾派❶的畫家對澳洲袋熊十分著迷！你知道有長吻袋熊的英國傳統嗎？」

「長吻袋熊？說來聽聽。」他上鉤了。

保羅曾是前拉斐爾派的專家：這十九世紀中葉的年輕英國藝術家團體，他們以不知怎麼能保持得既情色又飄逸的落寞女人為主題，畫出珠寶色調的繪畫，震撼了當時單調乏味的藝術世界。前拉斐爾派的領袖——但丁・加百利・羅塞蒂❷的牆壁和花板作畫時，他召來三教九流的朋友，興高采烈地精工畫了壁畫，滿是亞瑟王時代傳奇的英雄和神蹟情景，搭配森林、城堡、穿著天鵝絨的少女，以及精力充沛的騎士。

「你知道羅塞蒂在牛津學聯的天花板上畫騎士？」

「還有繞圈。」保羅補上一句。

繞圈？哦，**牆壁**。「對，牆上也有。除了窗戶以外，處處都有。窗戶則用白色塗料粉刷作為保護，但這些白漆成了非常有誘惑力的乾淨表面，結果他們忍不住，在窗戶上面畫了嬉戲和跳躍的袋熊！」

保羅灰藍色的眼睛張得老大，我都可以看到它們瑪瑙似的邊緣。

「顯然羅塞蒂說服了他那群朋友說，袋熊魅力無限，是上帝所創萬物中最美的一種，他還在位於倫敦攝政公園（Regent's Park）的動物園袋熊窟附近舉辦野餐會，嬉遊歡鬧。他有幅素描是袋熊衝過埃及金字塔！非常奇特！」

「我可以看一看嗎？」

「不行，已經有人把窗戶都洗乾淨了，但大英博物館有收藏一些草圖。我們是不是該飛去倫敦，在羅塞蒂的袋熊前拉著手？」我頑皮地問。**要是他的健康好一點，能夠旅行的話，會有多好啊！**

「大概沒辦法，」他說，「好主意……或許……」他轉動右手的食指，想要找出代表某個意思的某個詞。「……盒子？」

「信箱？」

「不是，不是**信箱**，另一個……」他繼續這有趣的文字搜尋。「光舞信箱。」

光舞信箱……光舞……還有信箱……「電腦？」

「對，」他興奮地說。「旋轉？」他的食指在空中轉動，彷彿在惡作劇。

幾個月前，我給他看過義大利一間博物館的網站，參觀的遊客可以模擬實境在博物館內遊覽，由外到內。難道他記得這回事？

「你是說模擬博物館遊覽？」

「對！」他鬆了口氣說，「當然。」

保羅在學校時學過以往的各種偉大革命——農業、工業、交通，以及它們對我們人類的

---

❶ 前拉斐爾派（Pre-Raphaelite Brotherhood），也常譯為前拉斐爾兄弟會，是一八四八年開始的藝術團體，亦為藝術運動，由但丁．加百利．羅塞蒂等三名年輕英國畫家所發起。

❷ 羅塞蒂（Dante Gabriel Rossetti，1828-1882），英國畫家、詩人、插畫家和翻譯家。

生活，有什麼改變和影響，由我們的基因庫，到我們能在對祖先是致命的氣候和地形中生存的能力。但這些並沒有讓他做好下一次革命的準備。活在資訊時代的陣痛期中，對他既是榮幸，也是噩運，太靈活、太快、對他的老式頭腦太矽化，這是他無法理解、不喜歡、不常用的革命，但他卻因而得益——這使它在他中風之前更教人畏怯。而在他中風之後，他更覺迷惑，麗茲和我成了他和電腦的中間人。我很快地找到大英博物館的網站，雖然我們無法「漫步」在各展覽廳之間，但我們卻一起瀏覽它的展品。

發現羅塞蒂的袋熊軼事固然有趣，同時它也重新讓我們藉著和疾病毫不相干的活動而建立關係，這是一起學習新事物的弧線，是在心靈之間建立橋梁的活潑方式。如今我們愈來愈能夠藉著探究我們都有興趣的主題，滿足我和保羅雙方的好奇心。失語症的歷史就是並不挑剔的我們驚奇的寶庫。西元二世紀的希臘名醫蓋倫（Galen）恐怕會把保羅的失語症診斷為黑色膽汁的分泌受到阻礙，因而使貯存他動物精神的頭蓋形袋子黏滯不通。而令我們覺得恐怖的是，如果是在十六世紀，醫師會把水蛭放在他的舌頭上。保羅倒欣賞泰奧菲・博內特（Théophile Bonet，1620-1689）列在《實用醫師指南》（*Guide to the Practical Physician*）上的食譜，其上提到治療apoplexy（中風）「最有效的祕密食譜」：

> 以兩份獅子糞磨粉置於小瓶，加入酒精，直到蓋滿三隻手指的深度，放置三天，瀝乾備用。接著以一隻羽翼未豐的初生烏鴉，加上一隻小烏龜，在爐中分開燒熟，磨粉，

> 倒入上述酒精，浸泡三天，再加入一盎斯半菩提樹的漿果，浸泡在前述酒精裡，添加等量的醇酒和六盎斯的糖果，在鍋裡加熱，直到糖融化即成。讓病人舀一匙放在酒中服用，一天一次，連續一整個月。

令保羅覺得有趣的是，十八世紀末醫界提出失語症的原因，認為是養了情婦所致。可能是因為有了情婦使人焦慮不安，或者因為這異常的性興奮，使男人的血壓升高之故？醫師並未說明原因，只說情婦可能會導致中風。我們倆還發現，在十九世紀，顱相學者認為語言記憶位於眼窩，因為許多才華洋溢的文字大師都有像青蛙一般的凸出大眼袋，教我們忍俊不禁。

感謝醫學持續進步。至少保羅不必忍受舌頭上的水蛭或者用獅糞和烏鴉寶寶燉煮的菩提果實。我已經把吸血蝙蝠唾液和螺旋磁鐵的臨床實驗告訴保羅，看來治療方法其實也沒改變多少。

「這裡面不含蝙蝠唾液嗎？」麗茲給保羅喝牛奶時，保羅問道。

「**蝙蝠唾液**？」她揚起眉毛，一頭小精靈式的短髮現在染成新的紅色——帶著柿紅的深栗色，她的肩膀則因去划獨木舟而剛曬成褐色。

他不帶表情地說：「因為我不再吃『好滋味』了。」

「**是**——嗎，」她懷疑地拖長了語調說，「你最好不要——『好滋味』正在折扣，而你的食物櫃裡還有七十八箱！」

她的眼睛在保羅身旁廚房桌上還沒開的蘆筍罐頭駐留了片刻，罐頭上面戴了一隻腕錶，自己上發條的錶款，這令人更覺不可思議。我不禁莞爾。雖然這看來像慘遭截肢的鋁製手臂，但我知道這只是保羅要調整過緊彈性錶帶的方法罷了。

28

「威爾已經在開始幫那間佛寺設計網站了。」一個週一上午，麗茲走進屋來時輕鬆地說。她兩踝快速一彈，把鞋子脫在前面，滑進一雙已經放在那裡等著的夾腳拖鞋，鞋底是半透明的琥珀色。這個週末她把頭髮染成番薯紅，還和保羅爭相曬黑，她是因參加划龍舟比賽曬的。

「是為了行銷。他們打算賣棒球帽籌錢建新寺院，而且也因為達賴喇嘛要進城來了。」

「我以為他是戴橘色的高爾夫式無頂遮陽帽。」我插嘴說，但她因咖啡因而興奮的語調並未放慢。

她一刻不停地由櫃檯上拿起保羅的電鬍刀，一把拆開，做例行的清理。

「嘿！記得威爾在那個凍僵人的冬夜到陽台上剃頭？我不准他進屋來——他老是弄得亂七八糟，到處是頭髮！他披著睡袋站在那裡，午夜！結果刮鬍刀壞了，所以他只好在那裡，頭剃了一半，把剃刀拆開再裝上，好把頭剃完。他真是令人頭痛！」

睡眼惺忪的保羅坐在餐廳桌前，流露出迷惑的神情。這正是迅速改變，教他摸不著頭腦的話題。

「欸，至少他可以修理他弄壞的東西。」我再度開口，希望安慰她。

「弄壞?!」保羅喊出聲來。這是他在這片晨間迷霧中，終於瞭解的詞。

「記不記得威爾在後院和葛斯塔夫練習風箏帆板時摔斷了他的手？而且他當然買了整套設備，不同的風速要配不同的風箏。一大堆配備，簡直沒完沒了。」她朝天翻了個白眼，「現在和冰斧、五輛腳踏車和六雙雪橇一起放在地下室。我的天啊！」

「不——」保羅拖長母音，給了一種「**天哪！多嘴的女人！**」的語調。「這是侵襲！」

麗茲和我為了這如蝗蟲般成災的意象而哈哈大笑。

「要安靜。因為……這……這……你們知道，這……」他一手不耐煩地對著自己揮舞，彷彿在煽熄自己頭顱裡的餘燼似的。

「電話？」我終於幫他一把。

「對！電話。我還沒醒。」

「好，我們安靜。答應你。」我舉起手比在嘴前，然後轉動一下，就像鑰匙上鎖一樣，麗茲也做了同樣動作。我們知道打電話使他神經緊張。

保羅本能地避開電話，就像地鼠避開陽光一樣。他的焦慮可想而知，因為他不知道自己是否能找到正確的字眼，而且他看不到對方的表情，得不到他們說了什麼話的線索。最糟的是，所有的錯誤詞語全都蜂擁而出，和他搗亂，接電話的人往往會因一頭霧水而沉默，接著電話中原本很平常的一來一往對話，就會變成長長的靜默。

他這回是要回電給他的朋友布萊德，小說家，兼《聯合》（*Conjunctions*）文學雜誌的主編。我們站在我的書房裡，保羅試著撥號，幾次下來終於放棄，氣呼呼地拿著無線話機坐著。

「為什麼我明明知道按鍵卑鄙，還一直去撥？我沒辦法停下來不撥那卑鄙的鍵！」保羅咆哮道。他把話筒拿得遠遠地，一臉告狀的模樣望著它無聲的灰色表面。「就像有人在引導這個機器一樣，而且老是卑鄙！不……**卑鄙**這個詞不對，**錯**才是錯的對字。」

「要不要我幫你撥號？」我盡量保持聲音平穩。

「反正我沒辦法說話。」他哀嚎道。

他情緒低落、自我譴責，感受自己心靈宇宙的扭曲。他怎可能不沮喪？我的書房既安全又舒適，還有毛絨的紫色扶手椅讓不穿襯衫的他懶洋洋地坐在裡面，敞開的窗戶外有一群毛色閃亮的金翅雀正在啁啾，但他卻無法放輕鬆。而他愈覺得緊張，說話就愈困難。

「你是害怕找不到你要說的字嗎？」我問他，希望安撫他的情緒。

「這就像整個頭都是洞，文字的貯藏室不知道藏到哪裡去了。」他嘆道。

「就像有些字比別的字大，把它們都趕走了。」接著他以放慢一半的速度說話，一邊伸出雙手，彷彿把文字推開似的。「好像有文字，錯字，像**章魚**一樣黏在我身上，然後離開了。感謝上蒼。」

我很同情地低語道：「那聽來真是令人灰心。」

「灰心！」他重複道。「我一開始對樹脂玻璃說話，就成了失敗者……不是**樹脂玻璃**……樹脂玻璃……」他停頓了太久，結果忘記自己原來在說什麼，雙手喪氣地一攤。

我盡量幫他解決他的問題，因此問道：「究竟怎麼回事？是有障礙擋住你了？你可以繞過去嗎？就像換條路走，找另一個方法來說你要說的話？」

保羅深呼吸以便鎮定自己，一手摸著刮得亂糟糟的鬍子，發現有一撮刮鬍刀沒有刮到的毛髮，漫不經心地微笑。

「有個字一直要擠出來讓人聽到……那……那……擋住其他所有的字。接著所有的文法、文字結構……全都亂七八糟……有時我看到一個詞，以好幾種顏色浮現在我腦海，但卻不是我要的那個詞。比如，我說『樹脂玻璃』，但其實我是要說別的字。」

「電話。」

「**電——話**。」他以有人終於搔著癢處的解脫感，嘆了口氣。

「不念出『**樹脂玻璃**』這個詞簡直非常困難，」他遲疑地說，彷彿在摸索一種他不認識的語言似的。「這種混亂情況出現時，我就沒辦法把其他東西放進來。我的腦袋就像一團板油。」

「形容得好！」

保羅思索了一下我的讚美，同意我的說法，露出立了功似的微笑。這小小的成就，不論多麼微不足道，都讓他鼓起信心，願意再嘗試和人說電話的風險。這回我幫他撥了號，但雖然我們事前暖身了這麼久，布萊德卻不在家。我留了話說保羅來電。

大約晚餐時分，布萊德回電，開始對著答錄機留言，鼓勵保羅。保羅聽到布萊德的聲音，比手勢說他想接電話，我拿起話筒來時，正好聽到布萊德說，「我愛你，老友。」然後把聽筒拿給保羅。雖然我很想離開房間，讓他能有隱私，但我知道他需要我幫助，找出適當言詞，而果然他也要我幫了幾次忙。

他結結巴巴，但還是說明了他的感覺，而且總算是享受到和文壇老友感動通話之樂。對於保羅努力搜尋他想用的字未果，我雖然感到煩惱，但也因為他勇敢地面對失語症的迷宮而驕傲。

「你知道肯尼斯・雷克斯雷斯❶中風之後也有失語的問題。」布萊德提到有時被稱為「彼特一代之父」❷的這位詩人。

保羅的臉似乎因他心裡的問題而凋萎，但他還是問道：「他完全康復了嗎？」我的心向下沉。康復是不可能的，只能改進，而且還要經歷長得不可思議的時間、辛苦的工作，就算到那時候，保羅依舊會不滿足的。

「雷克斯雷斯怎……怎……麼了？」

---

❶ 雷克斯雷斯（Kenneth Rexroth，1905-1982），中文名王紅公，美國詩人、翻譯家與文評家。

❷ 彼特一代之父（the father of the Beats，the Beat generation），一般譯為垮掉的一代，是二次大戰後的一群美國作家，共同特點是以嗑藥為實驗、鼓吹性解放、對東方宗教產生興趣、拒斥物質主義等。

「他請了個助理，做了很多很多治療，而僅一年後，他就發表了一本新詩集。」布萊德鼓勵他。

原本我早已忘記，現在卻想起另一位詩人威廉・梅瑞迪斯（William Meredith，1919-2007）多年前曾與他的親密夥伴理查・哈提斯（Richard Harteis）來我們家拜訪。梅瑞迪斯曾是海軍飛行員，也是桂冠詩人，在一九八三年中風前曾出版十本家喻戶曉的詩集，但中風損害了他說話和行動的能力逾一年之久。

在哈提斯的協助下，他依舊四處旅行，並且「朗誦」，由哈提斯朗讀，而梅瑞迪斯坐在觀眾席上。朗讀之後，他會和大家應酬，如果有需要，就由哈提斯闡釋他的詩。我記得梅瑞迪斯奇特、阻塞、間歇的演講。是的，現在這一切都有很大的意義。梅瑞迪斯當時是多麼可愛的客人，親切又聰明，而且經過多年的語言和物理治療，他已經能夠聊天和走路，雖然很費力。如今回想起來，我記得當時保羅和我多麼為他難過。

趁著保羅在打電話，我隨意瀏覽我的書架，卻不經意發現保羅如今不幸加入了一個頗負盛名的俱樂部。中風和失語症太常見了，形形色色的作家、作曲家和其他充滿創作力的才子，多少世紀以來必然也因類似的命運所苦。

拉威爾、雷克斯雷斯和梅瑞迪斯激起了我的好奇心，於是我決定要做一點研究，一個可能也會吸引保羅的計畫。

就彷彿看穿我的心思似的，保羅掛上電話之後問我說：「我在想……其他有失語症……

的作者？……普魯斯特……喬伊斯……狄更斯？」他一手快速地在空中畫圈，這個動作通常意味著……等等。

雖然這一天很令人興奮，但隨著夜幕低垂，一股強烈的渴望卻縈繞我心，保羅的言辭、手勢和思慮都攤開在狹隘的平面上，明明白白，而隱藏起來看不見的卻都像陰影一樣，躲在舞台後面。有些事物雖然眼前看不見，卻更教人感覺到它的存在。

關於這一點，馬塞爾．普魯斯特❸是對的。我記得普魯斯特和保羅一樣，也有一個貼覆軟木的房間，保護他不受日常生活的喧囂侵擾，並且讓他保持日夜顛倒的作息。普魯斯特的房間是個連臥室帶盥洗的大房間，他在房內寫作，有時也在房內吃麗池飯店裡他最喜愛的餐廳所送來的馬鈴薯泥。而在保羅這邊，貼著軟木的房間是他的書房，同樣也沒有窗戶。在保羅中風前，多年來他也都酷愛馬鈴薯泥。他曾在手提箱裡帶著乾燥的馬鈴薯泥包裝食物去旅行，在家裡他則喜歡用它們增添湯或燉菜的濃稠度，這個習慣我不敢領教，堅決禁止他對我的食物這樣做。

晚上保羅看電視時，我還是覺得有點不快，為了讓自己分心，就到圖書室、並在網路上搜尋資料，想找出還有哪些作家受失語症所苦。果然，波特萊爾就是一個，此外還有愛默森❹、威廉．卡羅．威廉斯❺、約翰生博士❻和拉慕斯❼。普魯斯特的例子比較奇特，他畢生都

❸普魯斯特（Marcel Proust，1871-1922），法國作家，著有《追憶逝水年華》。

患有氣喘和神經官能症，雖然並未罹患失語症，卻非常恐懼會得到它。他的醫師父親曾發表過有關失語症的學術文章，後來在五十六歲時，經歷數天的意識障礙（altered consciousness）之後中風。後來，和母親同住的普魯斯特在她去世前兩年中風失語後，也親眼見證失語症的可怕。

難怪普魯斯特在三十出頭時，會因言語模糊、頭暈、記憶喪失和跌倒等情況而高度警覺。這些症狀或許並不是來自中風，而是因為他服用了太多藥物所致——為了安眠、保持清醒、控制氣喘、各種精神身體的狀況，和其他種種一再出現的不適。保羅知道普魯斯特所受的諸多折磨——神智的清醒、藥物的上癮，等等，但他不知道普魯斯特的母親有失語症。我拿著由電腦印出的資料，走到起居室給保羅看。

我把普魯斯特的這句話念給保羅聽——「有個外人住進了我腦裡，」他感同身受，深深頷首。

「可是你知道愛默生也經歷中風失語嗎？」我問道。

「不！……他怎麼超越？」

保羅這問題很嚴肅，但我們倆都因他大腦中的「超驗主義者」以自己的力量脫出他的口這樣巧合的形容而微笑。

「我不知道，找不到更詳細的內容。」

到一八七一年夏，愛默生已經開始喪失記憶，面對日益嚴重的失語症，可能是腦部問題日益嚴重的結果。這位偉大的散文大師忘記了自己的名字，如果有人和他打招呼：「你好嗎？」他常常回答：「很好，我已經喪失心智能力，但身體很好。」

「其實有關任何作家中風或失語的資料都很少，」我告訴保羅，「這不是很奇怪嗎？不過大家對波特萊爾倒是知之甚詳……他左腦中風，和你很像，只是後來結果並不好。」

「說給我聽。」保羅熱切地說，然後舒服地坐好。他喜歡聽情況不如他的失語症患者有什麼樣的經歷。

接著他又惆悵地說了一個單字「flâneur」，很標準的法文腔調，並帶著一絲溫柔。當年我們為保羅的研究，赴風景如畫的中世紀小城圖爾（Tours）參加法杭索瓦拉布雷大學❽的會議時，他曾在羅亞爾河開闊寬敞而鬱鬱蒼蒼桃金孃綠的河畔教過我這個字，這個法文字的意思是漫遊或閒逛的人，波特萊爾用來形容「在城市裡步行或閒晃以體驗它的人」，因為現代生活在社會的激流和文化的連結下，已經太過複雜，不適合傳統藝術。波特萊爾認為人必須

---

❹愛默森（Ralph Waldo Emerson，1803-1882），美國思想家、散文家、詩人、演說家，超驗主義運動領袖，主張理想的精神狀態會超越人的肉體及經驗。

❺威廉斯（William Carlos Williams，1883-1963），美國現代主義詩人。

❻約翰生博士（Samuel Johnson，1709-1784），英國詩人、作家、文評家。

❼拉慕斯（C. F. Ramuz，1878-1947），瑞士詩人、法語作家。著有《詩人之路》。

❽法杭索瓦拉布雷大學（Université François-Rabelais），亦稱圖爾大學。

一方面冷眼旁觀，另一方面又要在最卑下的街道上做熱情的居民。保羅勞工階級的背景和精英的牛津教育，也使他有類似的看法。

我開始念：「波特萊爾的情況很悲哀。他左腦中風造成布洛卡失語症時，年方四十五。」我慢慢地念，現在已經成了習慣，在句中段落暫停，讓保羅有時間消化我所說的內容。「你知道，他十幾歲就得了梅毒，病痛一直纏身，出現梅毒常見的各種症狀：所有的關節都痛、落髮、潰瘍、疲憊不堪、發燒、喉嚨痛、全身起疹、憂鬱和精神錯亂。」

保羅靜靜地做出痛苦的表情。

「沒錯，無所不包。」

「而他……」保羅舉起大拇指和食指，指著他的嘴，然後兩指分開，做出傾斜的飲酒手勢。

「沒有，就算他爛醉如泥還吸鴉片，也沒有用。有個軼事說他在布魯塞爾，朋友發現他在明鏡飯店（Hôtel du Miroir）的房間……」

保羅笑了。

「我知道，一個法國詩人住在明鏡飯店裡，多麼有趣？反正，一天他的朋友發現他躺在房間床上，已經穿好衣服，只是不能動也不能說話。後來他略微恢復一些，能夠看校樣，也能口述一些信件。但他卻再度中風，這回他的右半身癱瘓，而且完全失語。」

保羅露出關切的神情問道：「能不能治？」

「沒太多辦法，有個朋友說，『他頭腦的虛弱』非常明顯，她擔心他的智力已經沒有作用了。」

保羅恐懼地挑起眉毛。

「那不是很可悲嗎？他完全無法溝通。因此他最後被送到聖約翰聖伊麗莎白中心（Institut Saint-Jean et Sainte Elisabeth），這是奧古斯丁修道會的修女所經營的診所，顯然她們覺得他很麻煩，再加上他所說的只有一個褻瀆的詛咒，Cré nom。」

「Cré nom！」

「翻譯起來大約是**該死的上帝**，是嗎？」

「**該死的上帝**，但……在修院？」保羅顯然覺得很有趣。

「一個不斷詛咒的頹廢派藝術家竟然在那裡！聽聽我借來這本《知名藝術家神經失調》書上關於波特萊爾的這一段。」

保羅贊同地點點頭，因此我深吸一口氣念道：

> 這位熱愛並且身體力行對話藝術的人，用這兩個字表達他所有的情感和思想——歡喜、悲哀、憤怒和不耐，他有時因自己無法清楚表達，也無法回答對他說話的人，因而勃然大怒……他腦中依舊有思想，這可以由他眼睛的表情看出來，但這些思想被桎梏在他肉體的牢獄之中，沒有辦法與外在世界溝通。

雖然我念了這段話兩遍，而且很緩慢，但我不能確定保羅是否完全懂得意思。不過他打手勢要我繼續。

「因此修道院長，」我繼續同情地念道，「寫信給波特萊爾的母親，告訴她說宗教醫院其實並不適合她兒子，抱怨說她不喜歡收容這樣一個褻瀆上帝的病人！顯然波特萊爾的母親開始擔心修女會不會折磨他。」

「怎麼折磨？」保羅問道。

「天知道。或許不斷地念祈禱文給他聽，要他重複。對於只會喊『**該死的上帝！**』的人，這一定是很糟糕的地方！我相信他不斷地詛咒一定讓修女受不了。」

保羅笑給自己聽，我知道他一定在想像這個畫面，波特萊爾喊著Cré nom！而戴著頭巾穿著飄飄長袍的仁慈修女拿著十字架，口中念著詞，圍在他身邊。

「而且修女說她們覺得他很可怕——說不定她們覺得他像撒旦？記住，波特萊爾曾說：『男人和女人天生就知道所有的歡樂都是生於邪惡！』我相信她們必然覺得他是徹底的邪惡，說不定，」我拉長語音，強調其嚴重性：「她們幫他驅魔！顯然他對她們大吼大叫，但那是布魯塞爾唯一一間治療這麼嚴重病情的診所。我念照顧他的人所寫的那一段給你聽。」

一如平常，我慢慢地把這一段文章念了兩遍給保羅聽：

他有點像半啞，只說一個單字，然後以不同的語調想要別人聽懂他的意思。我雖經常可以瞭解它的意思，但卻很難。

「聽得懂嗎？」

他點頭，但這未必代表「**是**」。我懷疑他只是表示禮貌，或者只是感謝我，或者是根本沒有力氣抗議，但我還是繼續說下去，跳過這一頁，到波特萊爾朋友所說的一段話：

> 我相信波特萊爾從沒有比現在更清醒更敏感。看到他一邊洗臉，一邊側耳傾聽他附近低聲的對話，不錯過一個字——表現出贊成或不耐的表情，以及轉變的注意力，和最清楚的智力，我相信病魔手下留情，他其實神智完全清醒，他的心智一如前一年一般自由而敏捷。

「因此，對於朋友，他表現的是他能瞭解，只是不能說話，這就像布洛卡失語症的徵狀。他可能不知道自己在詛咒。他並沒有改進，請注意，沒人期望他能有進步，那時還沒有治療。想像一下，他所有洋溢的詩歌才華全部縮減到那一個詛咒：**該死的上帝！**多麼悲慘。」

但保羅在這方面的想像卻勝過我，「我知道他的感受，」他說，接著他自嘲地發出「**呣，呣！**」像喉嚨裡有癩蛤蟆似的。

「我相信你懂。」

「為什麼光說雞？」

我在心裡搜尋連結，好不容易想到曾有朋友告訴我們，她認識的一個人很奇怪，在中風之後只能說一個字，不是詛咒，而是「雞」這個字，奇特而孤單。

「唔，就我所知，神經學家也不很清楚。許多失語症患者只能說一個字，或者一個詞——常常是詛咒，就像波特萊爾那樣。或許因為這是他所熟悉的，就像歌詞一樣？自動記住的詞句。或者會不會是他們中風前最後一個想到或說的字？接著大腦就卡住那些聲音？」

保羅點頭，他同意我的想法。

「或者會不會是那人中風後頭一個想到的字，有同樣的效果？或許只是那個字或詞的一個音節？就像你說嗯，嗯，嗯那樣。」

我可以看出保羅正在思考——哪個字是由嗯（mem）開始？」

「Member，memoir，memo，memento……」我數了幾個字。

「Memba。」他說。

「Memba？……說不定是Mensa（門薩）❾的饒舌歌會員？」

他咯咯地笑，但他這樣笑究竟是因為他以為我在開玩笑，還是因為他理解我所說的話，正在想像高IQ的門薩學會會員正在瘋狂尬舞？

「你懂我剛才說的話嗎？」我猜不懂。失語症者常常可以正確地回應，而且看似很合理，但其實根本不懂你說的任何一個字，因為在人的對話中，有太多元素都是自動自發的，他們知道你可能傳達了一些想法，但卻不能分辨這些想法究竟是什麼。

「不懂，不需要懂。」

這回，他雖不懂，卻並沒有讓我們倆感到灰心。

「你光是喜歡它的聲音？」

「是的，那就夠了。回到……**呣，呣，呣**。」保羅揮舞一隻手，意味著：**繼續說**。

「為什麼患者會重複一個字或詞？唔，大腦的兩個半球都會處理語言，」我揣測道，「但有些科學家認為它們各有不同的角色，左腦——」我把手放在左側頭上以便說明，「負責自願性的說話，而右腦——」現在我把手放在右側頭上，「則負責你經常聽到、難以忘懷、像反射一樣自動的言詞，陳腔濫調、俚語、歌詞、詛咒、客套話等等，你把它們背得滾瓜爛熟，連想都不用去想。」

它們由思想的雷達底下滑過去，我想道，**和一大堆壞習慣以及熟悉的技巧一起**。就如保羅喪失他說話的才能一樣，有時我也覺得自己彷彿喪失了詩人的才能，因為我得簡化、刪改、讓我的表達更像直線一樣明白，才能和他溝通。即使已經兩年了，這依然教我覺得奇怪，因為直線並非我天生的步法？」

❾ 門薩學會，以智商為唯一入會標準的國際團體。

「躺椅人？」

「躺椅人……躺椅人……躺椅人……」我再次搜羅腦海中的資料，「你是指佛洛伊德？」

「對！佛洛伊德！」

我微笑。保羅知道我已經研讀了佛洛伊德有關這方面的資料。

「佛洛伊德對失語症很有興趣，他對只能說出詛咒的人大感驚嘆，而他當然也把這一切歸咎於壓抑！他的理論是，在健全的大腦中，我們循規蹈矩的說話能力會壓抑所有骯髒的字眼，不然這些字眼就會由參差不平、壞脾氣、貪心、咒罵不停的愚蠢本我中浮現。總之，親愛的，你不像波特萊爾那樣真令我鬆了口氣。」

「參差？……參差？……參差？」他嘴裡念念有詞，津津有味地思索著這個詞。

「這個詞不錯吧？是安醫師說的，它聽來很……很……」

「參差。」

「就是！你知道，我忘了告訴你波特萊爾中風後對音樂的反應卻沒有變。他依舊愛聽華格納，那所有的狂飆突進❿。他的中風可能饒過了我們以強烈情感聽到，在右腦產生作用的聲音。」

「我卻沒有。」保羅坦白承認，對於自己對音樂的反應減弱，他並沒有太多遺憾。

「沒有，但你不只可以說一個詛咒的詞！」

「以天空為界！」他神采奕奕，童心未泯的他顯然想到自己還可以說的各種髒話。「不只是㖿！而已。」

「喔，對，什麼是memba？」我在揣測是否真有其字。

他挺起胸膛，模仿驕傲無比的模樣，露齒而笑，接著在空中畫出參差不齊的東西，像風箏或鑽石。這不是他平常畫的四方形廟堂，或許是個東西？或是個國家？我查了字典，果不其然，Memba是印度的一個部族。

❿ 狂飆突進（Sturm und Drang），德國一七六〇至一七八〇年代的文學運動。

29

保羅中風後兩年，如今可以慢慢地用普通的書法寫字，每天他都津津有味地這麼做。我們的任務是要保持他復原的動力繼續下去，而對保羅，這意味著繼續寫作，不論有什麼樣的阻礙，一方面是因為天天寫作能提升他的自信，鼓舞他的情緒，但另一方面也因為這是他這一輩子深戲的形式。不是泛泛的膚淺遊戲，而是人類渴望的一種心靈狀態，一種清澄、狂野的熱忱，沉醉在此時此刻。這需要我們全神貫注，因為當行動和思想合而為一之時，就沒有其他想法的空間。一般的人生選擇和關係後退消失。深戲是沉浸在不完美的世界和人生的混亂之中，帶來暫時、有限的完美。因此就算保羅寫出來的作品讀起來亂七八糟，我依舊不斷地鼓勵他勇往直前，有時連我自己也必須由內心深處挖掘這股力量，有時則生氣蓬勃地鼓舞他，因為這是我幫得上忙的地方。

他的句子有時太支離破碎，無法理解，那時麗茲或我就要盡可能地運用我們的技巧和他合作，找出沒有意義的詞句或誤用的文字，協助他由他心靈的蛛網中，梳理出他想要表達的意思。我們全都認為他的寫作是必要的語言治療。有時我走過他的書房，透過開了一點點的房門，我可以看到他坐在桌前，在牆上墊了吸音軟木的角落，一如平常弓身注視著紙張，滿心滿懷都是思緒。但這些時日，緬緊的並不只是他的心靈——他的背彎著，兩肩收縮下垂。有時我站在那裡凝視著他整個身體緊張思考。他非常費力地修改每一頁，有時候卻只是換成新的不恰當的文字。雖然麗茲和我大可以提供意見和批評，但出於需要，我們只能以進步為託辭，並不理睬許多錯誤。保羅知道他的文章該怎麼讀才對；那是**他的**創作、**他的**深戲，不**只是**語言治療，更是因為它應該能讓他歡暢。他既寫小說，也寫散文，在中風後的頭兩年塗塗抹抹一共寫了三百頁，這固執的日常寫作和修改雖然讓他筋疲力竭，但也讓他感到滿足，而這也改進了他的技巧。

這同時也讓保羅和我跨過了我們舊與新的生活，再一次地，我們為了字斟句酌而討論不休，諮詢對方該用哪個形容詞，比較一個詞和另一個詞的韻律。再一次地，我們的聲音填補了我們書房前的空間，而這就像大草原上的樹木一般令人欣喜。就像兩隻陌生的文學鳥互相呼應唱和，保羅的喊聲越過走廊傳到我這裡：

「喂，詩人，那紅色的星星叫什……獵戶星……帶？」

我回喊道：「星宿四（Betelgeuse）。」

接著換我喊：「親愛的，你怎麼拼象鼻蟲（zyzzva）？」

他會回答：「三個Z！」說到晦澀難解的怪字，他的拼字倒是很可靠。

他開始在《哈潑》、《美國學者》（*The American Scholar*）、《聯合》、《耶魯評論》和其他文學雜誌上發表他中風**之後**寫的散文和小說時，我們全都喜出望外。

有時，如果麗茲和我在廚房裡聊天太吵，保羅就會走來斥責我們，手裡拿著他的海軍藍法寶枕頭，上面有白色繡花，懇求道：「**請安靜！小說進行中。**」他會把它舉到胸前，對著我們，就像拳賽擂台前的舉牌女郎一樣，宣告比賽進行到第幾回合。

這些年來，麗茲已經成了一流的文學助理和好友。我已經習慣她髮色的變化，由消防車的大紅，到胡蘿蔔的橘紅，到花棉布的色彩。愈來愈多的夾腳拖鞋駐留在她的辦公室前，那是一間客房改裝的房間，三面是窗戶，俯看花園，壁腳板上鋪著花朵圖案的瓷磚，放著印花沙發和相配的窗簾、印花地毯、以淺色的大桌子作為她的書桌，椅子的木製背板則是熱汽球的輪廓。秋天來的時候，我會在她窗外種植春夏盛放的球莖植物——水仙、百合、蔥屬植物、風鈴草、鳶尾花、萱草和美人蕉，卻不告訴她究竟在哪裡種了什麼，好讓它們給她驚喜。

漸漸地，我們家對袋熊的崇拜由我稱保羅為「袋熊」，到他稱我為「袋熊」，到麗茲說我們倆「那兩隻袋熊」，到麗茲也加入袋熊家族。如果她去奧勒岡州，發電子郵件時就署名為「逍遙在外的袋熊」，如果她在舊金山，就會寫「西岸袋熊」，如果在華府，就署名「首都袋熊」。我可能會在電郵上署名「駐地袋熊」，或者「兩腿北美長毛袋熊」，保羅則很快地變成了「保——袋熊」，「居家袋熊」，或者「游泳袋熊」。她和我筆電上的螢幕保護程式都是可愛的袋熊寶寶。家裡有愈來愈多的袋熊紀念品：鑰匙圈、絨毛玩具、馬克杯、棒球帽。在她和大學同學一年一度的泛舟冒險之前，她製作了一本筆記簿，封面寫著：「……袋

熊照顧指南」，裡面則井井有條地寫著筆記和指示，說明各式資訊，由保羅的藥物，到如何重新發動我的油電兩用車。有一年聖誕節，麗茲獲得了一只馬克杯，上面貼切地寫著「**袋熊牧人**」。

因此我對麗茲提出奇特的新工作合約《袋熊獎勵方案》，再合適不過，內容包括加薪，在她想要時隨時休假，每月一次美甲，以及和她體重等重的巧克力。

不過最後，和她體重等重的巧克力這個條件雖然令我們想像到一個公開的稱重儀式，因而忍俊不禁，但她寧可要買書的津貼，因此我們一起草擬了詳盡的巧克力換書換算表。這個非傳統的合約很對她的胃口，她簽下在袋熊窟的另一輪合約，再度踏入失語症永遠在下一個轉角出人意表的叢林。

自稱是「有效率強迫症邊緣」的麗茲天生就擅長對照事實和校對，也很會整理人事資料和櫥櫃。我很感謝她著手安排一切，三度檢查保羅的藥丸，而且由更新保羅的藥方，到包紮他的割傷或擦傷，事無大小全部一手包，有條不紊。麗茲連疊毛巾也井然有序，像色彩繽紛的油酥麵皮分明的條紋，偶爾會透露她重新折疊我一把三折的毛巾，因為它和她疊成四分之一大小的毛巾搭配不來。她**還重理**了檔案櫃和我們灰塵滿布、像廢鐵廠等的車庫，那裡堆滿了舊手稿。

在她受到讚美之時，她會說「**我只不過是配合你們罷了**。」意思是說，經過一段時日，她憑本能就知道我們喜歡什麼樣的做法。但一個齊頭並進的事實是，我們也已經適應了她的方式。

說到家中的主權，我常取笑麗茲是個女魔頭。就像大部分人一樣，我也有我習慣的理家方式，但我並不會死心眼一成不變。在**分享空間**方面，我的原則是「我照我想要的方式，也讓別人照他想要的方式過活」，因此我無為而治。有趣的是，我不在乎麗茲重新整理廚房抽屜，把貯藏室變成了滿溢的食品櫃，把放在起居室、起碼有幾十年沒有移動過位置的扶手椅重新安排（在觀景窗那裡創造了一個很好的曬太陽位置），或者在冰箱上設計彩色碼月曆，紅點是麗茲不在的日子，黃點是黛安要旅行的時候，藍點是保羅有約。她在廚房櫃台上建立了利貼便條層次等級，按大小、色彩、形狀和重要程度來分別——有時五彩繽紛，就像尼泊爾關隘上的經幡；有時則像一層層交疊的皮膚。

我們配合得天衣無縫。保羅和我總是創造出無限的計畫，而麗茲則不得不安排組織，她爽朗地說她「一向崇拜熱函」（thalpy，一個系統中所有的能量），意即在混沌中找出秩序的藝術。我們的日常生活中出現了數百種小小的變化，雖然我沒她那麼有系統，但我也很感謝在我的世界正崩毀到無法修復時，家裡能愈來愈井井有條。我自己則是隨興之所至來整理，可能一連數月逐漸愈來愈亂，順其自然，接著，某天一早起來，突然決定要按顏色整理我的襪子，把它們垂直排好。或者，長久以來我有個作家的習慣，其實更像一種本能，在開始寫新書之前，非得整理我的工作室不可，就像懷孕的母親準備迎接寶寶出生一樣。我想這樣做，讓我的環境沒有那麼混亂，能夠安撫我內心的騷動，提供一點感官上的舒緩。

我們三人共有的一點是對古怪的性情有莫大尊重，甚至為此洋洋得意。麗茲非常自豪地告訴我們，她在密蘇里小城擔任長老會牧師的父親是手藝絕佳的工匠，對回收再生十分執著。他曾由當地廢鐵場回收了不少原料，把廢棄的割草機拆下來，拼拼湊湊重建成功能完整、色彩多樣，像科學怪人一般的割草機。在她年幼時，他把他們家非常反傳統卻實用地漆成兩個色調：所有牆面下半都是深褐色，直到小孩的手搆不到，不會留下骯髒手指印的上面，才塗成白色。他和他現在經營高級織品業務的第二任妻子——一名烏克蘭的核子生化學家，在他們位於湖畔的退休小築建了一個小小的「蚯蚓工廠」，為他們每日的釣魚活動製作食餌。

因此，即使保羅和我有各種古怪的習慣，比如把一盒盒的面紙和衛生紙捲當足球一樣在走廊上踢來踢去，而不是用拿的拿到房間那頭，或者呱呱歡唱公視大戲的主題曲時，麗茲卻能不為所動。她嫁給身高六呎（一百八十公分）、結實壯碩，兩份薪水（他在康乃爾的鳥類學實驗室擔任美工設計師）的先生，早就習慣創意心靈所造成的混亂。有時她會假作嗔怒，拉著頭髮說：「藝術家！我是怎麼回事?!竟然和你們這些藝術創作者為伍——好像我家裡一團亂還不夠似的！」

有時麗茲讓我想到我大學時的室友凱特，一位蘇格蘭長相、金色短髮、機智慧黠的女孩。凱特比我聰明得多，積極樂觀、見解深刻，而且有趣。她為了賺錢，在我們公寓對面街上的夜總會擔任歌舞女郎，我們總是言語交鋒，頑皮嬉鬧。麗茲和凱特的共同點在於她們的頭腦，雖然並非創作型，但卻聰穎活潑而且好奇，她們同樣有好動的心智，渴望刺激。因此麗茲說：「我不刻意思考。」或者把她所做過形形色色的工作說給我們聽時，我可以瞭解。對保羅和我而言，雖然在我們創作新書時，熱忱會改變，但我們的工作是寫作，我們的方法是專心一致，以幻想的情節配合實在的細節。相較之下，麗茲需要改變職業的多樣性，她保持家人和朋友不變，但卻更動她的同事和工作環境。這是另一種心靈的游牧者，我們之中，一種是外在的漫遊者，另一種則是內在的漫遊者。我母親也是類似的人。我有個直覺，麗茲不會永遠和我們在一起工作，她的大腦需要新鮮刺激，才能覺得活潑，是它雖不產生但卻追尋，並且津津有味地探索並改變的事物。

令她欣喜的是，在我們家，不可預測是**必要的常態**，因此她每天早上抵達時，永遠不知道等著她的會是什麼。我們之中可能有一個沉浸在蒙古，另一個則悠遊於波蘭的原始林中，兩人都需要她在緊要關頭時提供研究技巧。我建議我們該在屋椽那裡掛幾張可愛的蝙蝠相片，因為牠們屬於那裡，她聽了這話並不遲疑，反倒覺得有趣。她常常發現自己的工作單上有如下項目：「整理字宙」（我書房的檔案系統），「給獵豹打氣」（起居室裡那隻吹氣獵豹），「不要嚇壞那條襪帶蛇！」（北美常見的黃紋無毒小蛇），「德絲黛夢娜（莎翁《奧賽羅》劇中，奧賽羅之妻）——和奧賽羅種在一起安全嗎？」（我所種的兩株槖吾），「只剩兩種瀕危品種，訂購一打」（指訂購一種黑巧克力）。或者「瘦熊缺貨」（指保羅的冰淇淋已經快吃完了）。

或許她可能得處理急症，這些年來，保羅和我常發生這樣的情況：腳趾斷了（我承認是我，因為不小心撞上按摩桌的意外）、腦震盪、頸椎神經刺痛、氣喘、糖尿病、高血壓、關節炎膝蓋疼痛、鬱血性心衰竭（Congestive Heart Failure）等等。或者截稿在即的危機或是校對期限已至。所以我們三個面對面點頭，一本正經地說：「沒有片刻無聊乏味！」麗茲寫電郵給大學好友時，曾形容她的工作是：「為兩位作家擔任居家媽媽。」

「你知道有件奇怪的事嗎，」麗茲以困惑的語氣說：「有些人在斗室工作！……不過當然，和你那叛逆的伴侶保羅工作，和純種馬也差不多」——指的是她在上護校前曾待過幾年的賽馬牧場，「只可惜，**不能用鞭子和鞍轡！**」她的眉毛像兩艘在起跑點的龍船一樣躍躍欲飛。

我從沒看過有人有這樣富於表情的眉毛，不只是抬高或豎起，而是拱起、低伏、硬梆梆像草莓色的平頂山，或者彎弧如新石器時代的墓塚——尤其在保羅固執起來的時候。

麗茲和保羅可能同樣固執己見，看著他們倆在桌前各據一方，有禮貌地為各種各樣的事物爭論，總教我覺得趣味無窮。由服用藥物而不哽到的「正確」方式，到更換他已經破損脫皮的鞋子的好處，到文法的細節。麗茲的眉毛邊聽邊留在忍耐的位置，接著等她陳述己見時，糾結在一起：「唔，保羅，我不想冒犯，不過我認為這回你錯了。」麗茲的先生經常對保羅致慰問之意，因為他知道麗茲是「堅決的辯論者」。

一天我一臉憂懼，垂頭喪氣地抱著簡直數不清，需要一行行整理的手稿到麗茲的房間請她幫忙——因為我犯下大錯，在不同的城市、不同的電腦、經歷數年的時間，寫了這些手稿，她以救世主的慈悲神情望著我，宣布：

「每個詩人都至少需要一個直線思考的朋友。」

對於保羅的健康問題，她尤其堅持，保羅出於自身榮譽大聲抗議，但他也感激她的警覺關懷，有時他會以迂迴的說法表達他的謝意。有一次，麗茲為了要他檢查糖尿病痛腳的嘮叨而道歉，他用力眨眼，接著非常熱誠而無絲毫諷刺地回應：

「請隨時指教——我是知識之友。」

30

保羅中風之後數年，一個六月初，我們啟用了游泳池，揭開夏季的序幕。保羅喜悅地抖動身體滑進它藍色的眼中，他抽動了一下，看來有點緊張，接著在淺水的那頭試探地划了一下蛙泳。「你在游泳！你在游泳！」我由露台對著他喊，突然感到一股興奮之情。

他因為笑而停頓了一會兒，接著歡欣地回喊：「我在游泳！可不是嗎！」

接著他突然由淺水水底一踢，朝深水那頭而去，姿態雖然笨拙，但卻依然為這一季頭一次游泳而持續地划水。他在遠端駐留了一下，喘過氣來，接著容光煥發，彷彿自己也為自己而驚訝似的，接著生氣蓬勃地展開回程。

過去幾年來，他已經學會如何面對中風後缺乏協調、視力和平衡的問題。中風病人依中風部位的不同，對身體的規模面積和邊緣可能會有極大的改變，皮膚會感覺好像有漏洞似的，而不能靈活伸縮，一條腿變得較沉重，一隻手腕則晃盪得更厲害，突然腳趾頭好像變得很多。但保羅的大腦已經重新組織，學習如何彌補，對於需要許多步驟的事物，他依舊有惱人的困難，但他已經學會如何拿筆以草寫體書寫，使用刀叉，釦襯衫釦子，拉拉鍊、刷牙，還有其他很普通但卻複雜的小動作，大腦教導它自己，然後悄悄地記下債權人，這些我們認為理所當然的一切，除非因為受傷而喪失了執行的能力。

「一碗覆盆子和蘭姆酒太空塵。」一天早上，我端上他的蛋白炒蛋和素培根早餐時，開玩笑說。接著我把《衛報》網站上的一篇短文說給他聽。這篇文章報導說，太空人已經在人馬座B2（銀河中的巨大星雲）中發現一個胺基酸——如果我們能嘗一碗那種太空塵，味道就是覆盆子和蘭姆酒。

「你覺得這怎麼樣？」

「我得要有可以用來寫的東西！」保羅拿起筆，他習慣總是把筆放在餐桌上他的座位前，就好像餐具一樣。」

「你拿著筆啊。」我有點吃驚地回答。

「不，我需要可以用來寫的東西！」

「你手上拿著筆。」我慢慢地說，覺得更驚訝。

「要用來**寫**！」

我拿起他握著筆的手。「這裡有筆，你手上拿著筆。你還有另一隻筆嗎？」

「不——另一樣。」他嘆氣，愈來愈焦躁。

「另一樣……要**筆記本**嗎？」

「**對啦！**」他鬆了口氣地輕哼。這是另一個永不平凡一日之始對話。

「謝謝你這超色情早餐，」他一本正經地說，一邊在盤子上追逐最後一小塊黃豆做的培根。

「**色情**？嗄？我很樂意和你一起分享午餐。」

「不要，太結實，」他笑著拒絕。「那……雙桶公司送來了他們的……呃……他們的……spondulicks（金錢）了嗎？」

許多字湧現在我心頭。最後我問道：「什麼是 spondulicks？」

「錢。」

「真的？沒錯嗎？spondulicks？」我在心裡想像的卻是笨拙的鴨子（spastic duck，發音與 spondulicks 有點類似）。

「對。」他強調。

「好吧。」……**雙桶**……**送來**……**雙桶**……**送來**……「你是不是說：強林和威爾斯學校把我的支票送來了嗎？」

「對！」他肯定地點頭。

「**spondulicks**？」

「spondulicks，是英國英文。」

他一定是開我玩笑。所以我快步走進圖書室去查字源字典，結果發現這個條目：

> 一八五六年，美國英語俚語，「金錢，現金」之意。起源不詳，據說是來自希臘文

spondylikos，源自 spondylos，用作貨幣的一種貝殼（此希臘字意為「椎」）。馬克吐溫與歐亨利都曾用過此字，並收入英國英文，留存至今，但在美語中則消失。

「你說得對！」我邊說邊回到我的位子上，「我想你的意思是你的**支票**。」

「支票，支票，**支票**。」他重複說了幾次，要把這個字塞進他麵團一般的記憶裡。

在他早晨的迷霧中，大腦細胞需要暖身，就是如「支票」麼簡單的詞，都可能會溜走。但 spondylicks 卻能留在他腦海。他在心裡重複支票這個詞，我則在心裡念著 spondulicks。重要的是，要找到我們共有的字彙。

「航空信件郵票是多少錢？」他問麗茲。

「九十八分錢，」她說，「但或許乾脆貼一塊錢郵票最省事。」

「謝謝你解救我的黑暗。」保羅彬彬有禮地回答。

「那 screed（長篇大論）……」他的手在空中比畫，彷彿用隱形墨水寫字一樣，自從他說不出紙張或文章這兩個詞以來，麗茲已經很習慣他用中世紀英文中的 screed 這個字來表示任何書寫文章。

「我幫你打的手稿？」

「對，」他說，「總共哩程多少？」

「大約八……百……多字，」她說到數目時放慢速度，讓他能夠估量。「正好，正是《叛徒》（*Transfuge*）雜誌要你寫的長度。」

「好。」

「哦，另外，不要忘記你今天下午和布萊金醫師有約。」

保羅想要知道他的這位眼科醫師收支票還是信用卡，因此問道：「布萊金醫師用什麼交易？」

她的眉毛像蠶一樣揚起，接著答道：「你得帶信用卡。」

這是典型的對話。在保羅試著說話時，我們不會打斷他，因為他往往得全神貫注才能說出來。他在溝通的壓力之下，雖然知道自己是什麼意思，卻沒有知覺到他用了奇特的字詞來表達。我們三人往往會為這些字的怪異組合而哈哈大笑，保羅也和我們一樣咯咯笑個不停。他的性格中，有一部分喜愛華美和俗麗的事物，尤其是語言。

「布萊金醫師用什麼**交易**？」那天下午，麗茲為保羅彎曲的手指做按摩時，微笑著重複他所說的話。

保羅咯咯笑：「**我**這樣說？」

「對。」

「鴉片？」他想了一會兒，「Nepenthes（忘憂草）？」

「Nepenthes？」我問，「這是由哪裡來的？」

他笑著聳聳肩：「冒出來的。」他的意思是，由它下方的覆滿蓮花葉的文字池中，冒出他的腦海。

「好啦，好啦，那是什麼？」麗茲問，很少有人能以如此地沉著假裝生氣。

「催眠藥。」保羅解釋道。

我可以看出麗茲一定是在翻閱她心中藥典N字母開頭的部分，她找不到，這是他當初念書時，因為要翻譯《奧德賽》而學來的深奧生字。

「古希臘文，」我補充說明，「一種埃及藥草，用來忘記憂慮。」多麼奇怪，我想道，**他連這個字的字尾有s都還記得，許多英文譯者以為這是複數的字尾，還把它省略了**。在我們倆相處的這數十年間，他一定和我提過這點，但我記不得在哪裡，什麼時候。

保羅笑了，他搖搖頭，得意地說：「我永遠不知道自己會說什麼！」

「但通常你都可以**說出**你要說的意思，這很了不起，我真為你驕傲。」

「我也是。」麗茲一邊拉直他蜷曲的手指，一邊插口，他的手指被拉到幾乎全部伸直，而他卻對她擺出宛如伊努伊特部族面具中受折磨的表情。

錯誤的詞語依舊像出軌的彗星一樣，在他的言談中來往。我們依舊得解開他句子中的謎，雖然費力，但當然不如他努力說出它們來這般費力——有時保羅要花五分鐘嘗試，才能說出一個句子。

「電影兩點開始，不是，兩點，不是，兩點，三點，四點，四點。」他會因為終於找到正確的字眼而鬆了口氣。即使如此，他依舊可能會因為找不到理想的文字，而選擇預設的字眼。

一旦他真正醒來，腦筋就清楚得多，但那時他往往在書房寫作，或者和麗茲一起修訂文稿。我和他相處的主要時間，則是在下午近黃昏以及夜裡，在他精神不濟的時候。他有時會把這段時間稱為他的「五點鐘陰影」。如今我知道，當他疲勞時，問他問答題（「你想要看哪部電影？」）效果不好，於是我改用簡短的詞句，給他成雙成對的選擇（「你想要看《超完美謀殺案》，還是《集結風暴》（The Gathering Storm）？驚悚片還是邱吉爾的片子？」「晚餐要吃蝦還是『好滋味』？」這樣他就只要用我提問時所為他準備好的詞，輕鬆地回答：「『好滋味』，或者『邱吉爾』電影。」

他的日子中，有些似乎與過去和未來毫不相關。他會突如其來地記起昨天發生的某事，或者忘記某件過去一個月來天天要做的例行公事（比如服用維他命）。在他看來，這是不可思議的傳聞，在意識之外，不真實，但卻是他必須憑信念而做到的虛構事物。

「我們上週已經講好。」有一天他抱怨自己不知道當天要去看醫師，我這麼提醒他。

「對我來說，上週是神話！」他惱怒地斥責。

每當他倒牛奶到杯子裡，總是灑出一半。開頭一百多次，我試著把他的手放在杯子上方，告訴他由哪裡倒牛奶，但他瞄準的目標卻並沒有改進（抹拭的動作倒是進步不少）。人並不只有計算總數，在倒牛奶時，我們會估量牛奶會由杯緣噴射多遠，在走路時，我們會計算腳步要抬到多高，才能安全滑過路邊石頭。對於深度，大腦依賴的是視覺線索，如果情況或景物改變，還要**再加上**重新測量距離的能力。保羅的大腦喪失了計算的技巧，判斷距離也有問題，或許因此他才會在倒牛奶時灑得到處都是，也很容易被階梯或路邊石絆倒。

但很少有事情像努力記住**究竟該怎麼做**那麼困擾保羅。一次又一次，他學習再學習如何撥電話，開牛奶拉環、打開藥盒、以正確的次數按微波爐的一分鐘按鍵，以及其他上百種本事。開支票簡直沒有指望，他會寫錯名字、寫錯金額、寫錯日期，寫錯行——光是一張支票，他可以犯下無數錯誤。有時要寫對一張支票，他得花上一小時。

但他還是繼續嘗試。如果他不常常做某事，他會根本連該怎麼做都忘個精光。這就好像他得重新安裝已經忘記的習慣，而習慣其實正是心理的捷徑。如果每一次主人要繫個鞋帶，或者使用叉子，大腦都得思考，那麼它恐怕早就吃不消而停頓下來。因此為了讓家居生活平順運作，我們建立了簡單的日常規律，並且按著它們行事。每天大約在同樣時間做同樣的事，似乎能讓保羅有更多精力，重新學習語言和原本熟悉的工作。

大部分的下午我們會聚在一起休息。「袋熊午茶時間！」麗茲會到我書房來喊我，我收拾一下工作，然後沿著走廊走去加入他們的英國下午茶。我的心智由遙遠的珊瑚礁拖著思緒的雲朵。我們三個聚在一起談今天所做的工作，我們的星球縮小了，而無厘頭的敘述也浮現。典型的午茶時間對話是：我大談巴里島涅皮（Nyepi，安寧日）的新聞，這是島民安靜、冥想的日子。我們都認為我退休後該學習觸覺打字——麗茲和保羅認為我現在沒有耐心學這個，而且他們很愛看我打字，就像瘋狂的兩指風琴師。

麗茲談起她先生。保羅談到他已經寫了一篇「拳王福爾曼（George Foreman）和母牛」

的文章，麗茲驚奇地揚起眉毛，而我則盡力以可怕的雙關語來嚇唬他們，比如「哪一種幾何圖形最像走失的鸚鵡？」答案是：「多邊形（polygon），和 Polly gone 諧音（波利走了，取自電影鸚鵡波利走失之後發生的故事）」。

保羅中風為我們帶來的一個紅利是，麗茲、保羅和我在一起的時間變多了——「比我與我先生相處的時間還多！」麗茲曾有一次笑著說。時間這甜蜜的奢侈品，和它所啟發的親密關係，往往發生在大學時代，那時的晝夜圍繞著類似的事件慢慢運轉。大學室友往往會成為交往多年的好友。我有時會聽到職業婦女抱怨想交長期的摯友多麼困難，時機往往不容許親密的友誼繼續下去。因此保羅中風有一個美好副作用，就是麗茲和我建立了多麼珍貴的友誼。

雖然我們倆截然不同，她比較伶牙俐齒，但我們倆都愛看書，都喜歡大自然，都認同莎翁名劇《冬天的故事》（*The Winter's Tale*）中的混混角色——奧托利科斯（Autolycus）「專門注意人家不留心的零碎物品的小偷」。此外，我們也一起經歷了悲與喜的時光，經常在各自記憶中出現。

我們經歷了保羅生命中可怕的事件，在這段期間，對於以語言為主要活動的我，她是上天派來的使者。雖然我不能和保羅做良好的溝通，尤其在他中風後的頭幾年，但麗茲和我卻能正常的談話——有時只是為聊而聊，如同一般人一樣，這讓我不致感覺彷彿因他的失語症而使一切歸諸靜寂。

我們的日子雖然是按表操課，走經常走的路，但那種脫離時間、脫離個人生命的軌道、不是出於自願，而是不得不然的感受，卻非常頻繁地出現，教人焦慮不安，難以平靜。因此我為他悲傷，為我所失去的先前的保羅難過。他也為那人難過，我們的憂傷多半是私下的、內在的，沒有說出口。回到過去已經不可能，未來可走的路只有一個方向；因此我們把羅盤對準前方。

就身體方面而言，保羅強壯多了，這是拜他經常游泳之賜。他由聆聽頭上飛過的飛機來推想時間。**螺旋槳噴射機：四點**。他以飛機為鬧鐘，總是能準確知道五點鐘快到了，該進屋了。他的語言、寫作、走路也繼續有進步，視力也做了矯正，只是這緩慢的進步總是帶著一絲陰影，我依舊可以感受到有什麼會出錯的熱辣氣息。跌倒是隱憂，肺炎也是。吞藥和喝液體飲料依舊和他的氣管捉迷藏。但一如平常，焦心憂慮也會因片刻的輕鬆而和緩。每一天都包容了樂與憂、歡笑與恐懼、笑鬧和危險這些不尋常的並列組合。

那年夏末，保羅在露台上的太陽下烘烤，在游泳前後攤躺在他最愛的椅子上，曬得愈來愈黑，於是我們開始用咖啡豆的名字來稱呼他。

「早安，蘇拉維西（Sulawesi，印尼產咖啡豆的島）。」

「哈囉，爪哇布拉溫（Blawan）。」麗茲會戲謔地用另一種她喜愛的黑咖啡豆附和。

一天，我注意到保羅曬得紅通通的皮膚上有個奇怪的東西。他的胸膛、腋下和恥毛在紅中帶綠，雖然只有一點痕跡。接著有一個炙熱的下午，他泡了一下水之後爬出泳池，身體發出幽靈般黏膜的綠色，看起來就像天空上的極光，但他似乎毫無所覺。

我感到奇怪，假裝恐懼地叫道：「綠巨人浩克來了！」

「在哪？」他喊道，四處張望，一臉困惑。

「在你身上，你通體都是豔綠色！」**這究竟是什麼？**我疑惑，**健不健康？我在哪裡見過那種綠？**

保羅檢查了他毛茸茸的綠色手臂、雙腿和鼠蹊——最後這個部位特別美麗，接著他發出不安的輕笑。

「大樹獺！你看起來就像我在亞馬遜看到的三趾綠毛樹獺。牠們因為移動得太慢，結果綠藻和細菌都寄生在牠們的毛裡！」

「就是那種抱樹生物，搖動支柱好投票嗎？」保羅問。

我得解讀一下他在說什麼：**支柱＝樹**。**投票＝丟東西＝排便**。我懂了。

「對，每週一次為牠們的樹木施肥。這是貨物和服務交易的創意交換，你不覺得嗎？」

保羅檢視自己的手臂和腿，彷彿它們不屬於他一樣。我可以看出他在想像自己的身體被迷你的綠色怪物殖民了。

「小綠人！」我用我最恐懼的聲音顫聲道。接著哈哈大笑。

「**啊**——！」保羅張嘴，一邊搖動手指頭，假裝恐懼。但等他打算用大毛巾把身上的綠色擦掉卻發現不能時，他開始擔心了。

「我想這可能是漂白水的緣故，不是真的綠藻，」我安慰他。「你移動得太快，藻類無法寄生。金髮的人要注意他們的頭髮在游泳池中可能會變綠（因為池中氧化的金屬和頭髮中的蛋白質結合而變色），或許你的灰髮也有同樣反應？我是說，你通常是在太陽下曬乾，而沒有把池水洗淨。我有針對游泳池漂白水的洗髮精，讓我們試試。」

因此我們試了，兩人都使勁刷洗，直到他的綠色脫盡。

「媽媽一定會喜歡，」保羅笑著說他的愛爾蘭母親：「三葉草綠的大男孩！」

這之後幾天，保羅依舊檢視自己的皮膚，沒有看到綠色，似乎令他有點失望。他樂於暫時加入爬蟲或兩棲類動物，也喜歡這種身體的異色變化盛典。孩提時代，他總是沉醉在建築物的滴嘴怪獸、面具、圖騰柱、塗在臉上的漆料；後來長成年輕人時，也喜愛超寫實主義者奇形怪狀的圖像，以及如喬伊斯和荒謬大師貝克特的奇特文章。

感謝上天，他豐富的文字盛典也以最匪夷所思的路徑回到我們屋裡。如果他無意中說了有趣的事物，我們全都會哈哈大笑——不是笑他，而是和他一起笑，笑失語症的有趣一面。保羅如今已經能夠安於轉變後的自己，因此能自嘲，而不會覺得挫折。我知道這是好的，不只是別無選擇的小徑，而是更自在的路徑。

一天下午我正伏案工作，未及多想就把咖啡杯放在堆了三十公分高的文件上。保羅走了進來，一臉擔心地望著那杯子——這離我的電腦、筆記本與書太近，近到危險的地步。

「妳覺得依戀那杯子嗎？」他問。我不由得對自己微笑，我知道他真正的意思是：「這裡安全嗎？」

他似乎對我的安全十分關切。每當我外出旅行，他總要告誡我，在艙頂很低的飛機上一定要注意自己的頭部，還要記得鎖上旅館房門。

就在那天早上他還說：「小心懸崖動作，」他指的是：「不要摔下床來。」

接著保羅說出了那天的「皮諾波」：「無盡穹蒼的主管……」

「**說——得——好**。」我皺起鼻子表示欣賞。

「他們在說要終結星星。」他接著興奮地告訴我。

「哇，那可不得了！」**終結星星，老天爺，那可是不少的星際暴力**。我想道。我想像孤寂蒼涼的黑暗天空，心中卻忙著解開他的謎團。**說不定星星＝前往星星**？

「你**是不是指**……終結太空計畫，停止撥經費給航太總署？」

「**對！**」他雙手高舉，露出的表情是：**他們做的是什麼樣的愚蠢決定！**多年來他一直是業餘的天文學家，在想像中漫步銀河，仔細檢視各個星球的特寫鏡頭，欣賞哈伯望遠鏡拍來太空深處的畫面，因此他覺得結束太空計畫的決定，讓他受到了冒犯。

「算了，」保羅安靜下來。「今天有太陽嗎？」接著他抱怨這一陣子下雨的陰涼天氣，說：「四月真教我發狂，」然後伸個懶腰，再解釋說：「紛亂的四月教人很難安睡。」再輕笑一下，突然覺得自己所說的話很傻。

雖然他有時對自己的言詞感到有趣，但我們的對話卻未必全都如此輕鬆。有些失語症病人常有的對話依舊使他感到十分困擾。比如他有一次不經意說道：

「哦，我有個故事要告訴妳！」

「你有故事要告訴我？什麼故事？」我問道。

「不，沒什麼。」他放棄了這個話題。

「你決定不要告訴我？」

經過一陣混亂，他終於解釋清楚「哦，我有個故事要告訴妳！」那句話只是不小心由他嘴裡說出來的句子，完全無意義，他原本的意思是：「我沒有新的事要說。」

另一個失語症常見的特性也不斷出現，使我們頗感挫折。他的大腦一直想要找到他所想說的正確文字，但有時還是會出差錯，雖然明明要說重要的事，卻說出無意義的話來。

「為什麼你不**史密區**溫特隆戈夫隆？」有一天他早餐時說了這句莫名其妙的話。

「你說什麼？」我以應付這種情況時所用的平穩語調回答，盡量不讓他有特別的感受。

「為什麼妳不**史密區**溫特隆戈夫隆？」他惱怒地低聲重複了一次，顯然心裡很清楚自己要說什麼。

「慢慢說，再試一次。」

他再試了一次，還是放棄，開始沉思。接著他非常流利而哀傷地思索他方才說過的那一堆亂七八糟的話語。

「只不過是偉大機器崩潰時的問答。」

31

意想不到地，保羅突然說他感覺到一陣陣的幸福歡樂，一種突然覺得他的人生和宇宙一切都好的神祕感受，眼前出現的是明朗的未來。他形容這是一種「游泳者的歡樂感」，因為過去他唯有在游泳池裡花上數小時之後，才會有這種感覺。我很清楚他所意味的那種活潑的平靜，因為我這一生也經常有這種體驗。

他頭一次有這種感受，是一天深夜，我正在沉睡，而他正昏昏欲睡地在沙發上看電視。這時一陣幸福感籠罩在他身上，他「看」到兩位老友——布萊恩和艾利斯特，五十五年前他在紐芬蘭初執教鞭時結交的朋友。高齡八十的布萊恩多種疾病纏身，而艾利斯特則在前一年已經辭世。但在保羅的憧憬或如夢似幻境中，他們卻向他保證，他「所做的一切都是對的」，疾病會消褪，一切都會沒事。他覺得自己恢復青春，可以再次奔馳球場。

這幸福的片刻持續了一小時，但那令他安心的記憶卻依舊存留在他心頭，他次日早晨把這樣的體驗告訴我時，一臉平靜。經過幾個小時，那平靜才逐漸融解消失。

四天後，他醒得早，爬出床外，急急走進書房開始寫作，因為他那慢跑的心靈已經揚起一堆思想的塵雲。接著他吃了早飯，服完藥，再度寫作。就在小睡之前，他說自己又體驗到那至樂的「跑步者的愉悅感」[1]，在他小睡時，這股愉悅一直籠罩著他。

我並沒有告訴他我對這事的想法。我已經習慣對任何新症狀都提心吊膽，因此很不幸的是，我的頭一個反應並不是為他感到高興，而是擔心他的大腦可能哪裡出了錯，才讓他有這樣的感受。可能是因某個原因欠缺氧氣，或者是因血清素增加。會不會是他已經服用四年的樂復得使他的身體反應比以前慢？最近他特別有創作力，不過方式不同：他最近的小說依舊有失語症的痕跡，但卻比他中風之前所寫過的所有作品都有想像力，比較少寫到真正的人和事。

接下來幾天，他醒來文思泉湧，兩個小時就以手寫體的文字寫了六至八頁。我一方面因為嫉妒他自由自在全心全意的歡喜而慚愧，另一方面也不免擔憂。他是先知，而我則是自尋煩惱，他滿心平和，而我卻是**憂天的杞人**。為他人的生命負責已經消蝕了我的樂觀。過去我只要憂心自己的健康和幸福，如今也得為他操心。我得解讀他的各種跡象、預兆和癥候，是他健康幸福的全職僕人。有時我覺得彷彿我在人間留住他只是為了我自己，因為我是這麼地渴望愛、情感和陪伴。能夠同為生物，同為親愛的伴侶，就創造了專屬的強烈魅力，即使他無法機敏靈活地溝通。這有時就意味著我在他身邊打轉，就像在照顧一個孩子一樣——因為他不夠獨立，而且他的免疫系統又因糖尿病和心臟病而受損，但同時我又明白他不是孩子，因此要給他心理和情感上的空間，讓他做能夠自行選擇的成人。這真是困難的平衡。

我正在凸窗前努力工作，保羅在午睡，這時麗茲進來和我談話。她的頭髮如今是收成時間黎明時分小麥的黃褐色，而今天她的夾腳拖鞋則是土耳其藍，她一身紅色的彈性纖維夏日連裙裝，貼身得恰到好處。她很少會打擾我工作，因此我照顧者的天線立刻浮出來。她斜斜地站著，一腳放在另一腳前面，令我警覺她好像在擔心什麼，卻不想讓我擔心。

「保羅告訴我他感到歡樂幸福，」她說，「這很好，也許是我多心，但……」

我把亮晶晶木頭上的膝上電腦台往前一推，它滑過窗前椅座那頭的天鵝蘆葦畫布，麗茲用沉重的橡木早餐托盤和兩只橡木碗製作了這張滑板桌。

「是啊，他也和我說過，在他今早剛醒來時，」我說，「我們該不該擔心？妳覺得這會不會是我們該注意的某種癥狀？」

「正是，」她說。「這種幸福感會不會意味著左腦血流比較少？或者說得樂觀些，會不會是右腦血流較多？」

我們都知道吉兒・泰勒❷說過她左腦中風時感受到幸福歡樂和神祕的憧憬。這是保羅一週內第二次談到這樣的經驗，但除了歡樂之感，他的其他狀況都很穩定，並沒有特殊之處，只除了午睡時間比較久。

「他最近文思泉湧，」我邊想邊說，「津津有味地寫作，對嗎？」

---

❶ 跑步者的愉悅感（runner's high），指運動量超過某一階段時，體內便會分泌腦內啡，產生的快樂感受。

❷ 吉兒・泰勒（Jill Bolte Taylor），美國神經解剖學家，著有《奇蹟》一書，談自己的中風經驗。

「他今天寫的東西的確奇怪，」麗茲說，她把一隻手放在櫃檯上，「奇怪而且瘋狂。我很確定他的這些想法不是來自其他人，而是來自他自己的頭腦。是由那個小小的頭顱裡湧出來的！」她驚奇地笑著說，雙眼睜大，加強語氣。

麗茲的反應令我覺得很有趣，因為這很像保羅每次把新書獻給母親讀時她的反應：「我真不知道你是怎麼想出這些東西來的！」但麗茲說得對，保羅使用大腦的方法自他中風之後，就有了改變。起先他似乎內心一片空虛，好像空空的瓷器櫃——「你在想什麼嗎？」「沒有，光坐著看而已。」逐漸地，隨著時間增加，他開始栽植一個又一個的想法，接著延伸這些想法，連結它們、注意意象，聯結意象。由他的寫作紀錄就可以看出這點。在他中風之後兩個月開始口述的備忘錄《影子工廠》中，他的時間感和序列經常混亂不堪，大部分的內容都是來自真實事件而非想像。接著他寫了一本關於戈培爾❸的小說，他為這本書看了幾部紀錄片，也查閱了多本書，但主要還是取材於他由畢生興趣二次大戰中所記得的諸多細節。

我很訝異他對二次大戰能記得這麼多資料——而他的大腦卻連自己的生日、很多日常物品和動物的名字都記不起來。他在兩年之後根據事實而寫的關於咖啡的散文，是由咖啡的香氣引出了他年幼時和母親一起去買新鮮研磨咖啡的回憶——但如今他已經不能再喝咖啡，這篇文章的內容大半是由麗茲從網路上為他收集而來的趣聞構成。接著他又寫了一本以蒙古為背景的小說，在書中他收納了許多想像的內容，其中有些是根據麗茲所述鄰居古斯塔夫的故事、或者地圖和旅遊指南，以及網路資料而來。接著他又寫了許多散文和小說。

如今他正在寫一篇科幻小說，而他寫作之後的午睡也比以前長得多。或許在左腦受傷沉寂之後，他開始用右腦來處理語言，使用頻繁，因此整個部位的血流增加，而由於右腦是神祕經驗的泉源，因此它釋放了一些神祕的經驗。或者這會不會是他左頂葉受傷之後的結果，在大腦後方，頂部？這正是大腦區分可掌握與不可掌握、自我和世界、勾畫身體諸多邊緣，協助我們在空間裡找出方向的部位。如果讓這個部位沉寂下來——透過沉思冥想、或者因為受傷，可能會扭曲我們對身體的感受，勾起鮮明的神祕經驗，創造出靈魂出竅的超越感受。保羅依舊沒辦法確定他想要拿物品的位置，這是這種傷害的標記。這種解釋最有可能，但為什麼是現在，在多年之後才發生？說不定他睡得沉是因為他用腦過度而筋疲力竭。我很擔心地特別仔細看顧他，而這樣的警覺令我不得休息。

歡樂感事件後來消失，一如當初它出現時那般神祕，我們都一頭霧水。但一個月後，保羅有一天醒來，覺得呼吸困難，喘不過去，他直挺挺地坐在床上嚷著要空氣。救護車急送他進醫院，一週後，經過幾回合強力抗生素點滴，究竟他是心臟或呼吸疾病，抑或兩者兼具，醫師莫衷一是，保羅再度出院返家，要服的藥物再加一種，晚上還要戴氧氣筒睡覺，彷彿在睡覺時要深海潛水似的，保羅很快就說他覺得身體再好不過。

❸ 戈培爾（Paul Joseph Goebbels，1897-1945），德國政治家，擔任納粹德國時期的國民教育及宣傳部長。

在入院時，保羅的大腦已經掃描，顯示並沒有新的中風，而只是慘遭蹂躪殘破不堪的戰場。在急診室，我看到醫師一臉悲憫。

「掃描結果是什麼？」我問道。

他指著上次中風所受破壞之處，在顳葉以及頂葉之處，還有額葉上大塊已經枯萎的區塊，和其他地方缺少的部位。

「我猜這人現在應是植物人狀態。」他以柔和的語調說。

「其實不然，你相信他自中風之後還寫了好幾本書嗎？你相信雖然他失語，但能溝通，而且經常游泳，過的生活比起以往受限許多，但卻快樂而且還算正常？」

他的臉上露出難以置信的表情。「這怎麼可能？」他彷彿對自己說一般低語道，再回顧掃描片子上大腦已經死亡的部位，然後再度搖頭。

「自中風之後四年半來，每天都拚命地用他的大腦。」

「我很高興妳把這告訴我，」他意味深長地說：「知道有什麼是可以做的，實在很重要。」

☆　☆

中風絕非最後的災難，你怎能克服等待下一次災難的恐懼？有時你只能保持忙碌，讓等待不會存在你的意識之中，只會存在背景裡。保羅能夠沉醉在工作之中，因此每天都能免於這樣的恐懼。他並不去想他的病，也不會想與死亡擦身而過的那幾次經驗。我為此嫉妒他。

對我而言，恐懼、不確定和神祕依舊存在。在時間的袖珍口袋之中——光是走過時間的走廊就已經夠長，我感受到憂慮的痛苦。因此我不時地融合自己理性與感性的兩面，設法把恐懼和愛結合在一起，超越我所害怕的一切，感謝我們依舊豐富而精彩的生活。

麗茲開始休愈來愈長的假期，她不在時，只有保羅和我獨處，這是夫妻的矛盾定義，而它也獨特而美好。麗茲在的時候，我有個言語清晰、效能良好的同伴，我們的言語在常態中帶著瘋狂，這是通往過去文字遊戲的橋梁。

我們的話題依舊以保羅為重心，尤其在他精神不濟之時。比如一天早上保羅由臥房中走了出來，睡眼惺忪地發現麗茲和我正在回想幾種老舞步的步法：猴舞、小馬、火車頭、馬鈴薯泥、扭扭舞和游泳舞。她的靈感是來自她的哈洛德叔叔，因為在最近的一次家庭聚會上，剛換了膝關節的他得意地以這些舞步展示手術的成果。

「要不要來跳草原雞？」我提議，然後把雙手繞頭宛若號角，在室內小步繞圈，一腳在地上滑動，一邊唱：

大家來跳草原雞，
快來寶貝草原雞。

在此同時，麗茲正拚命伸長手臂跳猴舞。她邊甩動染成酒紅色的頭髮，看起來活脫脫就是紅色的吼猴。我們突然發現保羅站在門口，一臉困惑。

「你們倆喝了多少咖啡？」他只簡短地說，不過流露出緊張和關切之情。

尾聲

保羅中風以來已經五年了，他已經重編了鮮活的字彙織毯，他的語言能力也持續在進步。上週他開始頻繁地以雙關語為戲，這是自他中風以來首次。

「這些二元紙鈔真是爛糟糟（battered），」他看著我搜羅零錢準備上農夫市集時說道，接著邊傻笑邊加了一句：「好像沾了麵糊**炸過了**一樣❶！」

保羅和我不再費心去想他「復原」，不再認為失語症是按階段復原的過程。我們每天只打開一天，把這一天當成是星光燦爛的恩賜。游泳池不再是保羅覺得快樂的唯一場所，他經常太早起床，找到我之後說：「來和我抱抱。」於是我爬回床上，享受這已經被他占據的暖和被褥，深深滑入被子如子宮一般的皺褶之間，我們倆緊緊蜷曲在一起，連接著我們的呼吸。他會稱呼我是他的小 scaramouche（壞蛋，流氓），我們一起回想過去在一起的時光，輕鬆和辛苦的日子，以及我們一起做過的一些有趣事物。

然而也有時候他的心靈變得如此不同，讓我根本認不出來。就如他吃完早餐，用揉成

---

❶ battered and fried，batter 亦可作沾上麵糊準備油炸解。

一團的面紙擦拭他的盤子，一次又一次，然後把它放在滴水盤上，堅持說這樣已經「清潔」了。我再一次解釋，吃過的盤子要用水洗，但他根本不相信。在他眼裡，它們看起來已經乾淨了，即使上面還留著蛋的殘跡，而我也常在滴水盤上看到準備再用的髒盤子。有時他的不可理喻真令我擔心，就像他問我和感染流行性感冒的朋友講電話，會不會因此生病，因為「呼吸由話筒的一端傳到另一端。」

然而，然而，我所認識的那多年伴侶依舊還存在他的身體裡。我常由商店櫥窗的玻璃清楚地看到他的臉，看到他的思緒叩著門即將冒出，聽到他以熟悉的方式說話，以惠特曼式的才華編織新的「皮諾波」，比如「輕盈星星的長尾鸚鵡」，有時他機敏地應付他的失語症，令我驚訝。

「安——羅瑞送你一本可愛的文集。」一天我這麼說。

保羅像舞動捕蝶網一樣，揮舞著撈葉網子在泳池裡慢慢走動，把一簇簇的白楊葉撈起來，丟在草地上。

「我希望他們改變印畫的方式，」他抱怨道，接著很快地補了一句說：「我的意思是用大一點的字體。」

我忍不住笑出來：「你為我翻譯你自己的意思？這多麼有趣！」

幸好，雖然他左腦中風（這往往會造成嚴重的憂鬱、憤怒，或兩者兼具），十個月前又染上肺炎，差點不治，但他整體而言比以往更快樂，更活在當下，更感謝自己活著。我們的人生雖然與以往不同，但卻甜蜜。在他想要找出某個字時，就會變成荒謬的啞劇字謎遊戲，就像研究蝶與蛾的鱗翅類昆蟲學者面對了一堆蠓一樣。失語症患者的口中可以吐出如此有趣的文字組合！因此我們的日子雖然依舊有許多挫折，卻也圍繞著歡笑和文字的盛宴。

「妳放在廚房的東西是空的。」昨天他告訴我，結果我們一起過去，朝窗戶外看，我才明白他說的是：「廚房外面院子的餵鳥器空了。」雀鳥正在那裡尋覓牠們的早餐。

最近有一天下午，我邊打呵欠邊咕噥：「為什麼我今天覺得很想睡？」

他真情流露地回答：「或許妳的心理百科全書被更大的力量征用了。」

其實他大腦要說的是：**或許妳因為這麼專心地照顧我而累壞了**。我想像自己腦海中的一套百科全書，一隻大手伸進來，取走其中幾本。

經過五年，我終於能夠再度和保羅共享這樣的文字知識。但失語症依舊以它輕快的腳步糾纏著他，偶爾會使他喪失副詞和動詞，或讓他自動重複字辭。他無法使用電腦，也不再打字，連自己寫的手稿也看不懂，因此他必然需要助手。

另一方面，最近一本法國雜誌發電子郵件訪問他，提出關於他新翻譯為法文小說的十幾個問題，他卻能毫不猶豫一一回答。這本書是《花粉棲處》，也就是在他幾乎說不出話來的那段時間，他努力想要把書名告訴語言治療師凱莉的那本書。

雖然他的風格已經變得沒有那麼奇怪，但他的創意和意象卻似乎已經恢復，他已經寫了三本小說，為自己的書做了校對，並且把他在中風後發表的散文和小說付梓。保羅用草寫體寫好之後，麗茲讀完這些紙頁，然後打字，把言語有誤的地方標出來，讓他再讀過，做他想要的修改。然後她再重新打字，他再重讀。讀這些文稿對他依舊很困難，因為右手邊的文字往往消失不見，而在他視野中，一行文字也可能跳過其上的一行，不過他還是訓練自己的眼睛適應這一切。四年來，他幾乎每天都忠實地花兩小時寫作，並修改文字。最近讓他洋洋自得的是，他甚至寫了一篇書評——多年來他早已經寫過數百篇書評——主要是為《華盛頓郵報》，但這一篇卻是他中風之後的頭一篇。

過去，在人們用電腦編輯文稿之前，他也不肯塗改文稿，總是一接到編輯的文章，就拿出一把大剪刀，有條不紊地剪去空白邊緣，標上不同的號碼，影印多份，然後固執地把這份清清爽爽的文章交回給編輯。如今他則歡迎麗茲的校對，並且重視我的意見回饋。而一如往常，除非他的書已經完成，不然我很少會先讀。接著我把書讀完，或許以平常「第一位讀者」的身分做一些建議。不過我還是拒絕擔任他的祕書、助理或抄寫員。對我而言，維持自己當伴侶的身份十分要緊，即使我也是他的看護。

我可以聽到保羅現在正在他的書桌上挪動紙張，修訂他那本科幻小說《現在，航海家》（*Now Voyager*），此書的主角1/8亨伯利有個兒子，名叫1/16亨伯利，顯然一個精彩的角色是變焦皇后，一個可以隨意變得大到無涯又小到無限的女人。**唔，猜猜她是誰？**在這本小說中，敘事者的觀點由第一到第三人稱，由「我」，到「他」。我問保羅這是不是故意的，他說他根本沒注意。因此或許他腦中的諸多聲音依舊輪番上陣，或許他只不過忘記自己究竟是用哪一個人的觀點說話。

麗茲保留了他最新手稿中一段特別玄奧，卻依然說得通的文字：

termagant,revenant,pseudo-aphorism,aminadversions, foison, unhouseled,welkin, cicisbeo, bailiwick, propaedeutics, dystopia, carboniferous chondrites, captious, circumambient, tapeta, vedette, inanition, traduced, logomachy, capstan, fulvic acid, proprioceptors, misanthropy, palaver, chimerae, plosive, dispositive, pukka, pabulum, hadron, plutocrats, sylph-like, longueurs, latifundia, estaminet, synoptic, atrabiliousness

對一個五年前只能說「嗯！」一個音節的人來說，這個成績真不錯。

在正午時分他說話特別流利的那段期間，他可以寫作，把重新得到的文字串起來、打電話，或者與朋友共進午餐。並不是這三者可以齊頭並進，他得做選擇。但就某種程度而言，我們大家豈不也是如此？我可以一大早起床寫作，或者回一堆電子郵件，要不就是致電朋友——我同樣也得選擇在什麼地方花費我有限的心靈活力。

通常他總喜歡親自以手寫體寫信，讓失語症的痕跡和塗去的部分留在紙上，並不因此而煩惱，知道受信人會瞭解，並且因他花時間寫信而歡喜，心知他心裡依舊惦念著他們。

今早，我在書房工作，聽到推開臥室房門的低沉聲音，接著是赤腳走在地上的腳步聲，然後是小小的喀答聲，我知道那是保羅把他的耳塞放回塑膠盒的聲音。我喚了一聲讓他知道我在哪——在我的凸窗前，他回喚了一聲，接著出現在我書房門口，像袋熊一樣赤裸裸。

「我的橋梁懸臂在哪裡？」他睡意朦朧地問。

我笑了，這是個新詞。「你是說……你的絲絨慢跑裝？」

「對。」

「在洗衣房。」

他的大腦在搜尋絲絨**慢跑裝**這個詞之時，是去哪裡找來**橋梁懸臂**？究竟是怎麼還是為什麼還是什麼時候，他會覺得慢跑服像橋梁懸臂？橋梁懸臂是硬的，他的慢跑裝是軟的，橋梁懸臂支撐橋梁，難道他覺得他的衣服是通往明亮、清醒世界的橋梁？這似乎說得通，而我也深受這個詞吸引。當我想到我們倆在一起已經長久到我憑直覺就明白他的**橋梁懸臂**是指**慢跑服**後，也忍不住笑了。感謝上蒼讓他說話這麼迂迴……讓我能夠搜尋。

處在所有荒謬無意義的文字謎語之中，使得和保羅在一起的生活有時就像居於公案❷之中一樣，那種似是而非矛盾的對話，無法以理性解釋，是佛教聖賢所教導作為沉思時的心靈難題。要闡釋公案，就必須擺脫思想的觀念方式，讓自己完全由直覺支配。對失語的人說話，就處於類似的永恆**瞭解**狀態，享受解釋語言謎題之時「啊哈！」的一刻。就像創造力一樣，它邀請我們一邊擠進世界，一邊放下。他的中風改變了他，但並不全是朝壞的方向。它同時也改變了我。

照顧病人的看護也會被疾病的文化改變，就如人會被他所在不斷變化的年代改變一樣。一方面，我沒有太多時間和我自己對話，讓我覺得失落。當然我更擔心他的死亡，以及我的消逝，因為我也是他那不斷演進健康故事中的一部分，我必須每天監督他的健康。但我在人生的各方面也愈來愈強壯，就小地方而言：我和人說話更直接，而在大處：發現我可以面對逆境和可能的失落，卻依舊勇往直前。我對自己的堅強之處更加瞭解，覺得自己已經經過試煉，就像楊柳在颶風中雖然四方搖曳，但依舊矗立，它的根堅強得足以支撐下去。

適應自己為其他人的人生負責，接受這樣的決定，花了很長的時間，我並不喜歡這樣的掙扎，有時我甚至覺得自己快要崩潰。在排山倒海的壓力之下，我擔心自己是否得放棄自己的生涯，只顧著照顧保羅；或是變成怪物，保住我的事業生涯，但不照顧保羅。我的挑戰就是要能夠超越非甲則乙，設法一方面親切地照顧保羅，一方面也注意我自己。

隨著生命的迫切和複雜程度的變化，我也奮力掙扎。起先我只能分隔一切——**我自己的生活**、**他的生活**、**工作生活**、**遊戲生活**、**家居生活**——接著，終於，我學會全盤接納。如今頭一次，它變得天衣無縫，我只不過是過我的生活。

在我以每天一至三頁的速度寫作這本書之際，我也把稿子讀給保羅聽，通常是在晚餐後，我們會談論並重新建構他在醫院及中風頭幾年在家的經過（他記得不多，因為他的大腦

---

❷公案（koan），一種簡短而不合邏輯的問題，旨在使思想脫離理性的範疇，為佛教禪宗沉思中重要之一環。

當時無法貯存多少記憶）。這讓他更瞭解自己，瞭解他所經歷的一切，以及他自中風以來的成就。每當我讀到照顧他、或者關於我的壓力和憂慮的段落，他的臉就流露出溫柔的表情。他會說：「小東西，那一定很辛苦。」這是個開頭，讓我們倆能夠談論我所受的傷害和體驗，以及他的，以及我們的歷史和在一起的生活。就像編織複雜的籃子一樣，磨損、破舊、裂開、拆解、重新組裝，由它的原件重新編織。結果這使我們更加親密。生命可以超越疾病經常的陰影而繼續存在，甚至揚升到狂喜的時刻，只是陰影依舊存在，而我們得找出空間容納它。

我已經來到一個必須肩負人生責任的時期，是當年我在賓州中部的高中為男孩瘋狂，以為愛就如披頭四的歌所說，如「執子之手」這般單純時所不能想像的階段，但這個階段一樣也只是會過去的階段。我告訴自己，**要完全清醒地迎接它，注意它所有的知覺和感受，因為這也只不過是活著、是塵世中的人生的另一個層面，將來還會有一段時期是保羅已經走了，你不會再有任何責任和憂慮**。那一直是無法想像的想法，擔心孤零零地留在人世，是伴侶年長或病弱時日日縈懷的念頭。即使告訴自己我毫不必要地擔心了二十五年也沒有用——雖然如今回顧起來，我的確白擔心了二十五年。然而因為保羅如今已經八十歲，這樣的恐懼愈來愈真切。我知道恐怕會有很漫長的時日沒有他陪在我身旁，我告訴自己一切不會有問題。

今天散步時，我想到：**保羅離去之後，樹木和天空依舊美麗，我依舊會十分清明地知覺生命的短暫，以及我多麼幸運能夠活在太空的這個星球**。**這全都是冒險的一部分，我依舊會**

珍惜自己活了下來，雖然我會非常熱切地想念他。而奇怪的是，我可能會回顧這段日子，認為這是我一生中最快樂的一段時光，雖然有這一切的憂慮、害怕和阻礙。因為我已經盡情地愛，也感受到同樣愛的回報。

他為我取的暱稱和「皮諾波」繼續增加成長，有些很有趣，有些很浪漫，有些則古怪得有趣——全都印證了大腦可以如何修復它自己，而兩個戀人之間的二重唱如何能面對艱難險阻。這就是我們面對遭到破壞貶抑事物的方法。有裂紋的鐘聲或許無法像完好的鐘那麼清楚，但卻可以同樣甜美。

附筆

我所學到的幾堂課

在保羅中風後的第五年，我讀了不少有關失語症的臨床研究資料，多管齊下，運用了一些我們已經憑著直覺採用的治療法如下：

融入訓練（Immersion Training）

讓保羅整天被語言包圍，堅持要他說話，即使用洋涇濱式的語言也沒關係，就好像他初到國外，必須盡快學習當地方言才能生存一樣。他起先不肯這樣做，因為這不但累人，教他灰心喪氣，而且常常出錯，使他難為情。

其實，乾脆放棄嘗試，保持沉默比較容易，我只要照顧他就夠了，不用要求他做任何的語言回應，讓他更深地縮進自己的殼。

但我卻不停地和他說話，慢慢地說，用清晰、簡短的句子，並且重複重要的文字和觀念。隨著他的進步，我逐漸一點一點提高困難度。雖然我訂下了每日的例行常規，但也給他許多時間休息。我讓他有從容的時間說話，並且經常詢問他的意見，只有在他困住時，才幫他找出他要的字。

我稱讚他的進步，不論那進步是多麼微乎其微。出院前在復健中心兩週的治療，雖然必要，卻絕對不夠。密西根大學提供了一流的六週密集居家失語症計畫，包括每週十五小時的個別治療、五小時的集體治療和三小時的電腦輔助訓練。保羅雖然留在家裡，但過去五年來他每週都做相當於二十小時的個別治療，十小時的集體治療（一次同時和二或三人說話）。

上法的延伸：溝通夥伴

語言治療起先有幫助，但過了一段時間，情況已經很清楚，保羅餘生都必須與失語症共存，無論多少的醫藥或指導都不能「修正」這個問題。影響最嚴重的是在日常生活中所受的損害，除了字彙和文法技巧之外，他也喪失了社會幸福感，以及和他人的聯結，而這些都讓他覺得自己遭到隔離、孤立。

他所面對的挑戰是要重建常態，恢復與我的親密關係，擁有一些責任和作用，並且願意再度與其他人交往。我們必須哄騙、誘惑、引導保羅，讓他參與日常的閒聊，讓他周遭的人對他能慢慢地講話，但相互之間卻要正常的交談，因為他很自然會聆聽，想要知道其他人說什麼，而且很努力想要跟上。

我發現和朋友一對一的談話對他最為容易，並且盡量減少噪音。能夠自在面對他的新對話模式的人，比如他的老友克里斯、拉莫、珍妮和史蒂夫，與保羅交談時效果最好，保羅和他們心有靈犀，也願意專心聆聽他們說的話。

我看到他重拾某些字彙，就像心愛的珍寶回到他的對話之中，一個接一個，尤其是他以專業學者身分所學的一些字彙。其他的失語症患者也可以瞭解和使用與他們的工作或興趣相關的特殊字彙，這些字彙可能是語言治療師甚或連配偶也認不得的字。

迂迴的冒險

「你能迂迴地說嗎？」每當保羅想不出他想要說的字時，我就這麼問。麗茲會問他：「是食物？郵資？和寫作相關？」等等。讓他的大腦走上正確的方向，能讓他專注在範圍較小的詞組上，他可以描述它，或者找出一個大約相等的同義詞，讓大家來一場猜謎遊戲。

不論他的替代文詞多麼天馬行空，我都稱讚他。他還有另一個比較簡單的表達方法是保持沉默，只做手勢打啞謎，或者只是發出聲音，而不嘗試去說他的意思。他要說的意思很有趣，而且對他當然很重要，但我的用意是讓他不斷地說，和大家交流。

欣賞和幽默

我這種附庸風雅的作家職業應該比較容易瞭解文詞的連結，但任何人只要打開心靈之門，都可以欣賞失語症患者口中流洩出來的驚人詩歌。比如保羅說：「這是春天時光的逆轉」，其實他的意思是秋老虎；或者以「躲躲藏藏教人毛骨悚然的爬蟲」來形容一年一度入侵廚房的幽靈蟻（ghost ants）大隊。在悲劇發生的時候，歡笑是不可或缺的香料，對我們的幸福快樂是不可少的要素，啟發保羅掌握他要的文字，開口說話，因為他知道我們不會笑他，只會和他一起做失語症的嬉鬧，因此有何不可——他所說的很可能很有趣，就算是錯了也無妨。

制動療法（Constraint-Induced Therapy）

教我驚訝的是，保羅一由復健中心回到家，就開始了他自己的制動療法，他十分固執，拒絕用他活動自如的左手進食，而堅持要用半癱瘓的右手餵自己。過了一段時間，我才知道他這樣做是故意的，而非下意識自動這樣做，而且我不該協助或修正他。

制動療法是讓病人把健全的手臂用吊帶吊起來，戴上廚房用的防熱手套，讓他無法用健全的這隻手，而不得不用癱瘓的手，藉此迫使他的大腦重新連線。就保羅的例子而言，這表示他起初吃飯時非但動作緩慢、四處亂撒，而且根本吃不到，因為湯匙有時在他手裡根本就是上下顛倒，食物也掉得處處都是，但他繼續努力，運用癱瘓的手非常重要，到最後，他學會怎麼征服它。現在雖然他外面的兩指依舊萎縮，但他可以用右手穩穩地握住餐具或筆。

神經疾病和腦中風研究所（Neurological Disorders and Stroke，NINDS）做了持續研

究，評估失語症的制動療法，病人只能用語言溝通，不能做手勢或發出其他聲音。保羅經常練習這個方法，有一次他說：「我最抗拒的，就是說到一半沒完的句子！」的確很挫折。因為他偶爾會在空中畫格子，或者發出開心的嗯嗯之音招呼我們。但他堅持要說話，不論那要花多久的時間。

高齡近八十的保羅決定不要參加新藥物的臨床實驗，也不移植神經幹細胞，不做大腦電療，也不用肉毒桿菌注射他彎曲手指的屈肌肌肉。而且由於他在家已經有類似的團體，因此他不想加入失語症讀書俱樂部，這是為那些有閱讀困難的人所設，提供錄音帶和學習單。這些做法聽來很有效果，應該能造福其他病人。NINDS是國家衛生院（National Institutes of Health，NIH）旗下的組織，負責安排這方面的研究，並進行許多臨床實驗，細節請參考網站資料。

不必理會時間表

人們常說在中風之後頭幾個月，有個「機會窗口」，在這段期間，病人可以盡可能學習，其後窗口關閉，學習也停止。正如神經學家奧立佛．薩克斯先前告訴我們，而我們後來也親身體驗的一樣，這種說法並不正確。不論任何階段或年齡，都可以繼續學習。多年後，大腦依舊可以重新接線。

比如就在兩個月之前，麗茲和我注意到保羅一側的視野和對文字的記憶都有了進步。

我們看到他比較兩份打字草稿——一份是原先的草稿，另一份是麗茲用紅筆改正，並用紅筆在右緣寫下筆記的手稿。保羅得每一頁都互相對照，一再重複，先把字記在心裡，再比較句子——先前這對他很難，現在他卻能用眼睛來回掃視，既順暢又快速，這是新的成績。

經過這幾年來每天的練習，他的大腦終能重新連線，讓他的視野達到這樣的技巧。其結果就是能更流暢地修訂文稿，以及閱讀能力更加提升。在他一年一度的眼睛檢查中，中風五年的他能夠敏捷地讀每一行——這是去年他還做不到的。

共有的敘述

起先保羅必須口述他對中風所記得的一切，由於這個過程需要合作，因此他不得不多社交，這也提供了一個橋梁，讓他由封閉的內在走向外在的世界。這就像在教人心驚膽戰的混沌中，為他的心智提供鏟子和麻布袋，因此他一個沙包一個沙包堆砌，一個句子一個句子結合，築妥了堤岸，防備在他說話時一直威脅要潑灑出來的無意義文字之海。

有些失語症治療師以類似的朗誦方式來協助病人，把融合自己的病情和人生敘述的這個病人稱為「受傷的說書人」。

建立通往過去的橋梁

即使保羅無法繼續寫作，我也會鼓勵他做些和書籍相關的工作，因為在他中風之前，書本占了他生命的大半，提供他如此多的樂趣。保羅有許多文學信函和文件可供篩讀，還有數本尚未寫完的小說，可以隨時由書架上取下來修改。我可能也會建議他以另一種媒體創作——油彩或拼貼——因為他年輕時對兩者都很有興趣。

我曾赴現代藝術博物館看馬蒂斯（Matisse）畫展，永遠也忘不了那時見到滿屋子掛滿這位藝術家巨大剪貼時的震撼。馬蒂斯在一次手術之後臥床終生，無法再拾畫筆，但依舊有奔放的創作力，於是他用剪刀剪紙，並且請人幫忙，把它們貼在牆壁上，建立視覺的風景。我最喜愛的一幅是他的《爵士》（Jazz）剪紙畫，一個像伊卡魯斯❶的黑色人影，一顆圓形的紅心映著寶石藍色的天空舞動，天上掛著巨大的黃色星星。

這人既無手（掌）也無腳（掌，卻表現出一心一意追尋太陽，充滿希望、毫無保留的喜悅。馬蒂斯剪的人物掌握了確切的大腿、頸部和手臂的弧度，展現那種感覺，而且我相信他自己也有同樣的感受，雖然他身體衰弱。該如何面對已經失落衰退的事物？佛洛斯特問。馬蒂斯提出的答案是浩瀚的創造力，緣由於他能運用的工具突然受到了限制。

鼓勵創造力

要測量中風後大腦的微妙變化是多麼困難，因為大部分的測驗都仰賴文字，並且偏向線

❶伊卡魯斯（Icarus），希臘神話人物，與其父黏貼蠟翼飛離克里特島時，因太接近太陽，蠟翼融化，墜海而死。

性思考及演繹推理的邏輯。智商測驗只能測驗智能，而非創造力，後者是另一組鍋爐。

創作力該如何測量，又該如何滋養？一種方法是透過簡單的心智遊戲，比如我們稱為「無名」的遊戲，問：「除了用來穿之外，鞋子還能做什麼？」中風之前的保羅在這種創意謎題的表現特別好，比我高明得多，他是個像拉伯雷❷式的小說作家。中風之後，他很少再玩這樣的遊戲。但創造我的暱名卻能以相似的方式運用並刺激他的想像力，就如「創意故事」（Mad Libs）這種遊戲一樣。我稱讚他各種各樣的語言努力，並且鼓勵他發揮創意地寫作。這和「無名」遊戲不同，但依舊能伸展他大腦的肌肉，提供他豐富的滿足感。

停步休息

照顧病人的看護需要小小的綠洲、獨處的私人時間。創作——投身《園長夫人》書中二戰華沙的世界，或者在黎明時分描寫大自然，給了我必要的喘息空間。沉思冥想則是另一個，種花蒔草、騎車和游泳也提供了三種休憩之道。

保羅有他的游泳池奧祕，我則有我的。游泳時，我拚命伸長手臂，敞開胸懷，任涼爽的池水不斷地在我身體周遭流動，覺得自己好像在飛翔。

有些盟友為看護提供實用的網路協助、支援，以及建議諮商：Caring Connections（caringinfo.org）、Share the Care（sharethecare.org）、Well Spouse Association、Support for Spousal Caregivers（wellspouse.org）、Family Caregiver Alliance（caregiver.org）。美國老

齡管理局（the Administration on Aging）提供的 The Eldercare Locator 協助看護者找出美國各個社區可以支援交通、飲食、居家照護，以及看護支援服務的機構（eldercare.gov；800-677-1116）。

大腦運動

面對的智力和言語挑戰愈多，大腦就會長出更多的神經元和連結，因此運動不論對預防或者對治療都有用。在必要的情況下，有些人就能藉此避免癡呆或彌補因中風而喪失的神經元，提供心智的保留區，把大腦的貨品存在櫥櫃裡。

而不論什麼年紀的人，都能保留創造大腦的保留區——即使八十歲亦然，藉著挑戰大腦，永遠不停地學習。學習的內容未必要是外國語文，理想的練習是要大腦放棄陳腐、例行、習慣的學習方式，而採用新的觀點——不論多麼小的新觀點都無所謂。填字謎、畫水彩、上比較宗教課程、學習盲人用的點字法或者新樂器，或者去當園丁。來一趟感官的散步，只把重心放在氣味上。在室內或戶外的小徑上倒著走，走不同的路開車上班或上學，閉著眼睛淋浴，真正地體驗箇中滋味。靜靜地細嚼慢嚥，集中注意力。志願為生命線、慈善機構、環保組織擔任義工。

❷ 拉伯雷（Rabelais，1494-1553），法國諷刺作家及幽默家。

或者來一趟「神祕旅行」，這是我們長久以來最喜歡的節目，其中一人知道旅行的目的地，另一人則只能以地形地物來猜測目的地是哪裡。有一年保羅生日時，我請他來一場空中神祕旅行，當時我任教俄亥俄州的雅典市，我租了一架飛機，帶我們朝北飛了一小時，到正在舉辦Aerocoupe（保羅所迷戀的二戰飛機）會議的一個小原野。

保羅中風之後，雖然他無法好好地閱讀，依舊藉著觀賞公視、發現科學頻道和國家地理頻道所播無數的科學（尤其是天文學和動物行為）節目，不斷地學習。到他中風後的第五年，大多數晚上晚餐後，他也協助我做最簡單的《紐約時報》填字謎遊戲。

「水壺（pitcher）四個字母的同義詞是什麼？」我沉吟道，因為我們做的第一個字謎就在這裡被難倒。

他得在心裡計算出四個空格，把它記在記憶中，想像一個水壺，記住這個影像，在他的詞典中尋找可能的字，選擇一個字，然後再把它的音附上去。

他揉著太陽穴沉思，到最後雙眼得意地發光，喊道：「Ewer！」

「Ewer？那是什麼？」我沒見過這個字。

「水壺，羅馬字。」

他答對了。自從那時起，他也興奮地找出了像ethos、agora、trireme、jape、olios等字，我們享受每日將盡之時的填字輕鬆時光。

活在當下

失去長久以來我已經以某種習慣的方式建立關係，如我所呼吸的空氣那般熟悉的人，我不得不提醒自己：人生有好有壞，有時很難接受人生會有無法回頭的改變，人生永遠無法回復它原本的模樣。

但是注意，人生也永遠不會像你現在對它的感受，因為它是整天不斷移動的旋轉陀螺，數兆的感官轟炸大腦，數百萬的想法和感覺縈繞心智的迴廊。這比較不像單一的織錦，而像拍岸驚濤的浪花飛沫落在海面上。所有這些戲劇都貼附著自己，就像唐吉訶德那樣的動物，永遠不停地修改，重新想像自己是誰，而每一秒都不斷地變動，因為新的感受湧了進來，新的事件提出了挑戰，新的想法和感受出現。保羅和我，我們在一起的生活，我們的二重唱，也不斷地演變，即使我們無法回到它過去舊有的模樣，至少，我們是在為我們倆創造美好的人生。

一百個名字 The One Hundred Names

Celandine Hunter／Swallow Haven／
Spy Elf of the Morning Hallelujahs／Bow-Ribbon of the August Sky／
My Little Spice Owl／The Epistle of Paul to the Rumanian Songthrusher／
Summer Veil of Highest Honor／Dream Hobbit／
Apostle of Radiant Postage Stamps／Ivory-billed Woodpecker of the First Rainwater／
My Snowy Tanganyika／Little Moonskipper of the Tumbleweed Factory／
Blithe Sickness of Araby／Divine Hunter of the Cobalt Blue Arena／
Pong of the Pavilion Where Sweet Peas Go to Spoon／My Little Corn Crake／
Paraluie of the Snowy Ecstasy／Golden Little Dreamer／
Pavlova of the Morning Dew Line／Avatar of Bright April／
My Little Bucket of Hair／Fierce Angel of the Marmalade Valley／
Rheostat of Sentimental Dreaming／Southern Carmine Bee-Eater／
Belle Dame of the Morning Pavilion／Romantic Little Dew-Sipper／
Commendatore de la Pavane Mistletoe／Sugarplum of the August Faery／
Edelweiss of the Blizzard Pink／Highest Massage of the Succulent Endearing Poach／
Swan Boat of the Imperial Sun／Baby Angel with the Human Antecede Within／
Fleet-footed Empress of Sleep／Buoyant Hunter of the Esteemed and Cosmological Tsunami／
Hummingbird of the Tricyclic Montevideo／Goddess of Abstract Conversation／

Terpsichore Deladier／Delicious Pie of the Alternate Sheepfold／
My Little Celestial Porcupine／Diligent Weather Sprite／
Diligent Apostle of Classic Stanzas／Mistress of Wonderment／
Sylvan Grove of the Endless Flare／Stanza Trance／
Patient Priestess of Ever-afters／Lovely Ampersand of the moring／
My Billiard Table of the Decaying Gods／Anti-Gravity Drive of the Century／
Autobiography of an Almond／Opalescent Rejoicing of an Eel／
Salute to the Kitchen of Creation／My Hooray for the Atheist's Asylum／
Super-driver of History Beyond Herodotus／Buoyant Eft／
Carmine Postulant of the Pleasant Voice／She for Whom All Flowers Bloom Early／
Goddess of Godspell, Saint of African Violets／O Rose of Sharon, I'm All Rosy／
Book-Lover of Life's Infinite Volume／Satrap of the Endless Sky／
Chasuble of the Evening-painted Cloak／Plethoric with Broken Limbs／
Condor of the Light-footed Ridge／Soft Little Hummingbird Who Waits for M e／
My Lawn Raider, Everlastingly Pure／Little Scarab of Delight／
Lithe Swan, Why Do You Linger So Long? ／Valley of the Uprooted Silver-tongued Nightingale／
My Showy Sedum, My Sycamore Tree／O Singing Squirrel of the Antipodes／
Elk of Bright Morning／Tumultuous Wren, Say When, When, When! ／
Dark-eyed Junco, My Little Bunko／Black-capped Chickadee Who Puts on Robes for Me／
Skylark of the Perfect Trance／O Little Titmouse, Here in My House／
Jocund Sprite of the Dew／Historic Shaman Sent to Propitiate／
Moon Swivel／Flotation Ninja／
My Poetic Little Starfish／Umbrella of Light／

Celestial Elf／Delicate Frisson Enclosed in a Warm Bunnycuddle／
Uxorious Bountiful／Inertia Canceled／
Sweet Opalescent Centrifuge ／My Remains of the Day, My Residue of Night／
Star Equerry／Blessed Little Smile／
Queen of Purple Emotions, Starlike in Their Crescendohttps／Telephone Fensterhorn／
Betelgeuse of Bright Inquiry／My Hopi Planet／
Foundling of the Here and Beyond／Pleiades of Starship Mine／
Bobby-dazzler of the Golden Morn／My Moon Calf of Perpetual Ceremony／
Little Flavanoid Wonder／O Parakeet of the Lissome Star

致謝

誠心感謝在保羅中風之後更加關心的朋友們，尤其是達娃（Dava）、佩姬、金妮、丹和菲利浦。接著要感謝我在諾頓（Norton）出版公司聰明又能幹的編輯，Alane Salierno的鼓勵與指點。范德比大學（Vanderbilt University）大腦與行為模式中心的主任Jeanette Norden，帶來她的專家眼光與開放的洞見。安（Ann）博士的醫學技術與慷慨的態度真是上天恩賜。我也要感謝保羅與莉茲在多次修改中閱讀與聆聽手稿，分享寶貴的回憶、糾正與建議。我們都以羅生門的方式體驗過同樣的事件，只是從不同的角度。

進階閱讀 FURTHER READING

Amen, Daniel G. *Healing the Hardware of the Soul*. New York: Free Press, 2008.

Andreasen, Nancy C. *The Creative Brain: The Science of Genius*. New York: Plume, 2006.

Basso, Anna. *Aphasia and Its Therapy*. New York: Oxford University Press, 2003.

Beckett, Samuel, *Waiting for Godot: A Tragicomedy in Two Acts*. New York: Grove, 1994.

——*Watt*. New York: Grove, 2009.

Bloom, Floyd, ed. *Best of the Brain from Scientific American*. New York: Dana Press, 2007.

Bogousslavsky, J., and F. Boller, eds. *Neurological Disorders in Famous Artists*. New York: Karger, 2005.

Bogousslavsky, J., and M. G. Hennerici, eds. *Neurological Disorders in Famous Artists, Part 2*. New York: Karger, 2007.

Bonet, Théophile. *Guide to the Practical Physician*. London: Thomas Flesher, 1686.

Damasio, Antonio. *Descartes' Error: Emotion, Reason, and the Human Brain*. New York: Grosset/Putnam, 1994.

——. *Looking for Spinoza: Joy, Sorrow, and the Feeling Brain*. New York: Mariner, 2003.

Doidge, Norman. *The Brain That Changes Itself: Stories of Personal Triumph from the Frontiers of Brain Science*. New York: Penguin, 2007.

Duchan, Judith Felson, and Sally Byng, eds. *Challenging Aphasia Therapies: Broadening the Discourse and Extending the Boundaries*. New York: Psychology Press, 2004.

Fehsenfeld, Martha Dow, and Lois More Overbeck, eds. *The Letters of Samuel Beckett 1929-1940*. New York: Cambridge University Press, 2009.

Gardner, Howard. *Art, Mind & Brain: A Cognitive Approach to Creativity*. New York: Basic Books, 1982.

Gazzaniga, Michael S. *Human: The Science of What Makes Us Unique*. New York: HarperCollins, 2010.

Heilman, Kenneth M. *Creativity and the Brain*. New York: Psychology Press, 2005.

Iacoboni, Marco. *Mirroring People: The New Science of How We Connect with Others*. New York: Farrar, Straus and Giroux, 2008.

Jaynes, Julian. *The Origin of Consciousness in the Breakdown of the Bicameral Mind*. Boston: Houghton Mifflin, 1976.

Lyon, Jon G. *Coping with Aphasia*. San Diego: Singular Publishing Group, 1998.

Paciaroni, M., P. Arnold, G. van Melle, and J. Bogousslavsky. "Severe Disability at Hospital Discharge in Ischemic Stroke Survivors." *European Neurology* 43 (2000) 30-34.

Rhea, Paul. *Language Disorders from Infancy Through Adolescence: Assessment and Intervention*. 3rd ed. St. Louis, Mo.: Mosby, 2007.

Rose, F. Clifford, ed. *Neurology of the Arts: Painting, Music, Literature*. London: Imperial College Press, 2004.

Sacks, Oliver. *Musicophilia: Tales of Music and the Brain*. New York: Vintage Books, 2008.

Salisbury, Laura. " 'What is the Word': Beckett's Aphasic Modernism." *Journal of Beckett Studies*, vol. 17, September 2008, pp. 78–126.

Sarno, Martha Taylor, and Joan F. Peters, eds. *The Aphasia Handbook: A Guide for Stroke and Brain Injury Survivors and Their Families*. Adapted from *The Stroke and Aphasia Handbook*, by Susie Parr et al. New York: National Aphasia Association, 2004.

Schwartz, Jeffrey M., and Sharon Begley. *The Mind and the Brain: Neuroplasticity and the Power of Mental Force*. New York: HarperCollins, 2002.

Siegel, Daniel J. *The Mindful Brain: Reflection and Attunement in the Cultivation of Well-Being*. New York: W. W. Norton, 2007.

——. Mindsight: *The New Science of Personal Transformation*. New York: Bantam, 2010.

Smith, Daniel B. Muses, *Madmen, and Prophets: Hearing Voices and the Borders of Sanity*. New York: Penguin, 2007.

Taylor, Jill Bolte. *My Stroke of Insight: A Brain Scientist's Personal Journey*. New York: Viking, 2006.

Tesak, Juergen, and Chris Code. Milestones in the History of Aphasia: Theories and Protagonists. New York: Psychology Press, 2008.

West, Paul. *The Place in Flowers Where Pollen Rests*. New York: Doubleday, 1988.

——*Words for a Deaf Daughter and Gala*. Champaign, Ill.: Dalkey Archive, 1993.

——. *Portable People*. New York: Paris Review Editions, 1990.

—— *A Stroke of Genius*. New York: Viking, 1995.

—— *Life with Swan*. Woodstock, N.Y.: Overlook Press, 2001.

——*The Immensity of the Here and Now: A Novel of 9.11*. New York: Voyant Publishing, 2003.

—— *Tea with Osiris*. Santa Fe, N.M.: Lumen Books, 2005.

—— *The Shadow Factory*. Santa Fe, N.M.: Lumen Books, 2008.

Yankowitz, Susan. *Night Sky*. New York: Samuel French, 2010.

Zaidel, Dahlia W. *Neuropsychology of Art: Neurological, Cognitive and Evolutionary Perspectives*. New York: Psychology Press, 2005.

愛的百種名字 / 黛安・艾克曼（Diane Ackerman）著；莊安祺譯—— 二版. 台北市：時報文化, 2018. 06；
面；公分
（人生顧問：306）
ISBN 978-957-13-7420-8（平裝）
One Hundred Names for Love
1. 艾克曼 2. 傳記 3. 失語症 4. 美國

415.92

ISBN 978-957-13-7420-8
Printed in Taiwan

人生顧問 306

愛的百種名字

One Hundred Names for Love

作者　黛安・艾克曼Diane Ackerman｜**譯者**　莊安祺｜**主編**　陳盈華｜**編輯**　黃嬿羽｜**美術設計**　莊謹銘｜**執行企劃**　黃筱涵｜**發行人**　趙政岷｜**出版者**　時報文化出版企業股份有限公司　10803 台北市和平西路三段240號四樓｜**發行專線**　02-2306-6842　**讀者服務專線**—0800-231-705・(02)2304-7103　**讀者服務傳真**—(02)2304-6858　**郵撥**—19344724 時報文化出版公司　**信箱**—台北郵政79~99信箱　**時報悅讀網**—http://www.readingtimes.com.tw｜**法律顧問**—理律法律事務所　陳長文律師、李念祖律師｜**印刷**—盈昌印刷有限公司｜**電腦排版**—極翔企業有限公司｜**初版一刷**—2012年7月20日｜**二版一刷**—2018年6月15日｜**定價**—新台幣400元｜版權所有　翻印必究｜缺頁或破損的書，請寄回更換

時報文化出版公司成立於1975年，並於1999年股票上櫃公開發行，於2008年脫離中時集團非屬旺中，以「尊重智慧與創意的文化事業」為信念。